アルツハイマー病は治る

早期から始める認知症治療

Guérir Alzheimer : comprendre et agir à temps

ミヒャエル・ネールス博士
Dr. Michael Nehls

鳥取絹子 訳 *Translation : Kinuko Tottori*

Guérir Alzheimer
comprendre et agir à temps

CONTENTS 目次

CONTENTS

CONTENTS

CONTENTS

CONTENTS

（みんなの処方箋）

はじめに

もし健康を望むなら、その人はまず、自分自身に病気の原因を取り除く覚悟があるかどうかを聞いてみなければならない。

ヒポクラテス（紀元前四六〇―三七〇頃）
古代ギリシアの医者

家族でも身近な友人でもいい、私たちのまわりには必ずといっていいほど認知症になった人が誰か一人はいる。そんなことは驚くにあたらず、これ以上「自然」なことはないようにもみえる。なにしろ、人間年を取ればとるほど、アルツハイマー病や動脈硬化による認知症の確率が高くなると言われているのだから。ところで、人はますます長く生きるようになっているのだが、だからといって、長寿に認知症はつきものという意味になるのだろうか？　一部の専門家はそう断言し、老化の自然なプロセスの一つという考えを普及させて、アルツハイマー病への恐怖と不安をまき散らしている。なぜなら現在のところ、人格まで破壊するこの病気を抑止する治療薬がなにもないからである。

同じくアルツハイマー病に関して、予防も不可能と断言するのはアメリカの独立系専門家委員会だ。[*1] 二〇一五年末、ドイツを代表する日刊紙『南ドイツ新聞』が掲載したのは、アメリカのアルツハイマー病専門家で、ハーバード大学の神経学教授、デニス・セルコーの悲観的なコメントだ。教授によると、この病気にならないための唯一の方法は、「よい両親を選び、長く生きないこと」だった。[*2]

現在、アルツハイマー病は先進国でもっとも多く見られる認知症で、ガン、心血管病に次ぐおもな死因の一つになっている。[*3] したがって、この分野の研究がとくに盛んなのは当然なのだが、驚くべきは、学説のほとんどが一つの同じ考えに基づいており、しかも、その考えは研究の基本として支持され続けていることである。オピニオン・リーダーは、彼らの学説に異議を唱える議論に耳を貸そうとしない。それがあまりに露骨なので、ついに二〇一五年の春、ドイツの有力日刊紙『ノイエ・チュルヒャー・ツァイトゥング』は「アルツハイマー病の研究者は道を誤っているのではないか?」という記事を掲載。この分野の研究を先導する専門家の一団を「マフィア」とまで呼び、「ほかのアプローチを妨害している」[*4]と書き立てた。このような独断的体質が問題視されないわけがない。

たとえばオスロ大学のイエンス・パンケ教授は、アルツハイマー研究の専門家集団を念頭に「ここ何年も、我われの研究はベータアミロイドの過剰生成という同じ仮定に基づいて行われ、そしていいま、我われは行き詰まっている」[*5]と公言。世界的に権威のある学術誌『サイエンス』のジャーナリスト、エミリー・アンダーウッドにいたっては、アルツハイマー病の治療薬の開発を「臨床研究の墓場」と表現、「ここ二十年間で百二十例以上も失敗している」[*6]と問題提起している。この心もとない状況は、もちろん現在の研究現場のことなのだが、しかし同時に、アルツハイマー病を発症した患者の状況でもある。

行き詰まったときの唯一の解決法は、やり方を根本から変えることである。では、どうすればいいのだろう? 先の読めない定説から完全に離れ、あらゆる科学的事実を新しい角度で考察することである。組織に属さない一匹狼の科学者である私は、その取り組みができる状況にいる。これまでも学術的な信条とは関係なくキャリアを築いてきた。そうして私は二〇一六年七月、これまでの考察結果を「アルツハイマー病の統合理論——予防と治療に同時に関わる」というタイトルで、医学誌『ジャーナル・オブ・モレキュラー・サイカイアトリー　Journal of Molecular Psychiatry』（＊現在は廃刊。『BioMed Central Journal』のアーカイブで閲覧可能。以下、カッコ内＊印は訳注。）に発表した。[*7] そのなかで初めてアルツハイマー病の進行を詳細に解説しているのだが、それは本書第1部のテーマにもなっている。

読んでもらえばわかると思うが、私が神経科学の最新情報を元に考察して抱いたのは、**アルツハイマー病は高齢者にとって宿命ではないという確信である。**多くの人が精神的な健康を失わずに老後を楽しめるとなれば、これは大発見ではないか！　そのためには、冒頭で引用したヒポクラテスの言葉に倣い、私たちの生活様式を問い直し、各個人に欠乏するもの（またはリスク要因）への対策を講じる「覚悟」をするだけで「十分」なのである。第2部では、アルツハイマー病の予防と、初期段階での治療法について詳しく紹介している。

健康に悪い文化の罠に陥るのはとても簡単で、逆に抜けだすのはとても難しい。これは私自身が経験したことでもある。医学の勉強をしているあいだ、私は少しずつ罠にはまり始めていた。使命とキャリアに身を捧げていた私は、一分さえ無駄にできず、患者の元に顔を出さないときは、専門書に没頭するか試験管を手にしていた。スポーツなど社会活動も犠牲にし、それまで熱心にしていた有酸素運動はもちろん、睡眠時間さえ減っていき、食事はファストフードか大学食堂ですませることが増えた。とにかく、時間だけは無駄にしたくなかったのだ。

身体に悪そうな生活の影響は、少しずつ、自分でも感じるようになった。風邪を引く回数が増え、ときに寝込むこともあった。さらに、体重がゆっくりだが、しかし確実に増えはじめ、ドイツや外国でキャリアを積んだ二十年間で二十キロも増えていた。あとになって思うと、これらを警告のサインと見るべきだったのだろうが、当時の私は何も対処しなかった。いずれにしろ、管理職にいる同僚のほとんどは体重過多だったから、私もそれで普通だと思っていたのである。また毎年、保険の更新のために血液検査をしなければならなかったときも、主治医には毎回、数値が限度に近いと言われながらも無視していた。

そんな私がやっと目覚めたのは、これまでの症状に加え、胸に激しい痛みを伴う頻脈の発作に繰り返し襲われるようになり、これで私の人生も終わりかと、暗澹たる気持ちになったときだった。当時の私は、あるバイオテクノロジー企業の代表取締役かつ科学部長で、現代文明病に効く治療薬の新たなメカニズムを突き止める研究をしていた。つまり、慢性的炎症や肥満、Ⅱ型糖尿病（成人発症型糖尿病）、心血管病などで、皮肉なことに、まさに私がすでに発症しているか、発症しつつあるのを自覚している病気だった。

そんな私が生活様式を変える必要性を痛感させられたのは、やはり心臓の不調だった。私は自転車に乗り始め、毎日、仕事が終わってから数キロ走った。妻と一緒に食生活も少しずつ変えていった。しかし、人生を根本から考え直そうと思い始めたのは、それから約一年後。きっかけは、年一回の血液検査で、主治医に気づかされたことだった。そのときのことはいまでもはっきりと覚えている。分析結果を疑わしげに見ていた彼は、そのあと私に「若返りの泉にでも飛び込んだのですか？」と聞いたのだ。

じつは、私の健康状態はいくつかの点で劇的に向上し、それはもちろん血液検査結果にも反映していた。頻脈の発作はなくなり、頭脳も健康、ストレスにも強くなったと感じていた。しかし、主治医に気づかされたことは単なる数値上の変化を上回っていた。自分のキャリア全体を問い直すことになったのだ。つまり、私の健康状態が改善したのは薬のおかげではなかったのである。私はいっさい治療を受けていなかった。この瞬間、私は若返りの泉は自分のなかにあったのを理解したのだ！ こう言っていいだろう。その泉は涸れていたのだが、生活を変えることで再び活性化し、難なく水がまた湧き出るようになったのだと。

これを機に、私は本質的な問題を自問することになった。なぜ私は、薬の必要のない病気の薬の開発にエネルギーを使っていたのだろう？ というより、**本当の原因は健康に悪い生活様式なのに、その病気を治す薬など存在するのだろうか？** こんなことを考えるようになったおかげで、私は人生でも新しい方向を目指すことになった。健康問題に悩む人を助けるための医者になったのだ。そのためにいちばんいい方法は、科学者として新しい有効成分を発見することと思われた。私が確信したのは、病気に備えるのにもっとも効果的でいい方法は私たちのなかにあり、まずはそれをどう利用するかを学ばなければならないということだった。そのためには二つの条件が欠かせなかった。知識と客観性である。

勤務していた企業が合併したのを機に、私は新薬の研究生活に別れを告げて独立系の専門医になり、一つの病気に集中することにした。文明病であるのに、一部のオピニオン・リーダーがそれを認めようとしていないアルツハイマー病である。Ⅱ型糖尿病や肥満、血圧、動脈硬化、ガンの多くは、原因が健康に悪い生活様式にあることは広く認められていたのだが、その仮説はアルツハイマー病については頑として拒否されていた。なぜだかわからないが、おもな原因として老化だけが受け入れられていた。もしアルツハイマー病が高齢者全員の定めだとしたら、これだけ長寿社会になってても何の価値もないことになる。また、世界でも平均寿命が高い日本で、とくに長寿で有名な沖縄の住民にアルツハイマー病が少ないのも不思議である。

もっと説明がつかないのは、ほんの一世紀前、この病気になってもいい高齢者はかなりいたのに、アルツハイマー病はほとんど知られていなかったということだ。もう一つ腑に落ちないのは、遺伝子操作でアルツハイマー病を発症させたマウスが、ケージに車輪を設置して運動させたとたん、病気に対する抵抗力があらわれ、治った例さえあったことである。これらすべての疑問に対して、私は一貫した答えを見つけなければならなかった。

そうして私が徹底的に研究して得た答えが、みなさんがいま手にしている本書である。さあ、心の準備を！　あなたの人生が変わっていく……！

二〇一六年九月六日

ミヒャエル・ネールス博士

第1部　アルツハイマー病研究の現状

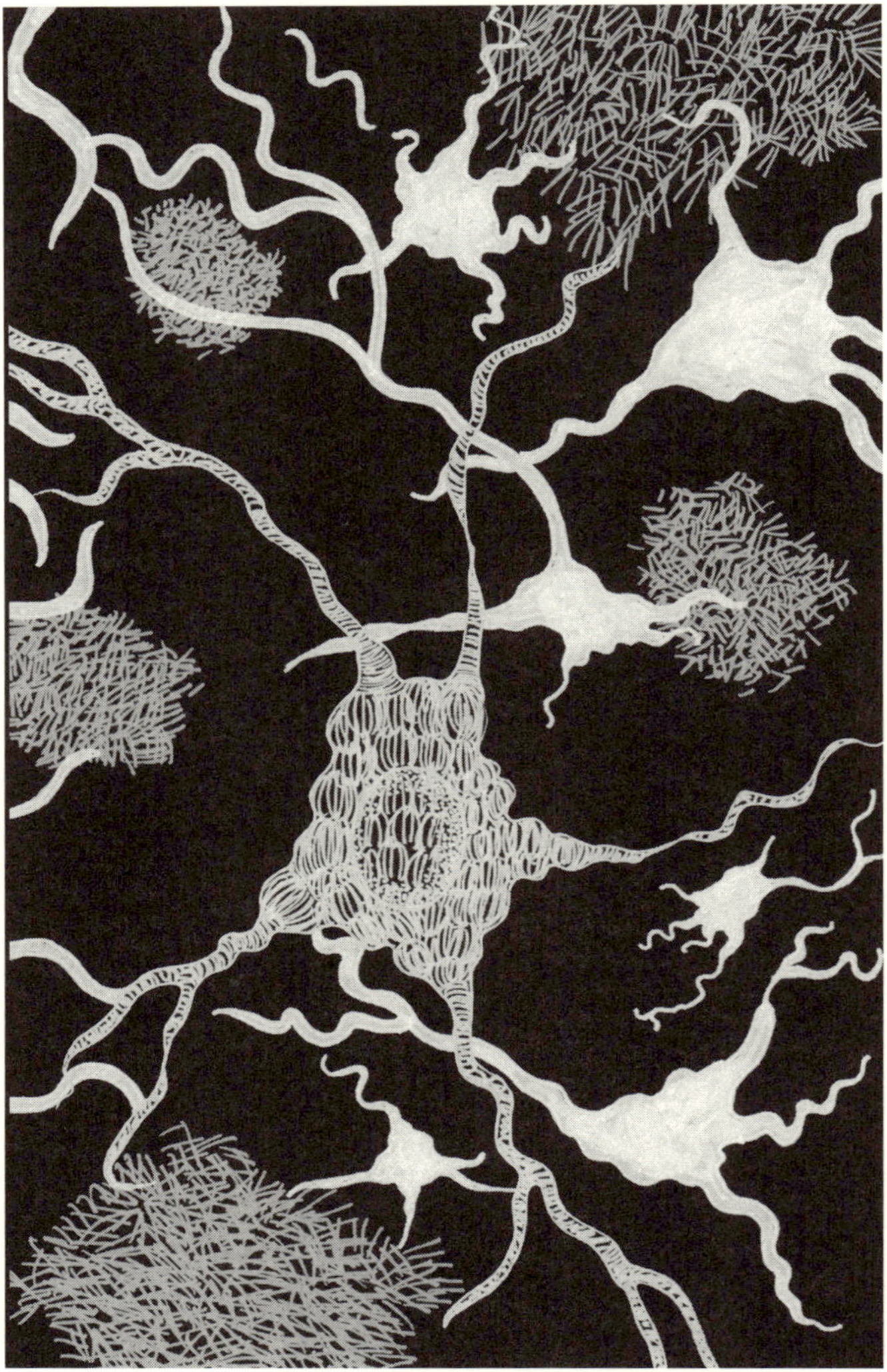

1　ついに希望が見えてきた！

本当の奇跡は音も立てずに起きる。
アントワーヌ・ド・サン＝テグジュペリ（一九〇〇―一九四四）
『星の王子さま』で知られるフランスの作家

アルツハイマー病とはどういう病気なのだろう？　最初に目に入る情報では、神経が変性する不治の病気となっている。不治とされるのは、研究の枠内で行われた何百件という臨床研究で、病気を治す薬も、進行を抑える薬も発見されていないからである。それなのに、先進国では認知症の形としてはもっとも多く、死因では心血管病、ガンに次いで第三位になっている。したがって、高齢になってアルツハイマー病を発症するのは宿命で、運命として諦めるしかほかに方法がないように見える。こういう状況では、私たちのほとんどが年を取るのが怖いと思っても仕方がない。なぜなら私たちは記憶や理性、ときに尊厳まで喪失するこの病気を、老化と結びつけているからである。[*1]

本書の目的は、まさにこの恐怖と決別することである。**アルツハイマー病は年齢による病気でも、運命として避けられない病気でもなく、私たちにとってもっとも必要で重要なものが欠乏することで生じる病気である。**普段の生活様式に起因するので、行動を変える処置をいくつかすることで予防も可能だ。欠乏しているものがあれば、手遅れになる前に――つまり、後戻りできないポイントとされる中間段階の前に――対策を講じれば、アルツハイマーの進行を止めることもできる。さらにはもっと初期に対処すれば、プロセスを逆戻りさせ、治すことさえ可能なのである。

■UCLAの治療プログラム

二〇一四年に発表された、カリフォルニア大学ロサンジェルス校（以下UCLA）のアルツハイマー病治療計画の研究は、小規模ながらこの病気の治療に新しい道を開いた。アルツハイマー病の患者十人にこのプログラムで治療したところ、病気の初期段階にいた八人の認知能力が回復し、より進行した九人目の患者は少なくとも悪化を阻止することができたのだ。ただし、最終段階にいた患者一人には、残念ながら効果はなかった。それにしても、この研究チームを率いたUCLAのメリー・サウス・イーストン・アルツハイマー病リサーチセンターの神経学教授、デール・ブレデセンはどのようにしてこの結果を得るに至ったのだろう？　じつはブレデセン教授のプログラムは、薬による化学療法よりはむしろ、各患者個人に合わせてそれぞれの脳の文化的な欠乏を補うことに焦点を合わせていた。その結果、治療を始めてわずか数か月後、健康上の理由から仕事を辞めたか、継続するのが困難になった患者六人は全員、元の仕事に戻るか、続けることができたのだ。*2

そのなかでまず、サラ・ジョーンズ（患者の名前はすべて仮名）*3のケースについて見てみよう。ジョーンズ夫人は六十七歳、いまだ現役で、著名な金融サービス業でアナリストとして働き、その能力は高く評価されている。頭脳を駆使するのが仕事で、毎日、複雑なデータを算定し、その分析結果をわかりやすいグラフにして、世界じゅうの顧客に提出している。現代の通信手段のおかげで移動する必要はないが、しかし彼女はそれを自らの口で伝えたいタイプ。顧客はそれこそ世界各国にいて、時差の関係で眠れないときもある。スケジュール帳はつねに真っ黒で、時間が足りないのは日常的なことだった。

これまではアドレナリンのおかげでなんとか持ってきたが、ここ二年、彼女は明らかに限界だと感じていた。以前なら楽にできた仕事にだんだんと努力が必要になり、分析するデータを頭に入れるのが大変になっている。三桁以上の数字はメモをしないと処理できず、レポートを書くのが辛くて仕方がない。

眠る前に小説を読んでくつろぐのが習慣だったのに、いまはそれもできない。一頁が終わる頃には、最初に読んだことを忘れてしまっていた。車の運転もだんだんと難しくなり、よく知っている道路で出口を間違えたり、なぜ車に乗っているのかわからなくなることも増えている。ニューヨークの家では、猫二匹と犬を一匹飼っているのは覚えているのだが、少し前から名前が思い出せなくなっている。いっぽう、忘れられないこともある。これから彼女を待ち受けている運命で、それを思うと恐怖でパニックになるのだ。

サラ・ジョーンズの母親の知的能力が衰えはじめたのはまだ六十歳のときだった。母親はその後、重い認知症になり、医療介護付きの施設で八十歳で亡くなった。そしていま、サラ・ジョーンズを診察しているかかりつけの医師が、彼女も母親と同じ運命をたどると言っている！　その医師でさえ治療法は何もないという意見で、もう出口がないと覚悟した彼女は、社会人になって初めて長期のバカンスを取る決心をした。認知症の母親と過ごした辛い年月が頭にあった彼女は、この先自分が襲われる問題の解決法は一つしか思い浮かばなかった。自殺である。

彼女はそれをロサンジェルスに住む親友、リサに話した。サラ・ジョーンズがリサに出会ったとき、リサは自分の母親が新薬のテスト治療を受けるのに付き添っていた（結果、やはり効果はなかったのだが）。以来、UCLAのアルツハイマー病リサーチセンターで助手として働いていたリサは、サラにすぐに飛行機に乗って会いにくるように説得した。リサは、親友にある提案をしようと思ったのだ。彼女が助手をしていた教授が、ある仮説の治療法の有効性を立証するために志願者を探していた。今回は新薬ではないという話だった。サラ・ジョーンズはリサの提案を受け入れて、飛行機に乗った。受諾するのにそう時間はかからなかった。彼女は自分の人生を断念しており、失うものは何もなかったから。

こうして「奇跡」が起きた。デール・ブレデセン教授が指導する治療を始めてわずか三か月、ジョーンズ夫人は精神の健康を取り戻したのである。病気の急激な進行が止まり、特徴的な症状がすべて消えた。再び数字を覚えられるようになり、分析もレポートの作成も難なくできるようになった。車の運転でも道はすぐにわかり、ペットの名前も思い出し、もっと驚きなのは、以前より健康になった気がすることだった。その後、彼女はヨガの教師になる勉強をし、二年半後、七十歳になってもなおフルタイムで働いている。何が起きたのだろう？　彼女はどうやって、運命だと言われていた病気から逃れることができたのだろう？

もう一人、ブレデセン教授の患者のなかにいたのがベン・ミラー氏である。*4 六十九歳の企業家で、長年小さな会社を経営しているのだが、仕事が日増しに困難になっていた。約束があるのに忘れ、一日に何度も助手が念を押さなければならないことが増えていた。

十一年前の二〇〇二年、ミラー氏は初めて自分が記憶障害になったのではないかと不安になった。金庫の暗証番号をどうしても思い出せなかったのだ。翌二〇〇三年、主治医は彼を放射線科医の元に送った。画像診断でわかったのは、ミラー氏にはアルツハイマー病に特有の糖類の代謝異常が見られることだった。もっとも異常が見られたのは自分史に関わる記憶の中心で、その部分の神経細胞が糖分を正常に吸収できず、いわば空腹で死んでいた。

二〇〇三年、二〇〇七年、そして二〇一三年の記憶テストの結果はいずれも芳しくなく、ベン・ミラーはますます協力者たちの顔がわからなくなった。同時に、それまで得意にしていた、暗算での桁数の多い足し算もできなくなった。そして最後に、アルツハイマー病になるリスクが高まる遺伝子、アポリポ蛋白質Ｅ４（ApoE4）の持ち主であることがわかったのだ。

［アポリポ蛋白質Ｅ４（ApoE4）について］

アポリポ蛋白質とは、脂溶性の脂肪酸やコレステロールを、血液のような水性の媒質に運搬する成分のことである。また、アルファベットの「E」は、アポリポ蛋白質のなかでも、とくにアルツハイマー病の進行に関わる特定の構造のものをさし、人間にはApoE2、ApoE3、ApoE4と、三種類のApoEの型がある。それぞれの両親が子どもに一個の遺伝子を伝達することから、人間のゲノム（全遺伝子情報）にはこのうち二つの型が含まれ、その二つは同じか、違っていることになる。

進化の視点で見ると、最初にあらわれたのがApoE4で、この遺伝子によって人類といちばん近い祖先の類人猿と私たちを区別することができる。また、この遺伝子があらわれたことで、私たちは驚くほど長寿になったのだが、長寿は人類と類人猿のもう一つの違いでもある。*5 ApoE4は、人類の歴史の大部分で人間の脳の働きを決定づけるものだった。そのかなりあとであらわれたのがApoE2とApoE3で、ともに元はApoE4である。現在元もとのApoE4を持っているのは欧州人のわずか十五パーセント。その人たちがアルツハイマーになるリスクは、ApoE4遺伝子型を受け継いだのが一人の親か、二人かによって、三倍から十二倍の開きがある。[*6] さらに、ApoE4を持つと病気が早く発症し、場合によっては二十年も早まるケースもある。しかしそれも、生活様式が人間本来のものと違うときだけに当てはまることが確認された。[*7]

したがって、ApoE4遺伝子型に含まれる危険因子はアルツハイマー病の原因ではないことになる。それよりは、健康に悪い生活様式によって発症した病気の進行を加速させる因子と見るべきだろう。そしていま、グッドニュースが！　生活習慣を人間の脳の欲求に合わせることによって、ApoE4の持ち主はほかの二つの型の持ち主より健康面ではるかにいい影響を受けることがわかっている。[*8]

その後、ほかに危険因子がないかどうか、精密な血液検査で分析してもはっきり原因がわからなかったミラー氏は、ジョーンズ夫人と同じように、デール・ブレデセン教授の治療プログラムに参加する決心をする。そうして彼自身の身体の欲求に合わせた個人的な治療が、人生を変えていくのである。

六か月間の治療後、ミラー氏は明らかに変化する。妻も協力者たちもその違いに気づくほどで、それは治療中に体重が五キロ減ったからだけではなかった。質問に対する答えも以前のように早くなり、人と会っても誰だかわかり、その日の予定も簡単に思い出せる。暗算も難なくできるようになった。治療のおかげで、再び好きな仕事に打ち込むことができるようになったのだ。

妻は驚きを隠せない。ここ二年で急速に悪化していた夫の認知症が、進行が止まったうえに、改善したことがはっきり確認できたからだ。

このように、ブレデセン教授が得た結果では、危機的な段階を越える前に治療すれば、アルツハイマー病が治ることが証明されている。医療界にとってはなんという革命だろう！　それなのに、アルツハイマーでは間違いなく最先端のはずの治療法が――先進国の人々の約三分の一が知的能力を失う病気が治ったのに！――ほとんど無視されている。医学界では抗生物質やワクチンの発見に匹敵する画期的な進歩がどうして、大きなうねりとなって注目されないのだろう？　詳しく調べてみると、この治療法はアルツハイマー病だけでなく、いわゆる文明病にも効果がありそうだ。それだけに余計に理解に苦しむ。なぜ、これほどまでに希望をもたらすニュースが、世界の新聞の一面に出ないのだろう？　なぜテレビやラジオ、ネットのＳＮＳで話題にならないのだろう？

答えはいたって簡単。奇跡の薬のおかげで治ったわけではないからである。新薬が発見されたわけでも、有効成分を商品化できたわけでもないからだ。逆にこの結果はむしろ、市場経済に合わせた私たちの行動を問題視することになるからだ。なぜなら、この治療の成功によって、**この恐ろしい病気の本当の原因は年齢でも、遺伝子でもなく、私たちの生活様式にあることがわかった**からである。アルツハイマーは、私たちが肉体的、精神的に必要とする多くのものを考慮しなかったことで生じる病気である。なぜか？　私たちの生活様式がそうさせているからだ。したがって、これら必要なものを満たすには、私たちの行動を変えるだけで十分ということになるだろう。

■フィンランドの高齢者研究

デール・ブレデセン教授の治療法の参加者は十人だけだったが、その成功はまさに希望の光だ。病気がそれほど進行していなかったとはいえ、八人の患者が全員偶然で治ったとはとても思えない。*9なぜなら、アルツハイマー病は初期の段階でも、原因に取り組まなければ自然に治らないからである。加えて、これらの結果はほかの研究でも裏づけされている。*10つまり、これから触れるように、科学的にも論理的にも説明できるのだ。*11さらに、ブレデセン教授の研究が行われていたのと同じ頃、もっと規模の大きな研究がフィンランドで実施されていた。同じアプローチで行われたFINGER（Finnish Geriatric Intervention Study to Prevent Cognitive Impairment 認知機能障害の予防に関するフィンランド高齢者介入研究。＊以下フィンガーとする）では、UCLAの研究に匹敵する結果が得られている。

この研究では三つの行動に介入した（食生活の改善、十分な運動、認知トレーニング）だけだが、認知症のリスクのある患者の生活様式を改善する研究として、現時点ではもっとも大規模なものである。軽い記憶障害のある六十歳から七十七歳のフィンランド人千二百六十人が選ばれ、無作為に二つのグループに分けられた。一つは計画の指示に従って生活を改善するグループ、もう一つは習慣を変えないグループだ。

結果はどうだったか。二年後、治療を受けたグループの認知機能は、習慣を変えなかった対照グループ（アルツハイマー病進行予備軍）に比べて二十五パーセント改善した。実行機能（思考や行動を制御する認知能力）テストでは、治療を始める前の結果に比べて八十三パーセントも上昇、さらに情報処理のスピードたるや、対照グループを百五十パーセントも上回った。*[12]

また、治療を受けたグループでは、顕著だった記憶障害の進行は止まり、認知能力にも改善が見られた。三つの行動に介入しただけでこの結果が得られたことを考えれば、仮にこれをブレデセン教授のように個々人の欠乏に合わせて治療していたら、どれほどいい結果が得られただろうと思わずにいられない。

しかし、ＵＣＬＡやフィンランドの研究で効果が確認できた治療計画に目を向ける前に、**アルツハイマーとはどんな病気で、何が発症を促し、どう進行し、なぜ現代社会にこうも増えたのかを理解することが重要**だ。そうすることで、なぜブレデセン教授の十番目の患者には治療効果がなかったのか、そして、なぜフィンランドの研究は、よい結果であることに変わりはないが、もっと効果をあげられなかったのかが理解できるだろう。

2 この病気について現在わかっていること

健康でなければ、知恵を示すことはできず、技術は発揮できず、戦うための力を使うことはできず、富は無駄になり、知性が活用されることはない。
カルケドンのヘロフィロス（紀元前三三五―二八〇）
古代ギリシアの医学者

■アルツハイマーは認知症でもっとも多い形

一般に、認知症と呼ばれるのは脳の病気で、認知能力の深刻な悪化や、社会的行動障害、感情障害が見られるものである。理性を失うに至る原因はたくさんある。アルコール中毒もそのひとつで、この場合の脳の機能不全は一時的だ。それが慢性化するのが、事故による頭部外傷で脳がダメージを受けたときなどである。認知障害の原因となると、それこそ千差万別だ。したがって、どんなケースでも、治療に入る前に念には念を入れた精密検査を受けることが絶対に必要である。

先進国では、慢性的な認知症の約三分の一は脳の血液供給障害によるものである。原因としてもっとも多いのは血管の損傷で、血管性認知症と呼ばれる。きっかけとしては、重度の脳卒中（脳梗塞、脳溢血、くも膜下出血など）を一回起こすだけでも発症する。血管が閉塞したり、大量に出血した場合、大事な神経に酸素が供給されにくくなり、組織の大半が破壊されるからだ。しかし、血管性認知症でもっとも多いのは、気づかないほどの軽い脳卒中が長年繰り返され、ついには重度の脳卒中と同様に神経組織が破壊されるものである。また、脳卒中でなくても、血管が硬化して狭くなり、血液供給が滞ると、認知機能にだんだんと害を及ぼすようになる。

ほかのケース、つまり慢性的な認知症の三分の二はアルツハイマー病である。この病気はアメリカではすでに死因の第三位になり、[*1] 女性の二人に一人、男性の三人に一人がアルツハイマーになっている。診断から患者が亡くなるまでの期間の平均は六年から八年だが、わずか数か月で亡くなる人もいれば、二十年生存した患者もいる。

■脳の海馬で発生する

血管性認知症は脳のいたるところで発生するのに対し、**アルツハイマー病が発生するのは脳でも限られた部分、入口にある海馬と呼ばれるところ**である。

血管性認知症という言葉があるのだから、「海馬性」認知症と呼んでもいいのだろうが、しかし、病気になるのは海馬だけに留まらない。最初に発症するのが海馬という、記憶にとって重要な側頭葉の部分で、そこから脳のほかの部分に広がっていくのである。

海馬という名前は、その形がタツノオトシゴ（*日本名は海馬）を連想させることからきている。人間の親指ほどの大きさしかないこの部分は、私たちの個人的な思い出や自分史の記憶を保存するのを専門としている。生き残りのために重要な出来事を忘れることがあってはならじと、自然は私たちに二つの海馬を与え、それぞれ側頭葉のいちばん奥に位置している。しかし本書では便宜上、単数形の海馬で説明することにする。

海馬が記憶しようとする思い出は、私たちの自我と感情に結びついているものである。私的な思い出を保存することで、海馬は私たちに個人的な過去だけでなく、アイデンティティも与えてくれる。なぜなら、経験したことすべてが私たちを形成しているからである。思い出がなければ、私たちにはアイデンティティも過去もないだろう。砂時計にたとえると、中を流れるのは私たちの生きざまで、砂が数えるのは時間ではなく、思い出。そして私たちが記憶力を失うと、砂時計の砂の流れは突然、止まってしまうのだ。海馬は、この象徴的な砂時計の砂を製造する小さな器械とも言えるだろう。したがって、個人の成長を司る中枢（海馬）がアルツハイマー病で破壊されると、最初に影響を受けるのが個人の記憶、つまり自我であることは容易に理解できるだろう。

■病気の脳はどう変わるのか

長いあいだ、確実にアルツハイマー病と診断できたのは、亡くなった患者の脳が病理解剖学者の手に渡ったときだけだった。脳組織を解剖することで、解剖学者はこの病気に特有の大まかな変質も微細な兆候も検出することができた。こうして一九〇五年、ドイツ人医学者アロイス・アルツハイマーが、亡くなった女性患者アウグステ・データーの脳を検査したとき、それまで見たことのない特徴を（のちにこの病気の典型例だったことがわかる）初めて発見、新しい病気が生まれることになった。あるいはむしろ、この病気の最初の要因がわかったというべきか。

ではここで、アルツハイマー病が一段階進行した脳の解剖でわかったことを見てみよう（イラスト②の上の図を参照）。最初に、裸眼でわかるいくつかの変質について。

・脳室（脳の内部にある空洞部分）が非常に拡大している。
・大脳皮質（神経細胞の集団があるところ、大脳基底核と呼ばれる灰白質を包む中心部分）が明らかに

①海馬の位置と形

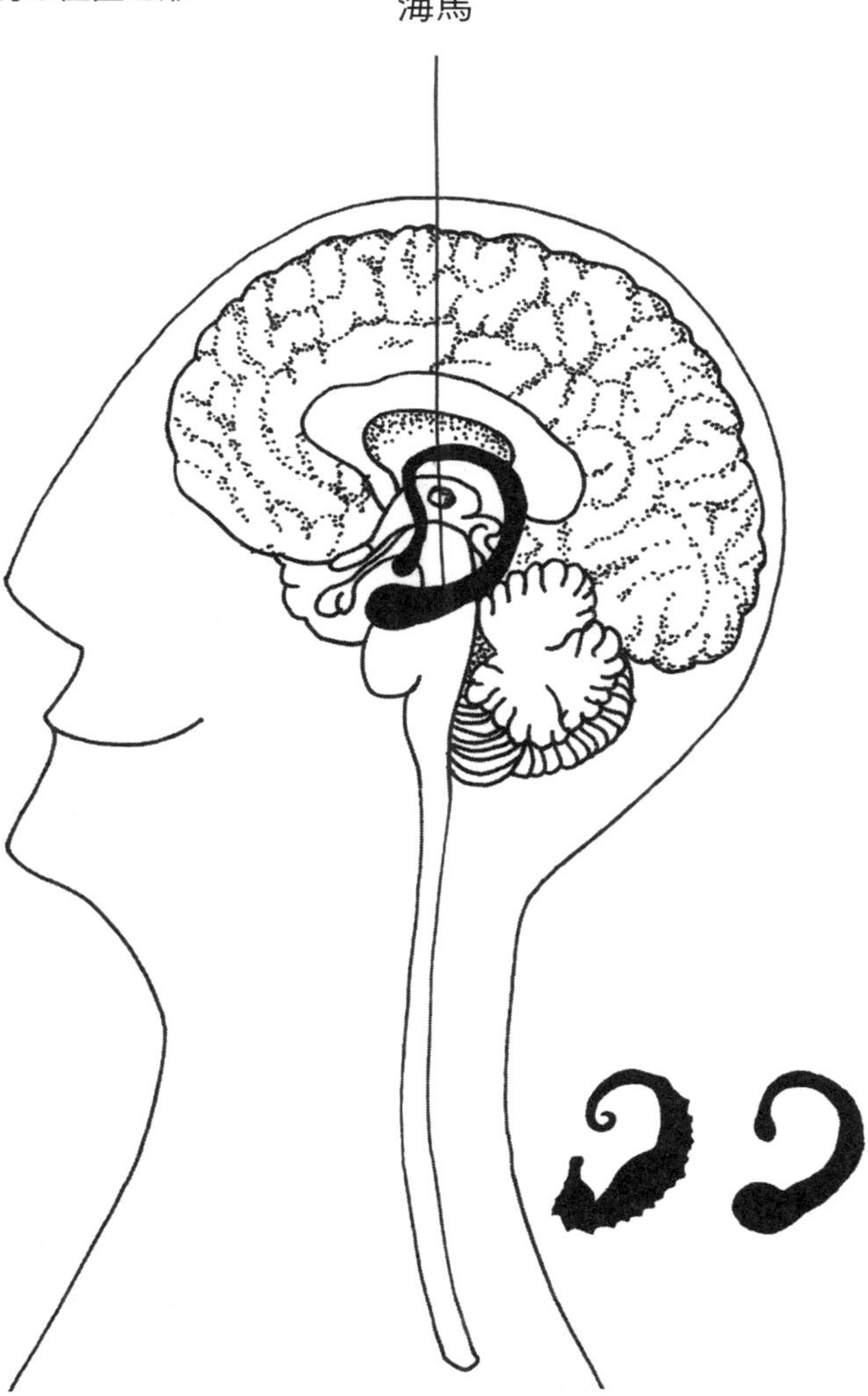

萎縮している。

・白質（神経に結合するおもな神経突起があるところ）が目立って減少している。

次は、全体を顕微鏡で見てみよう（イラスト②の下の図を参照）。診断においては、特徴的な組織異常があらわれていると重要な目安になる。たとえば、神経繊維が変質して、神経が死んでいるか死にかけている可能性がある。ちなみに健康な神経では、栄養素や生命維持に欠かせない要素が毛細血管を循環し、細い繊維網は整然と走る鉄道のようになっている。これらの繊維網は、鉄道の枕木のように並ぶタウ蛋白質というものに支えられて平行に走っているのだが、アルツハイマーの患者では、タウ蛋白質が分裂し、細かな小繊維になっている。枕木がなければレールがもつれるように、神経に必要不可欠な要素を循環させることができなくなる。それとは別に、老人斑（またはアミロイド斑）と呼ばれるものも見つかるだろう。これはベータアミロイドの沈着物で、神経細胞の外にあるものだ。

断面図のイラストでは、病気の脳と健康な脳の海馬の位置を円で囲んで示し、拡大している。

現在、「海馬性」認知症と血管性認知症が結合した形がとても多いことが知られている。なぜだろう？　まず言えるのは、長期的に海馬を損傷する原因が一般に、血管性認知症をひきおこす原因と同じだということだ。さらに、この二つの病気が進行すると、その過程でお互いに助長することもある。そうなると、運命に見放されたようでお先真っ暗だ。しかし、何事も悪いことばかりではない。この二つの認知症が近い関係にあることで利点もある。海馬性認知症、つまりアルツハイマーの初期段階で、症状があらわれる原因を取り除く処置をすれば、血管性認知症を避けるか、少な

②脳の断面と組織の拡大図

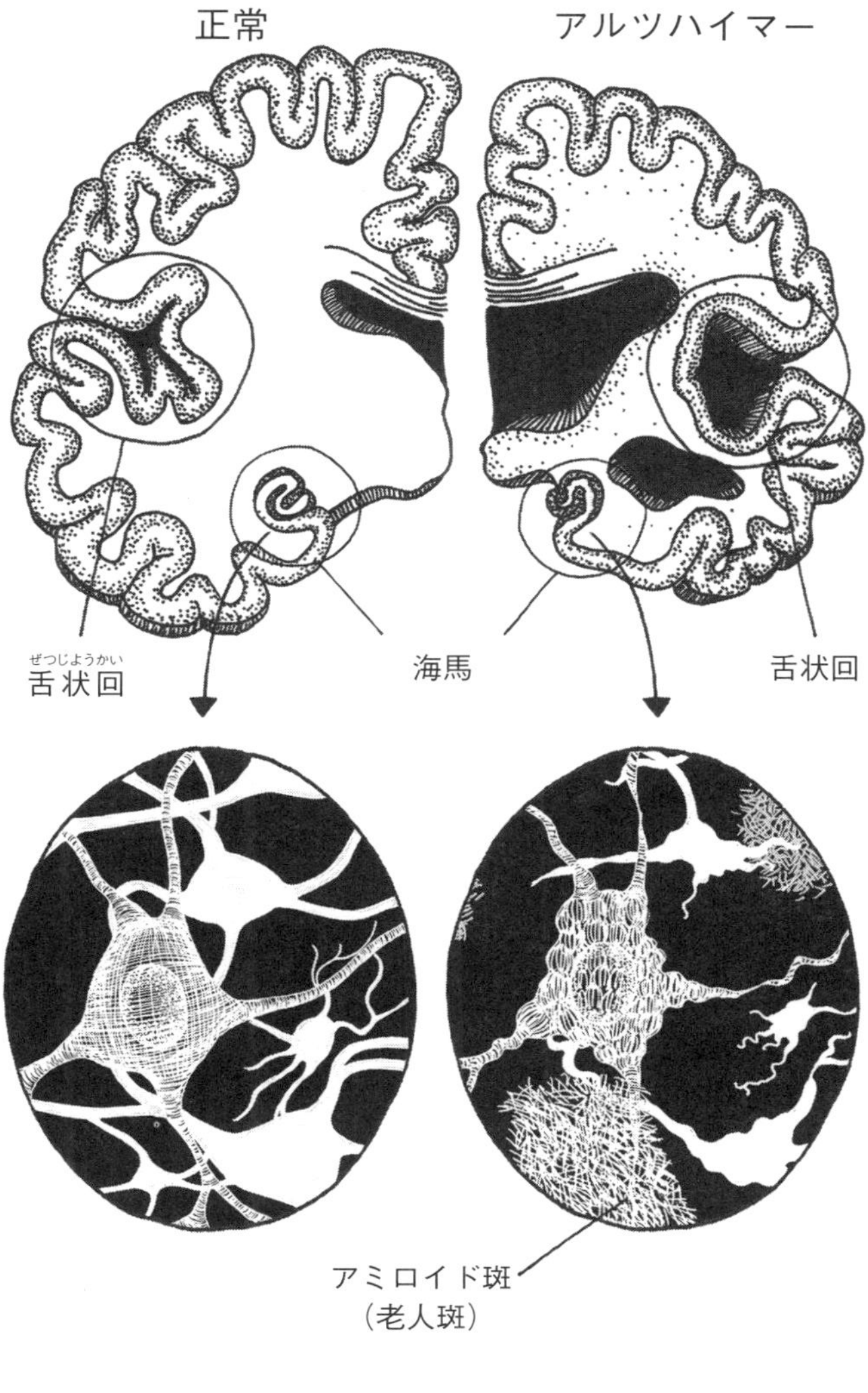

くとも症状の進行を抑えることができる。同じように、アルツハイマーを予防する措置を取れば、血管性認知症も予防することができるのである。

現在、アルツハイマーの診断が死後の解剖に頼らなくていいのは、なんと幸せなことだろう。画像診断や生物学的テストのおかげで早期に検出できるようになり、原則として初期症状があらわれる十年前でも可能になっている。こうして私たちは、かなり前から認知症を予防する処置を施すことができるのである。

■病気を加速させる遺伝子異常

アルツハイマー病の九十九パーセントはいわゆる散発性（＊遺伝性ではないもの）で、一般に六十五歳以降に発症している。それに対し、遺伝子異常による家族性アルツハイマーはきわめて稀で、世界的にみると、遺伝性で病気になる家系は百家族ほどしかない。この場合、六十五歳以前にあらわれることが多いのだが、病気の進行具合は散発性とまったく同じである。

この珍しい遺伝子異常を持つ最大の家族は、南米コロンビアの北西部、アンティオキア県の山岳部に住んでいる。この家族は長いあいだ呪われていると思っていたのだが、そうではなく、若年性の病気の原因は遺伝子にあることがわかったのだ。その遺伝子は三百年前、バスク地方からの移住者によってもたらされたものとされている。遺伝子異常によるアルツハイマーが発症する平均年齢は四十七歳頃で、この年齢の遺伝子保持者にはすでに子どもがいることから、病気は代々受け継がれていくのである。

しかし、ここで強調しなければいけないのは、病気が進行する年齢が家族の個々人によって大きく違うことだ。最初の深刻な症状が三十四歳であらわれる家族がいれば、六十二歳で発症する家族もいる。それでも、各個人のゲノムには同じ遺伝子異常が見られるのである。この揺らぎをどう説明すればいいのだろう？　一九九七年からこの問題に取り組んだ科学者は、患者の生活様式の違いによるものではないかと想定した。[*2] そうなると、遺伝子異常が病気の第一原因と断言するには無理がある。また、アルツハイマーになった患者の大部分に遺伝子異常がないことの説明もつかない。

したがって、若年性アルツハイマーに関わる遺伝子異常は、病気の進行を加速させるものと見るべきだろう。同じ遺伝子異常を持つ家族でも、病気が進行する年齢に違いがあるとなれば、その過程でまぎれもなく遺伝子とは別の要因が働いていることになる。こうして、病気になる最初の要因として生活様式（個人的と同時に文化的影響を受けたもの）を想定することができる。生活様式こそが、遺伝子異常のない個人に病気を誘発するのである。そして、加速要因としての遺伝子異常がないと、発症が数年遅くなるだけなのだ。しかしまた、遺伝的素因はあっても、各個人の生活様式は発症する年齢、さらには症状のあらわれかたにも決定的な影響力を持っている（本書では「なぜアルツハイマーになるのか？　日々進化する説明」の章で詳しく述べる）。

■アルツハイマーと生活様式の変化

現在、先進国でアルツハイマー病になる人は、六十五歳人口の約一パーセントである。七十歳になると約二パーセントになり、七十五歳では四パーセントに跳ね上がる。病気の発症はほぼ五歳間隔で二倍になっており、その結果、九十歳人口では約三分の一がアルツハイマー病になる。[*3]

この急激な増加率でいくと、百歳で認知症にならない可能性は十パーセントしかないことになる。

しかし、この病気になる可能性は高齢になったところでまた減少する。実際、八十歳以上の高齢者は多少なりとも意識した生活様式のおかげで長寿になり、同時に、アルツハイマーも予防できるのである。したがって、最初の手がかりは、老化自体が引き金ではないということだ。[*4] 悲しいかな、私たちの社会は不健全な生活をする機会には事欠かず、幸せな老年にするチャンスは十分ではない。そこで本書の第2部では、老年を快適にするためにどうすればいいかを述べることにしよう。

人の平均寿命は変わらずに延びている。しかし現在、私たちが長く生きられるようになったのは、生活様式が昔より健全になったからではない。集中治療や新薬でいわゆる文明病の宿命的な悪影響を先延ばしにすることができているからだ。糖尿病や動脈硬化、ガンなどである。[*5] 結果、私たちには不愉快な経験をする時間が十分にできた。これまでどんな治療法も効果がないアルツハイマー病で苦しむことになるのだ。

フランスの場合、二〇一四年にこの病気で苦しむ人の数は九十万人。[*6] 毎年、新たに診断される患者は二十二万五千人、ほぼ三分間に一人のケースである。今後、平均寿命が延びることを考えると、二〇二〇年には六十五歳以上のフランス人の四人に一人がアルツハイマー病になるはずだ。ちなみに日本の場合、アルツハイマー病は二〇一五年で二百六十二万人、二〇三五年には三百三十万人を超えると予想されている。

二十世紀初頭、アルツハイマー病はヨーロッパでもアメリカでも未知の病気だった。当時の平均寿命は現在ほど長くはなかったが、それでもアルツハイマー病になりうる高齢者はすでに十分いた。一年に数千人のケースはあったはずで、日常的に脳解剖を行っていた神経科医は現在と同じような特徴的な異常に気づいていたはずだった。ところがそうではなかった。一九〇六年、アロイス・アルツハイマーが学会で自分の名前をつけた病気を発表したとき、彼は「特異な」病気と形容している。なぜなら、同じ特徴を見たことがなかったからである。それから三十年後の一九三八年、著名な神経疾患学者が医学本を出版したときも、アルツハイマー病については言及されていなかった。[*7]したがって、ここ百年ほどで何かが劇的に変化したとしか考えられず、それが私たちの全遺伝形質でないことは確かである。これがもう一つの手がかりで、病気は老化によるものではなく、ほかの原因を考えなければならないということだ。

三つ目の手がかりは、私たちを取り巻く文化である。異なる民族集団を調査すると、アルツハイマー病のリスクが比較的低かった民族が、自然に近い生活様式を捨てて経済優先の生活を取り入れたとたん、劇的に高まったことが確認される。

たとえば、日本の沖縄県の近代化の例を見てみよう。近年まで、島民には百歳を越えた人が相当数いて、その人たちは認知症にも、老化につきものの病気にも苦しんでいなかった。その後、米軍基地が設置され、アメリカナイズされた生活様式が普及すると、Ⅱ型糖尿病（高血糖症）のような文明病の有病率が一挙に増えた。もっとも罹患率が高いのは島の若者で、このことが意味するのは、健康な昔の老人はアルツハイマーなどの文明病を防ぐ遺伝子を保持しておらず、それをそのまま若い世代が受け継いでいるということだ。沖縄の人口を観察してもう一つ言えるのは、加齢と結びつくと言われるこれらの病気が若者に増えているということだ。

同じく日本の場合、アルツハイマー病のリスクは前世紀前半まできわめて低かったのだが、その後わずか二十年で七倍になり、高リスクのまま現在に至っている。[*8]ところがその間、人口ピラミッドが劇的に変化したわけではない。それならばほかに理由があるはずと、研究者は日本社会の変化について取り組んだ。第二次世界大戦後、日本は急激に工業化し、伝統的な生活様式はあっという間に消滅していた。この例からも、年齢がアルツハイマーの原因ではないことがよくわかるだろう。いっぽうで、不健全で自然に反した生活様式の影響が老化によってあらわれる可能性も確認されている。だから、アルツハイマー病のリスクが高まる本当の原因が私たちにはすでにわかっているのである。それなのになぜ、何十年も研究が行われているにもかかわらず、問題を制御できないのだろう? なぜ、こうも長くアルツハイマーの謎を解決できないのだろう?

■分子の罠

世界には、アルツハイマー病に取り組む研究者がなんと二万五千人以上もいる。ここで全研究者に病気の原因を問うこともできるのだが、おそらく千差万別の答えが返ってくるだろう。人間が自然を破壊したことによる毒素が原因だと主張する研究者もいれば、別の研究者は口や胃、腸内にある微生物によって脳が感染するからだと言う。それでも、専門家の大半が原因としてあげているのは年齢である(しかし前述のように、八十歳以上の高齢者はこの病気を免れている)。また、少し違う視点で主張している研究者も多い。たとえば慢性的な炎症、あるいは脳の新陳代謝に原因があるとするのだが、結局のところ、患者の加齢が病気のきっかけと考えているのである。現在、ヨーロッパで主流になっているのは、ベータアミロイドの凝集に基づく理論である。これはおもに脳にある蛋白質の一種で、集結して凝固すると毒素になるものだ。しかし、ベータアミロイドが脳に集結するのは年齢とともにでしかなく、ここでまた、第一の原因として老化があげられるのである。

アルツハイマー病のきっかけとされる、老化による変質のリストは数え上げるときりがない。そこから、多くの専門家が推測しているのは、アルツハイマー病に襲われるのが老年期だとしたら、それは単に私たちの生活状況がもたらした結果だということだ。これらの研究者にとって、アルツハイマーは加齢による正常な変質で、遺伝子の退化や変質による病気ではないことになる（まだ発見されないか、隠れている遺伝子があるとしても）。

もう一つ、これらの専門家が拠り所にしている理論がある。それは動物にはアルツハイマー病がなく、たとえば先に述べたコロンビアの家族が持つ「アルツハイマー」遺伝子をマウスに組み入れた場合のみ発症するということだ。この実験ではとりわけ興味深いことがわかっている。いったんアルツハイマー病遺伝子を組み入れたマウスでも、それに加えて、自然に反する環境に置かないと病気は進行しないのである。ところが、その実験での環境たるや私たちの生活様式そのもの！　最大限の食事を与え、運動は最小限、睡眠不足にさせて、外界との接触もなし、というものだ。

先に、アルツハイマーの第一原因は老化という理論に反対するために、三つの手がかりを示した。それにこのマウス実験でわかったことを加えると、思考の道筋が見えてくるだろう。ところが現状は、アルツハイマーの謎を解くのに一つの方法にしか取り組んでいないように見える。この病気を治す薬を望んでいるのである。奇跡の薬が開発されるなら、それに越したことはないのだが、しかしその時点で、薬に頼らず、問題を体系的なアプローチで解決することが忘れられている。原因となるリスク要因を排除することに軸を置く治療法が忘れられているのである。これでは肺ガンで、治療薬が発見されるまで、原因がタバコにあることを認めなかったのと同じである。アルツハイマー病の場合も、肺ガンのタバコに相当する行動要因に焦点が当てられることは決してなかった。二〇一四年六月、コペンハーゲンに四千五百人の専門家が集結して開かれた、世界最大のアルツハイマー会議での結論はこうだった。「希望をもたらす新薬の開発で最大の問題は、病気の引き金となる分子のメカニズムが、研究でまだ正確に解明されていないことである」[*9]

したがって、研究されているのは薬を開発するための分子のメカニズムということになる。ところで、アルツハイマー病はたとえるなら多数の異なるピースで構成されるパズルのようなものである。専門家は全体のピースを集める代わりに、自分の好きなピースを選んで、一個の有効成分を探究し、その分析に時間を使っている。こんなやり方ではパズルはいつまでたっても完成しないだろう。そしてこういうことをしている限り、将来的に治療法も視野に入ってこないだろう。

これら一点集中的な試みすべてに不満を抱いた一人の科学者が、常識外れのテストを行った。最初に紹介したＵＣＬＡのデール・ブレデセン教授である。ブレデセン教授はパズルの完成までには至らなかったが、それでもシステム治療を提案するために、ほとんどのピースを使った。病気の生物学的なプロセス全体を理解するため、一つの器官、一つの物質だけでなく、パラメーター全体を考慮に入れたのである。こうして得られた結果は、パズル全体を見れば治療法も見つかるという、決定的な証拠の一つになっている。

■結果を出した教授の話に耳を傾けよう

先の章で見たように、デール・ブレデセン教授の治療法では、アルツハイマー病患者十人のうち九人に効果のあることがわかった。教授は自分の治療法を策定するにあたって、従来のやり方は行なわないことを決めた。彼はこのアプローチが不満からきていることをメディアに語っている。「アルツハイマー病を治療するために、この十年間だけで何百件という臨床テストが実行されました。そのために十億ドル以上の費用がかけられているのに、成功例がありません」[*10]。ブレデセン教授は、一個の有効成分だけに集中する研究は間違いだと感じていたのである。「いま存在するアルツハイマー病の治療薬は、どれも一つの面にだけ集中していますが、この病気はもっと複雑なのです」と彼は説明する。そして治療の試みがことごとく失敗しているのを、こう表現している。「あなたの家の屋根に三十六個の穴が開いていて、薬がそのうちの一個を修理するものと想像してください。ええ、薬は効いて、一個の穴はふさがりましたが、三十五個の穴はそのままで雨が家に入ってきます。状況はまったく変わらないということです」

屋根の穴のたとえ話は、新薬研究の現場における治療のジレンマをうまく言いあらわしている。また、システム治療を提案して、三十六個の穴を同時にふさごうとしたブレデセン教授の意図もよく理解できる。

ブレデセン教授の研究に対しては周囲の同僚から批判的な声はあがらず、診断結果の再検討も求められなかった。みんなが彼の成功と、完治したケースを認めたのだが、教授の説明に対しては異議があった。その一人、ニューヨーク大学ランゴーン・メディカルセンターの神経科医ジェームズ・ガルヴィンはこう述べている。「私はコンセプトを否定する者ではない。なぜなら、プログラムで取り上げられた要因(つまり、パズルのピース)は有効だからだ。しかし、それに対して十分な説明がなく、なぜそのようなことが行われ、どのように組み合わされたのかが理解できない」[*11]

納得できる全体像がなく、アルツハイマー病発症の仕組みが理解できなければ(ブレデセン教授の屋根の穴のたとえに戻ると、その穴がどうしてできるかの説明)、システム治療の価値が認められることはないだろう。科学者や医師、メディアにとっては、結果のみの発表は不十分、納得できる説明がなければならない。そして私に言わせれば、それは私たちひとり一人にも当てはまる。誰が――何が起きているか正確に理解せずに――自分の生活様式を無理やり変えなければいけない治療を受け入れるだろう？

デール・ブレデセン教授は、アルツハイマー病を穴だらけの屋根を修理する職人の目で見ている。そのアプローチの仕方は完全に機械論者である。しかし、屋根と人間には大変な違いがある。人間は生きており、生きた器官にはすべて自然の治癒力が備わっている。人間が自分で治癒できないのはそれなりの理由があるはずで、ブレデセン教授の屋根の穴の説明ではやはり説得力に欠ける。治療法を理解し、必要なものと不必要なものを決断するには、やはり症状となってあらわれるものの原因を説明できなければならない。

同様に、アルツハイマー病が進行する全体の説明がなければ、有効で筋の通った予防運動を展開するのも不可能だ。たとえば、認知症におびえる千二百六十人を対象にフィンランドで行われた予防目的の研究を見てみよう。発想自体はいい、この計画はブレデセン教授が実施したプログラムと同じ考えで着想されている。フィンランドの研究に携わった、スウェーデンはストックホルムのカロリンスカ研究所老人病疫学教授ミーア・キヴィペルトは、こう言っていた。「過去の研究ですでに、年齢による認知力の衰えと、食べ物や心血管系の活力、運動などの要因のあいだに関係のあることが指摘されていました[*12]」。彼女に言わせると、臨床テストの大半が期待された成功をおさめないのは、これらの要因の一つだけを排除したから。ブレデセン教授のたとえで言うと、屋根の穴を一個だけふさいだことになる。そんな方法を変え、多くの要因にアプローチしようとしたのがミーア・キヴィペルト教授と同僚たちだ。彼らの試みが成功したのは事実なのだが、残念ながら、私にはあまりにもの足りなくみえる。なぜか？　なぜなら、ここでもまた、リスク要因全体を含む体系的な説明がなかったからだ。結果、病気の原因となるおもな要因のいくつかが考慮に入れられていなかった。

冒頭で述べたように、私は二〇一六年七月、国際的な医学誌にアルツハイマー病の発症過程の全体的な説明を発表した。*13 日々進化する規準を元に、科学的に有効性が確認されたパズルのピースをすべて集めたのだが、おかげで初めて、アルツハイマー病の進行を理論的に理解できるアウトラインを提供できたと思っている。これからは、病気の本当の原因に目を向けて、有効的な予防も可能になるだろう。さらに私が掲げる理論には、ブレデセン教授の治療プログラムが成功したのを裏づける理論的な要素も入っている。たとえば、治療による最初の効果があらわれるのになぜ数か月も必要なのか、また、患者が食事療法から離れたとたんに症状が再発する理由もわかるだろう。これらの知識を元に、私はアルツハイマー病の原因に焦点を合わせ、進行中の病気の悪化を止めるシステム治療のコンセプトを開発することができた。

次に続く二つの章は、全体的な見方を習得するために、アルツハイマー病のパズルのピースを一個一個集める試みをしたものだ。そのためにはまず最初に、パズルが完成したときの形を漠然とでも描いてみることが必要だろう。また、この治療の究極の理由を見いだすために、ただ単に、私たちがなぜ存在しているのかという問いを自問してみよう。けれども、もっとも本質的な問いとは何だろう？　その前に、なぜ私たちはこの地上に生まれ、私たちの使命は何なのかを定義することから始めよう。答えがわかれば、パズルの最初のピースをよい位置に置くことができるだろう。

3　なぜアルツハイマーになるのか？　日々進化する説明

偶然の出来事にはそれぞれ意味がある。

シノペのディオゲネス（紀元前四一三―三二七）
古代ギリシアの哲学者

■私たちの人生の目的

人生の目的について質問すると、西洋の信仰と近代科学は同じ見解を示す。「進化して、繁殖せよ」とは、人生の目的として、使命として神が人間に委ねた聖書の言葉で、これは進化生物学者の答えと百パーセント一致する。

しかし、私たちを取り巻く自然環境は絶えず変化するが、遺伝子情報はコピーからコピーによってしか保護することができない。種を保存する手段としての生殖は、生活文化を維持する意味では唯一の戦略である。「生き残り」のために、考えは受け継がれるべきであり、書籍やDVDはコピーされるべきだ。進化の視点で見れば、命ある私たちの唯一の使命は、全遺伝形質を確実に保存することである。この目的が達成できてもできなくても、進化は続き、おかげで私たちは自由に人生を選択することができるようになっている。

人の考えは人それぞれ、それこそ無数にある。子どもを持つ人もいれば、持たない人もおり、それを選択する人もいれば、やむを得ずの人もいる。進化の過程において最終的に重要なのはただ一つ、子孫を残したかどうか？　遺伝子情報はコピーによってしか保存されないことから、私たちの人生の目的は繁殖することである。[*1] これはすべての生物に言えるのだが、コピーを得るために使われる戦略は動物界と植物界では違い、なかには単細胞生物のバクテリアのように細胞分裂によって大々的に増殖していくものもある。これらの生物は、それぞれ異なる環境に適応するために全遺伝形質を変えるのだが、いちばん多いのが細胞分裂のときで、偶然に左右されて変わっていくことになる。

それに対し、人間の戦略は違っていて、適応はもっぱら文化的変化に基づいている。そしてこの変化に柔軟に対応するのが、これ以上ない働き者の「脳」だ。新しい考えがよいとわかれば（文化遺産の変化と比べることができるだろう）、その考えは広く普及して受け継がれ、おかげで私たちは快適な環境で生き続けることができる。例を一つあげよう。異常気象により海水面が上昇している。この変化に私たちはどう対処するだろう？　一朝一夕で私たちに「えら」が生じることはない。いや、そんなわけがない。だから、より高い堤防を作るのである（もちろん、地球の温暖化にストップをかけるという考え方もあるのだが、それはまた別の話である）。

■おばあさん仮説と人間の寿命

こうして私たちは、生活状況の変化に対して遺伝子ではなく、文化遺産を変えることで対処している。それでも、究極の目的が繁殖であることに変わりはない。しかしその場合、女性が閉経して子どもが生めなくなったあとも長く生きるのはどう説明できるのだろう？　この点に関しては、動物界でいちばん近い祖先、チンパンジーともはっきり違っている、チンパンジーのメスは閉経後数年しか生きられないのに対し、人間の女性は三、四十年、さらには七十年生きるという記録もある。

なぜだろう?

チンパンジーのメスは死ぬまで子どもを生めるのだが、閉経後すぐに死ぬので「おばあちゃん役」は絶対にできない。逆に人間の場合、母親役から解放されたおばあちゃんは、実の娘の日々の仕事や孫の教育に協力することが――経験を頼りにされて――できる。ここに重要な研究結果がある。カナダの出生登録簿とフィンランドの教会区の登録簿を元にしたもので、それによると少なくとも二十世紀初頭まで、家族に祖母がいることで孫の数が増えるだけでなく、乳幼児の死も減っていたのである。祖母が若くして亡くなった家庭と比べると、閉経後の祖母がいる家庭では、十年間ごとに平均して二人の孫が成人に達していた。[*2]

この仮説に立つと、人間の長寿は女性のおかげと言い切ることもできる。事実、娘を持つ母親だけが百パーセント確実に、子と孫を通してその遺伝子を永続させることができる。なぜなら、子どもを生んだのは彼女だから。いっぽう父親側には確たる証拠がなく、男性は（DNA検査をせずに）子どもが本当に自分の子なのかは確認できない。したがって、社会生物学的な研究から、人間の長寿遺伝子の淘汰は母方の祖母を介して確立されたことになる。

祖母が長寿だと実際、その間に受け継がれる全遺伝形質の数は多くなる。こうして、もしゲノムに「長寿」の情報が組み入れられていれば、その情報もまた受け継がれることが多くなる。それでも、「長寿」の基準をクリアするには、高齢になっても健康であることに加え、それ相応の知能も遺伝子にプログラミングされ、受け継がれているときだけである。

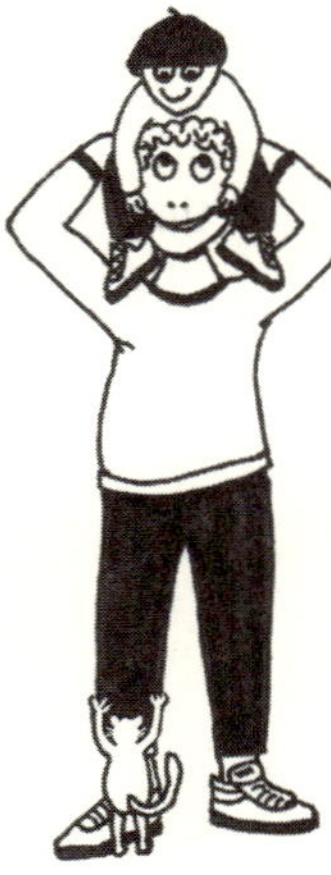

知能が高い海の哺乳類の最近の研究でも、孫の数はおばあさんの体力的な貢献だけでなく、知能による貢献によっても決まることが明らかになった。シャチではおばあさんシャチが九十歳まで達することがあり、その場合は閉経後、約四十年間も長生きすることになる。そして、おばあさんシャチは餌探しで家族を助け、とくに魚が少ないときは子孫のために餌探しのチャンスを約十倍にすることが確認された。[*3] イギリスのエクセター大学の人類学者ローレン・ブレントと同僚が確認したのは、食糧危機のときにシャチの仲間を導いたのは、繁殖年齢を越えた最高齢のメスだった。サケの個体群が減少した年は（サケはシャチの大好物）、おばあさんのいない群れでは死ぬシャチがほかより多く、生まれるシャチも少なかった。ローレン・ブレントは研究での発見と「おばあさん仮説」を結びつけ、次のように述べている。「**閉経後のメスは、環境について得た知識を家族と共有して、群れが生き残るのを助ける**ということです[*4]」。自然淘汰を司る生物学的なメカニズムは人間も同じ。こうして、この研究結果は私たちに、閉経後の女性が長生きするもっともな説明を与えてくれるのである。

女性が閉経後も長く生きるという事実は、したがって、現代医学のおかげでも、生活状況がよくなった結果でもない。長寿の体質で最初にあげられる理由は、進化による自然淘汰である。年を重ねることで貴重な経験が蓄積され、それははるか昔には、一族と全遺伝形質の存続に欠かせないものとなった。人がまだ読み書きを身につけていなかった時代を想像してみよう。人類の存続は、豊富な経験に裏打ちされた一族の長老から直接伝達される知識にかかっていた。そしてそれは人類進化の大きな期間を占めていた。狩猟採取民族の文化では現在でもなお、干ばつなどで食べ物が不足したとき、長老ならいつ、どこへ行けば見つかるかを知っている。こうして人類進化の早期から、文化的な知識は生き残りと繁殖の戦略として使われ、そのいっぽうで、高齢になるまで健全な知能を維持し、経験を積んで伝える力が世代から世代へと受け継がれてきたのである。

かつて、狩猟採集民族は平均寿命が三十歳ぐらいだから、アルツハイマー病とは関係がないと言われていた。しかし、これには根拠がないことが明らかになる。平均寿命が短いのは、単に幼児死亡率が高いからだ。現在も存在する狩猟採集民族の文化では、男女とも大人になって性的に熟するとすぐに祖父母になるのだが、しかしそのあと、現在のような医学のフォローがない。それでも七十歳の峠を越えるのはごく普通、八十歳代も珍しくないのである。[*5]

したがって、私たちの長寿は技術が高度に進歩した生活様式によるのではなく、太古の昔に溯る自然淘汰による結果で、おかげで高齢になるまで健全な知能を維持できたからなのだ。別の言い方をすると、かつてのこの過程では知能の衰えを防いでいたことになる。ここにアルツハイマーのパズルの重要な情報が一つ潜んでいる。私たちのゲノムは病気の原因ではないということだ。そうなると、病気の決定的な原因はむしろ現在の生活様式にあるのではないだろうか？　なぜならそれが唯一、短期間で劇的に変化したパラメーターだからだ。私たちのゲノムで唯一の弱点と言えるのは、そのプログラミングの歴史からみて、現在の生活様式がもたらす結果にすぐに対処できないことである。この仮説は現在、多くの研究によって裏づけられている。それによると、人が伝統的な生活様式の情報の何か一つを変えると、脳が発する一部のプロセスによってアルツハイマーのリスクが急上昇することが指摘されている。したがって、病気の引き金として働くのは遺伝子的なものより、文化的な変化なのだ。そう考えると、アルツハイマーが発症するのが、「脳」というまさに文化の取得を司る部分なのも納得できるのである。

③意識的な体験は海馬に記録され、睡眠中に新皮質にストックされる

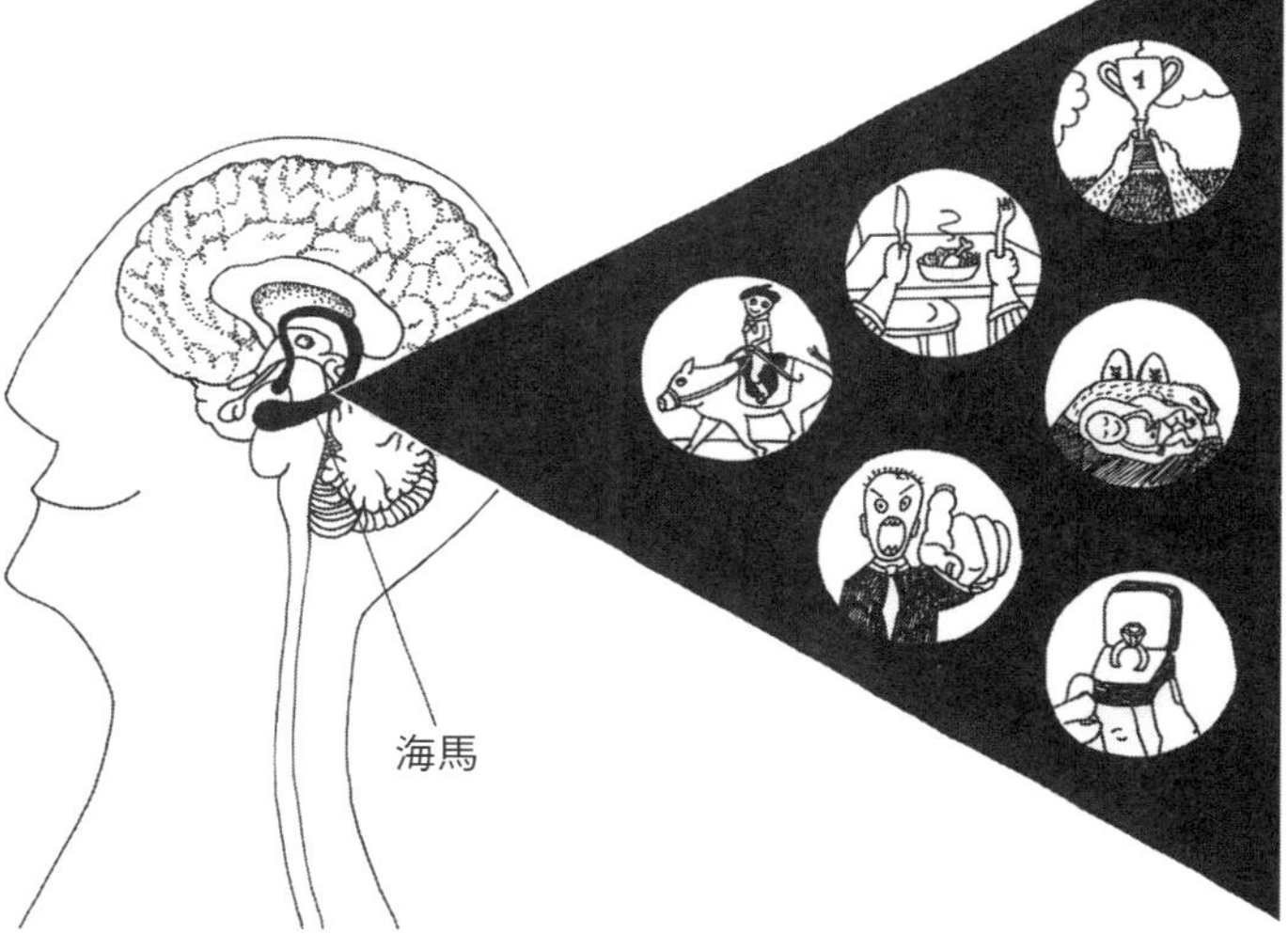

■海馬は文化的な器官

経験してそれを分析し、生涯にわたって伝達していくために、私たちには健康な海馬が必要だ。海馬があるのは脳の「古皮質」で、これは脊椎動物すべてに存在するのに対し、「新皮質」は哺乳類にしか見られない。人間の新皮質はとても発達しており、ここは意識や理解力の中枢で、数千万年前からしか存在していない。

海馬は、はるか数億年ほど前に脊椎動物で発達したと思われ、それも当然なのは、もっとも重要な使命を持っていたからだ。たとえば、食べ物のある場所や、敵が待ち構えているところを即座に記憶し、情報として記録しておくことなどだ。これらの情報が思い出せない動物は飢えで死ぬか、捕まって食べられてしまったのである。

現在も、私たちが感知する情報はすべて海

馬にストックされ、過去の記憶を保存できるようになっている。

海馬の「見当識」、つまり位置や月日、時間などの記憶力は一生ものであるのに対し、内容部分、つまり体験したことや考えたことの記憶力は一時的で、それも約一日である。しかし海馬はそれ以上の記憶力を必要としなかった。長期的な記憶はほかにストックする場所があり、それもたっぷりとある新皮質に保存されるからだ。つまり私たちが新しく経験することは最初に海馬に行き、それから長期的な記憶に移送されるのである。この移送は、私たちの意識が働かない深い眠りのあいだに行われる。その間、もし意識が働いていたら、夢と現実が混同し、幻覚を抱くリスクがあるのである。

■記憶の目次を作る

夜、経験したことの中味が新皮質に移送されているあいだ、海馬には適切な情報とそうではない情報を分ける使命がある。海馬が記憶すべきかどうかを判断するのだ。たとえば、単調な語彙のリストはこの分野に入らない。したがって、新皮質には言語の知識がどんどんストックされるのだが、それを習得するのは非常にゆっくりだ（しかし、すべてを長期間記憶している）。だから、語彙を学ぶには何度も繰り返さなければならないことになる。こうして海馬は夜のあいだ、前日に体験したことを何度も新皮質に「語らなければ」ならない。その意味で海馬は疲れ知らずの語り部とも言え、とくに睡眠の前半部分がそうである。

そのあとは何が起こるのだろう？　睡眠の後半は、長期的な記憶に加わった新しい経験が処理され、古い経験と関連づけられる。そして、この過程で新たな展望が開かれるのだが、これが目覚めに天才的なひらめきを覚える理由である。また、重要な決断をしなければいけないとき、よく「ひと晩寝て考えなさい」と言われる理由でもある。

こうして、睡眠中に海馬に記憶として保存されるのは、経験したことの時刻と場所だけ。以降、出来事の内容は思い出の形で新皮質——大脳皮質のいちばん外側にある部分——にストックされることになる。ここでは意識的な体験も営まれるのだが、しかし新皮質には思い出は保存されても、それと直接つながる「いつ、どこで?」の情報がない。これら私たちが新たに思い出として意識するときに必要な情報は、つねに海馬にあるのである。

言ってみれば海馬は目次のようなもので、新皮質に持続的に保存されている思い出を意識して見つけるために使われるのだ。したがって海馬がなければ、人は新しい出来事や考えを記録することができず、過去の出来事や考えも思い出せないことになる。加えて、当然のことながら、「いつ、どこで?」の情報の目次は日々増えていくので、**海馬もまた絶えず成長している**ことになる。これは年齢に関係なく毎日、何千という神経をつくることである。このメカニズムは**成体神経新生**と呼ばれ、最近発見されたものである。神経新生の場所はおもに海馬の入口で(嗅球の小さな領域)、十八歳から九十二歳まで活発に働くことがわかっている。[*6] 記憶スペースは年齢に関係なく拡張していくのである(これはおばあさん仮説を裏づける)。

ここでとりわけ興味深いのは、アルツハイマー病の始まりが海馬のまさにここ、神経が形成される部分だということだ。このことは何千という研究で確認されており、神経形成障害がアルツハイマーを導く一連の原因の発端であることを示している。

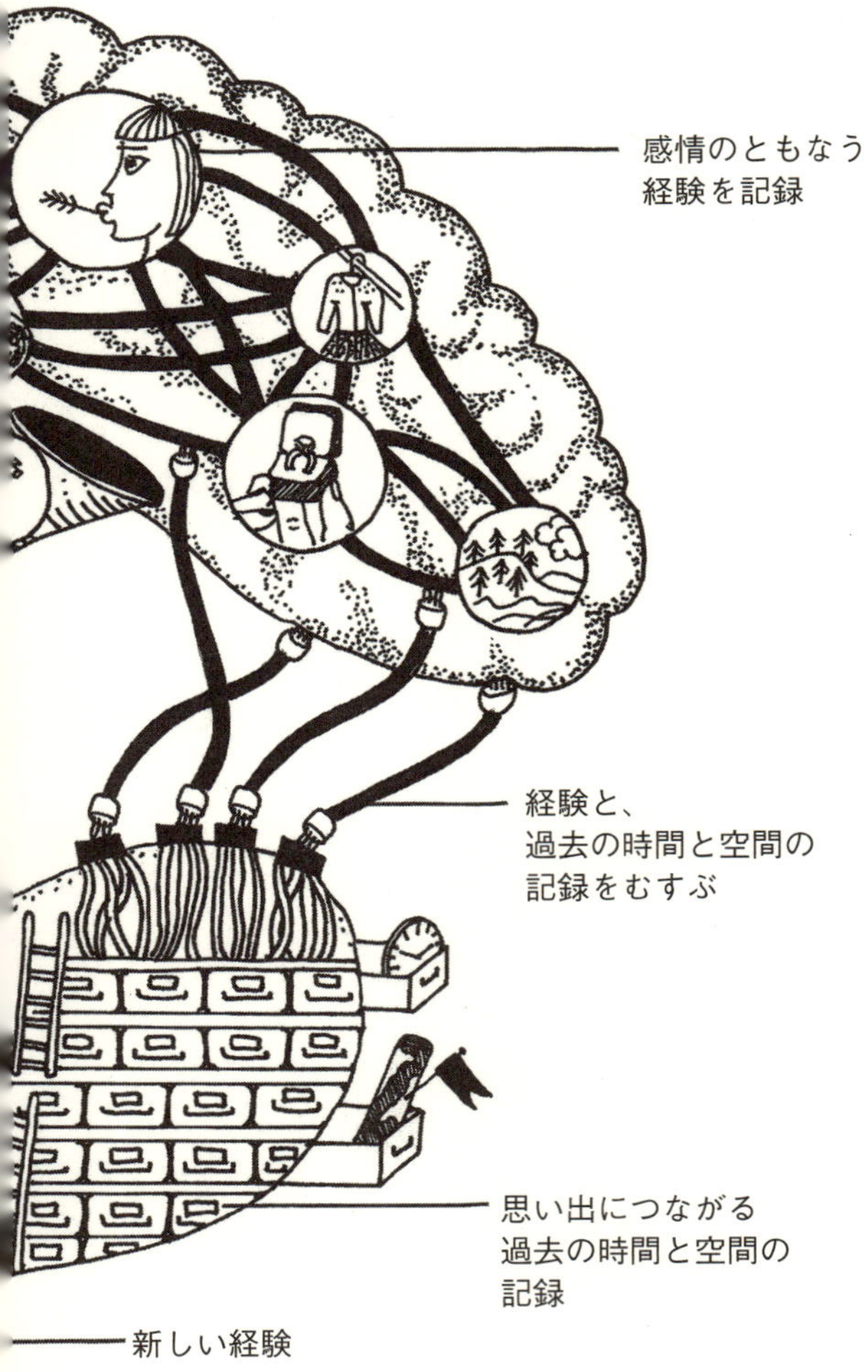
感情のともなう
経験を記録
経験と、
過去の時間と空間の
記録をむすぶ
思い出につながる
過去の時間と空間の
記録
新しい経験

④新皮質にストックされた経験にたどりつくには、海馬が
記録する時刻と場所の記憶を介さないといけない

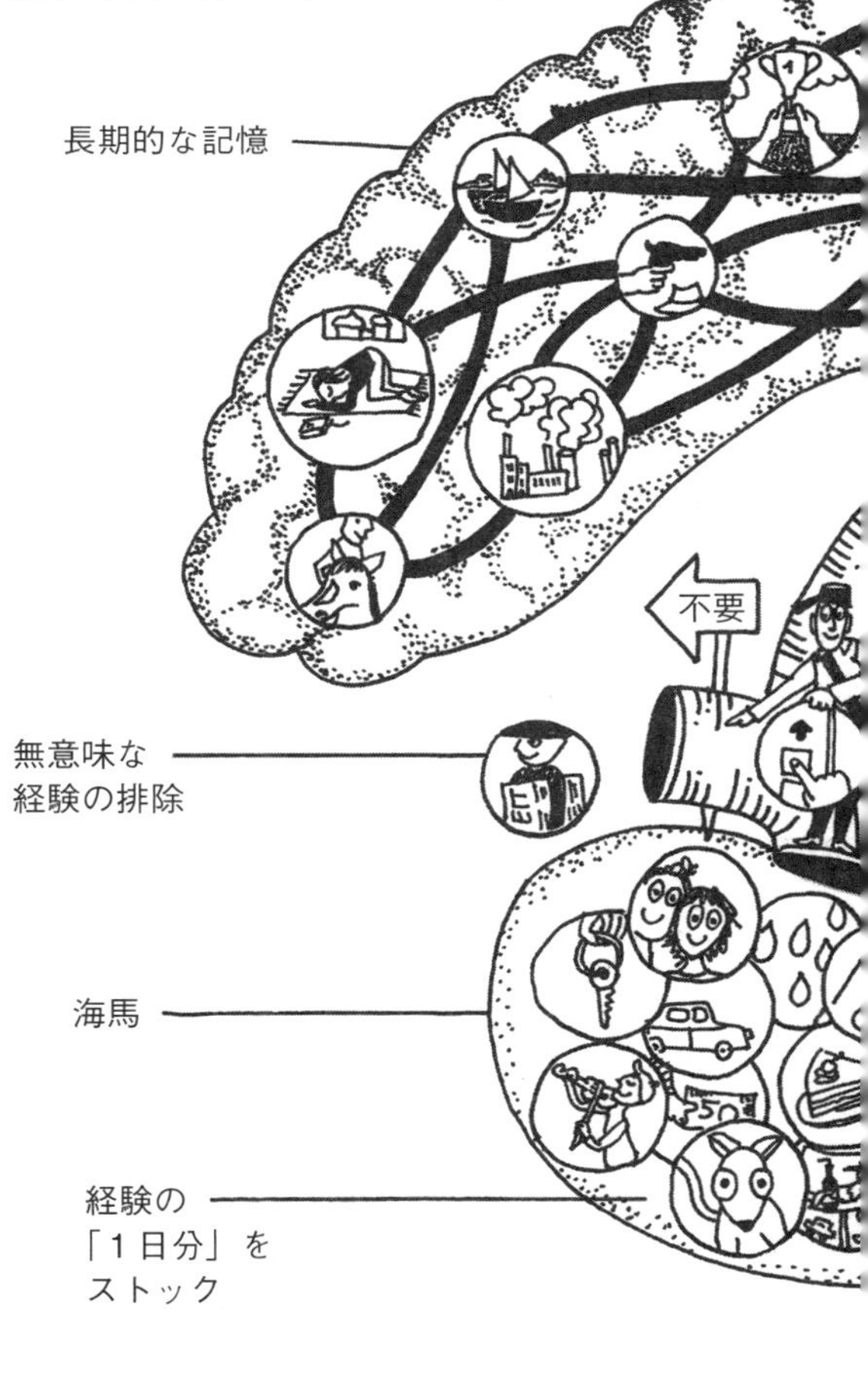

■神経形成障害がどのように発症を促すのか?

私たちが何かを思い出せるように、海馬は興奮性の神経伝達物質としてグルタミン酸を使う。グルタミン酸のおかげで、新しい神経と古い神経のあいだの神経網の結合が素早く変化し、この変化によって新しい思い出としてコード化されることになる。

[グルタミン酸について]

グルタミン酸は蛋白質を構成するアミノ酸の一つである。人間は体内で合成できるので、必須とされる栄養素ではない。蛋白質の豊富な肉、ナッツ類、全粒穀物には最大四パーセントのグルタミン酸が含まれ、料理では「うま味」として働くことが多い。自然の神経伝達物質として神経細胞を興奮させ、食べ物のなかで味覚を強める働きがある。

グルタミン酸の働きを簡単に説明すると、それまでの記憶に経験したことを刻み込む、先の尖った道具のようなものと考えていいだろう。しかし要注意! 新たに「登録」するごとに、新しく刻まれた痕が古いものと入れ替わってはならない。それを防ぐためにグルタミン酸はつねに同時に、シナプス(神経の接合部分)が変形したところにベータアミロイドと呼ばれる蛋白質を生成させる。この蛋白質のおかげで、グルタミン酸の生成は部分的にブロックされ、言ってみれば先の尖った道具が引っ込むので、刻み込まれた痕はもう変形しなくなる。こうして、ベータアミロイドは新鮮な思い出を安定化させるのである（長期の記憶に移送されるまで、少なくとも一日かかる）。[*7] したがって、ベータアミロイドは私たちの思い出を守る番人とも言えるだろう。[*8] そしてその夜、私たちが眠っているあいだに（新しい経験をしない時間帯）、使われなかったベータアミロイドが排出され、翌朝目覚めると、海馬は新しい経験や考え、出来事を受け入れる準備が整っているというわけだ。

いっぽう、ストレスのホルモンと言われるコルチゾール（本当は抗ストレスのホルモンと言うべきだろう。なぜなら、ストレスの元となる危険な状況を乗り越えるためのホルモンだから）にもまたベータアミロイドの生成を促進させる働きがある。なぜだろう？　理由は簡単だ。私たちが危険な状況に置かれると、そのつど警戒心が働き、海馬に大量の情報を送り込むのでグルタミン酸が増えるおそれがある。たとえば森を散歩しているとき、茂みから耳慣れない物音がするだけで、グルタミン酸の含有率は一気に上昇する。そこでコルチゾールが働いてベータアミロイドが大量に送り込まれ、グルタミン酸が神経の接合部分に過度に放出されるのを防ごうとするのである。この問題は大きい。なぜなら、興奮性の神経伝達物質であるグルタミン酸が過剰になると、神経を過度に興奮させ、破壊することがあるからだ（鉛筆を紙に強く押しつけると、紙が破れるように）。コルチゾールはベータアミロイドの生成を助長することで、海馬の細胞を保護する役割を担っているのである。こうして激しいストレスに置かれた状況で、感覚が過多になって破壊するのを防ぐのである。[*9]

森の散歩の話に戻ると、不審な物音が小動物のリスで、危険な野生の動物ではないことがわかったとたん（あるいはむしろ、海馬がそう認識したとたん）、コルチゾールの分泌は再び下がる。ここでもまた、新しい神経が決定的な役割を演じている。感覚的な情報を受け取るだけでなく、その特殊な位置から（＊新旧の神経と接している）、ストックされた経験にもつながっている。私たちが認識する前から、神経はすでに状況を判断しているのだ。リス？　だったら警戒の必要はない。恐れることは何もなし――と。そうして危険がないとわかったところで、新しい神経はコルチゾールの分泌を減らし、ストレスに対抗するのを止めるのである。[*10]

このメカニズムがわかれば、新しい神経がコンスタントに形成されないと――さまざまな理由でおこる――どうなるかは簡単に想像できるだろう。人体に自然に備わった道具がなくなれば、私たちはストレスを和らげることができなくなる。別の言い方をすると、ストレスに対して過敏になる。小さな不安や、嫌なことを少し考えるだけで、過度のストレスのように反応し、しかもそれが持続する。つまり、**神経形成に障害があると、ストレスへの抵抗力が弱くなり、ますます不安になって、新しい状況を避けるようになる。**なぜなら慣れない状況にはストレスが潜んでいるからだ。

ここに書いたことは鬱的な傾向で、アルツハイマー病の初期症状の一つである。神経形成に障害のある人はストレスに弱く、コルチゾールの比率がコンスタントに高い。ところがすでに見たように、コルチゾールはベータアミロイドの生成を助長する。したがって、コルチゾールが多すぎると、ベータアミロイドも多すぎることになる。そしてこれが海馬の入口（記憶を制定するグルタミン酸が分泌され、普通なら神経形成が行われる場所）に集結して増えると、記憶のプロセスが妨げられることになる。これがアルツハイマー病になるきっかけなのだ。[*11]

どういうことが起こるのか説明しよう。集結したベータアミロイドが、穿孔性《せんこう》神経束（意識的な体験が海馬に行くのに通る神経束）の先端に凝固するのである！（アミロイドの語源はギリシア語の「アミドン」で、これは糊の一種の意味）。ベータアミロイドは凝固すると特性が失われ、思い出と海馬を守る番人から毒素に変化する。[12] 思い出を消し、海馬を破壊するのである。[13] 欠点はそれだけではない。まだ凝固していないベータアミロイド（まだ番人の特性がある）も変化させ、こちらはもっと簡単に凝固して、やはり毒素になる。こうして、最初に海馬で凝固したベータアミロイドが感染源となり、徐々に残りの脳にも感染して、破壊していくのである。

■アルツハイマーの悪循環

この重要なプロセスをしっかり覚えておこう。新しい神経の形成率が下がると、イラスト⑤で見るように、ストレスへの抵抗力も下がる。ちょっとした物音、心配事だけでストレスを感じ、必要以上に反応して、それが持続する。そして、ストレスに過敏になると、今度はコルチゾールの分泌が活発になり、ついには過剰になる。

このホルモンは（先に述べたように、本当の役割は抗ストレス）、エネルギーを消費するプロセスを全部止めてしまう。というのも、重大な危険が迫っている状況では、ストレス源から自分を守るために、使えるエネルギーをすべて結集しなければならないからだ。そう、この物音は可愛いリスではなく、怖い野生動物かもしれない……。だから！　コルチゾールはエネルギーを大量に消費する体細胞すべての生成の邪魔をし、もちろん、海馬の神経細胞の形成も妨げる。だから！　コルチゾール率が慢性的に高いと（ストレスへの抵抗力が慢性的に低いせいで）、神経形成も慢性的に滞ることになる。これでは健康にとって危険な歯車が回りだしたも同然だ。この悪循環で鬱になり、長期的にアルツハイマーになるのである。そして、この行き詰りから抜けだすには、**神経形成を復旧させなければならない**のである。

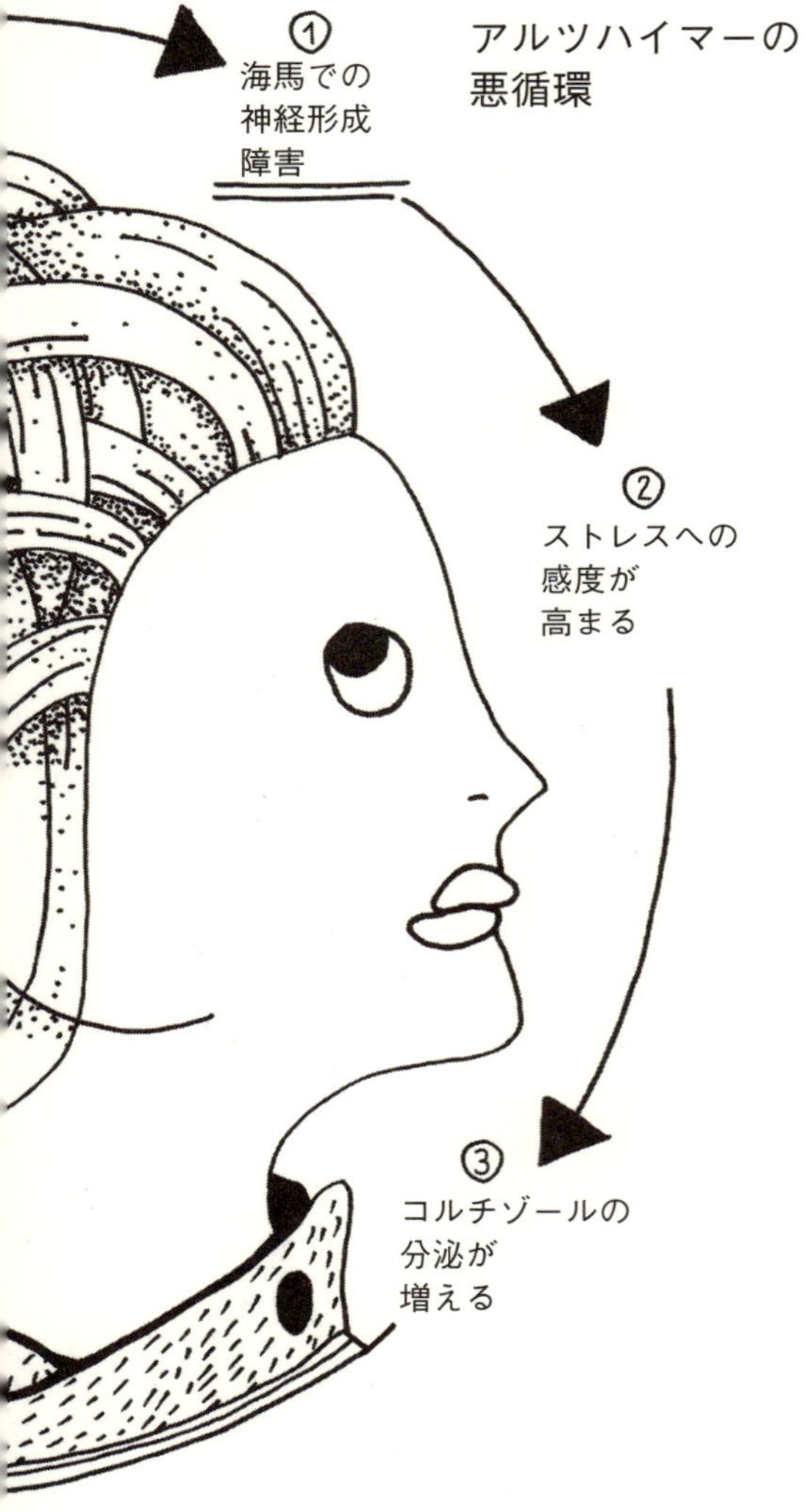

アルツハイマーの
悪循環
①
海馬での
神経形成
障害
②
ストレスへの
感度が
高まる
③
コルチゾールの
分泌が
増える

⑤海馬での神経形成に障害があると何が起こるか

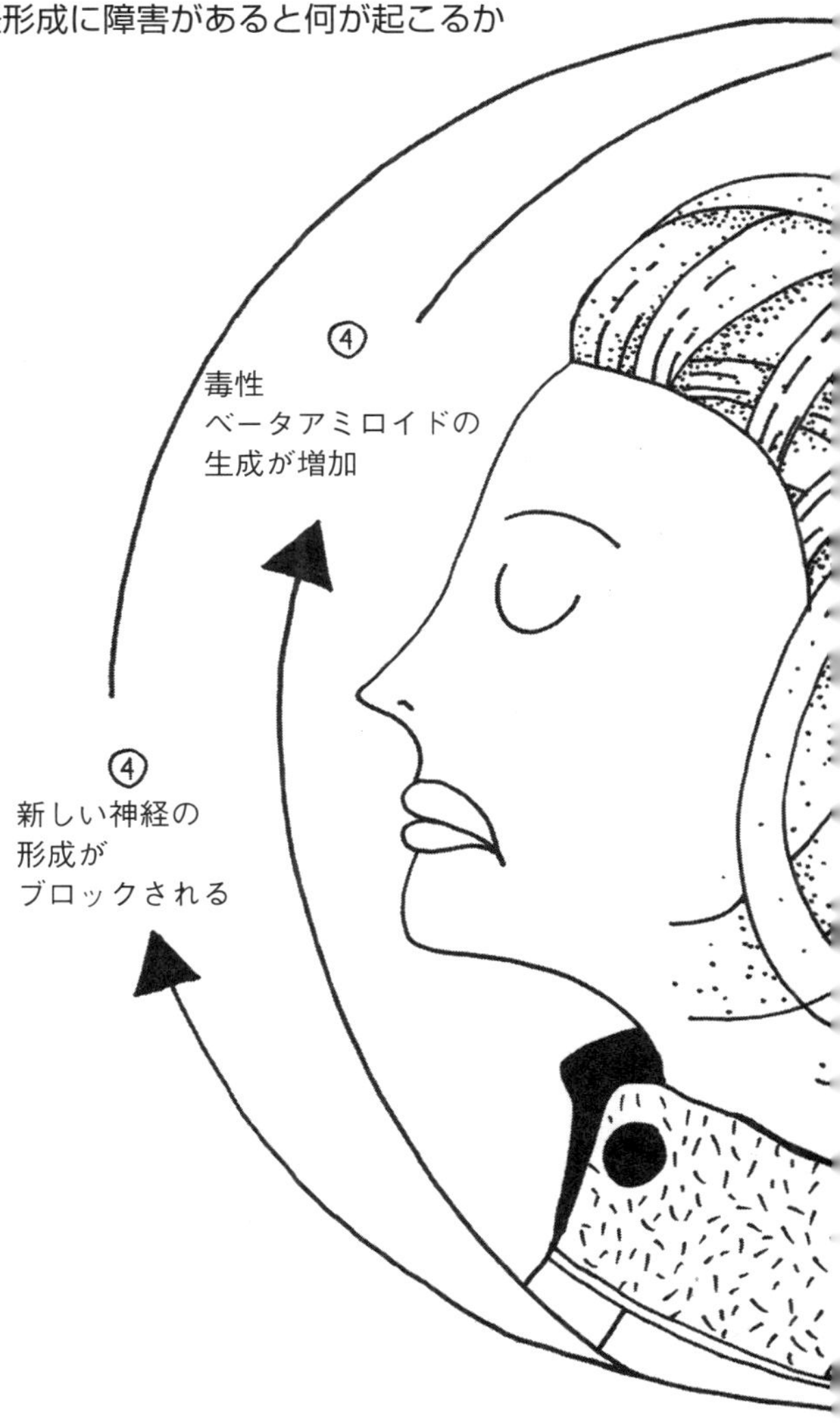

神経形成障害がアルツハイマー病の原因の一つだと考えることでよく理解できるのが、一つは、病気の初期段階の患者に高濃度のコルチゾールがあることと、もう一つは、それが病気の進行を加速させる要因でもあることだ。[*14] 例をあげよう。コルチゾールは海馬へのエネルギー供給もブロックし、ブドウ糖が細胞に行くのを妨げる。普通はインスリンによって調整されるものだ。これは矛盾しているのだが、現在の食べ物には糖分が豊富なのに、海馬の神経には行き渡らず、空腹で死ぬリスクがあるのである。そのため、これらの神経細胞はインスリン抵抗性を発達させる（アルツハイマーの症状として画像診断で早期に確認できるもので、これについてはあとで触れよう）。結果、海馬の成長が止まるだけでなく、先進国の成人では年平均一パーセントの縮小が見られる。[*15] 海馬はつねに成長するものなのに……である。現在、海馬の萎縮、より正確に言うと海馬の不完全な大きさは、アルツハイマー病が予測できる重要な要因の一つとされている。[*16] 逆に言うと、**海馬を大きくすることが病気の治療目的の一つになる**はずだ。さらに言うと、それが私の治療コンセプトの重要課題の一つであり、加えて、ブレデセン教授の研究で証明されたことでもある。教授が十か月間に段階的に行った治療で、患者の一人の海馬が約十二パーセントも大きくなっていた。[*17]

コルチゾールのもう一つの悪影響は、前述したように毒性ベータアミロイドの生成を刺激し、違うやり方で脳の破壊を加速させることだ。毒素は海馬の神経のインスリン抵抗性を強めていく（コルチゾールのせいですでに高いのに）。加えて、コルチゾールと同じように、神経形成を減速させていく。こうして二つ目の悪循環が発生する。ところで、慢性的なストレスだけがこの悪循環を引き起こす唯一の要因ではない。私たちの自然な欲求と現在の生活様式とのズレからくるさまざまな欠乏が、海馬の神経形成を妨げる大きな要因である。例をあげると、神経を「育てる」のに不適切な食事、社会的な刺激の欠如、さらに慢性的な睡眠不足、運動不足などだ。

　これらが欠如するとほとんどの場合、ベータアミロイドが脳からきちんと排出されなくなる。そうなると肝臓で正しく分解されなくなり、結局は脳内で集結して凝固することになる。こうしてまた、アルツハイマーを助長する毒素があらわれ、「掃除」の仕方が悪いと、状況はさらに悪化するのである。普通、脳は私たちが熟睡しているあいだに過分のベータアミロイドを排出する。そのプロセスでもっとも一般的なのは――深い眠りのあいだに、ベータアミロイドが脳から血液体系に移っていくルートなのだが、しかし、神経が浸っている「脳脊髄液」と「血液」のあいだに、ベータアミロイドにとって障害となる壁がある。

　この壁は「**血液脳関門**《かんもん》」と呼ばれ、ここをベータアミロイドが通過するにはLRP1（低密度リポ蛋白質受容体関連蛋白質1）という特別な伝達物質を必要とする。それに対抗する伝達物質としてRAGE（終末糖化産物受容体）と呼ばれるものがあり、こちらはベータアミロイドを脳に送り込む。二つの伝達物質の活動は私たちの生活様式の影響下にあり、したがって、生活様式が熟睡中のベータアミロイドの排出を支配し、除去される量を決定づけることがわかっている。アルツハイマー病の患者ではLRP1伝達物質が少なく、その結果、脳から排出される過剰なベータアミロイドも、次に肝臓で除去される量も少なくなっている。[*18] 同時に、これらの患者にはRAGE伝達物質がより多く存在し、結果として脳に大量のベータアミロイドが送り込まれることになる。[*19] RAGE伝達物質を活性化させる要因としては、高血糖や慢性的な炎症があげられ、逆にLRP1伝達物質を不活性化させるものとしてはストレスがあり、運動不足もやはり好ましくない。マウスを使った実験で、遺伝子操作により脳に大量のベータアミロイドを生成させ、人工的に「アルツハイマー病」にした。ところがそのマウスでLRP1伝達物質を劇的に増やしたところ、毒素のベータアミロイドを低下させることができたのだ。どうやって？　ただ単に、ケージに車輪を設置し、基本的な運動の欲求に応えただけだ！[20]　では次に、運動に加えて遊技場での社会的な遊びを結びつけた相互作用の研究を見てみよう。人工的に「アルツハイマー病化された」マウスが、研究者いわく「豊かな自然環境」に置かれて暮らすと、脳内の「よい」伝達物質LRP1が四倍になるいっぽう、「悪い」伝達物質RAGEが減って四十パーセントになった。[21]さらに二つの要因を結びつけたところ、ベータアミロイドの運搬システムは十倍もよくなり、おかげでアルツハイマー病になっていたマウスの精神衛生は元通りになった。しかもこのマウスは遺伝子的に深刻な欠陥を持っていたのにだ！

これらの観察から引きだせるのは以下の通り――必要な食べ物の欠乏、慢性的な時間不足などによる過剰なストレス、運動不足、睡眠不足など……**生活様式からくるすべての欠如が相互に作用して、過剰に生成されたベータアミロイドの排出を妨げ、代わりに脳内に集結して、アルツハイマー病の進行を加速させている**のである。

しかし、私たちはこのプロセスに逆らって行動できることも発見している。どうすればいいのか？　欠乏対策を行うのである！

4　さまざまな欠乏が病気をひきおこす

骨のない魚はおらず、足りないもののない人間もいない。
ユーリウス・ヴィルヘルム・ツィンクグレーフ
ドイツの詩人　（一五九一―一六三五）

■失わないために少しの良識を

私たちはほとんど気づいていないが、現在の生活様式は結果としてさまざまな欠乏を招き、それが海馬の神経形成に持続的な障害をもたらしている。これが長期的に意味するのは、高齢になった人の多くがアルツハイマー病にかかるということだ。なぜなら、私たちの人体組織はいくら機知に富んでいても、ときにこれらの欠乏を埋められないことがあるからだ。ではどうしたらいいのだろう？　次に人類が飛躍的に進化する段階で遺伝子が変化するのを待つのだろうか？　それはまったく意味がない。なぜならまず、現時点ではまるで役に立たないからだ。また、いつか遺伝子が変化するとしても――そしてそれが未来の世代に有意義だとしても――、その可能性はきわめて少ない。

事実、私たちの生活様式は急激に多様に変化し、生物学的な調整回路に深い影響を及ぼしているのだが、それに対して進化は追いついていけないのが実情だ。ごく短期間で、私たちの食生活やお金の使い方、運動の回数、その他多くの生活のパラメーターが変わってしまった。たとえば現在、平均睡眠時間は七時間以下なのだが、電球が発明される以前の五世代から七世代前はゆうに九時間だった。人間の進化全体で見れば、この変化はつい最近のことだ。

加えて現在の社会では、母なる自然に私たちの存在の意味を委ねることはますます少なくなっている。たとえば、人類の主たる進化とされた、健全な精神を持つ祖父母の存在が孫の数を増やすという理論もすっかり意味を失っている。現在、孫が生き延びるのに祖父母の知恵が決定的な役割を果たすことはなく、ここでも五、六世代前とはまったく違っている。

まさにこの変化が重大な結果をもたらしている。現在のような経済優先の社会では、私たちは第一に消費者になっている。経済に押されて、国は子どもの世話の大部分を引き受け（教育の分野も含めて）、しかも幼少時から面倒を見ている。しかし、経済成長の視点では論理的でも、人間の生活の意味にとっては大災難であることが明らかになる。保育園やその他の施設ができたおかげで、祖父母は少なくとも子守りやしつけでは必要とされなくなっている。自然界の使命から解放された祖父母は国費をもって生きがいの一部を失い、代わりにアルツハイマー病になるリスクが高められている。しかし国にとっては祖父母世代もやはり消費者であり、そのことのほうが重要なのである。こうして二〇一四年、ケルンで開かれたキリスト教民主同盟大会で、アンゲラ・メルケル首相は「高齢化社会が一見して多くのチャンスをもたらすのは疑う余地がない。たとえば健康の分野で、革新的な薬品が開発されれば、目覚ましい経済成長と経済活動の引き金になる」と宣言した。[*1]

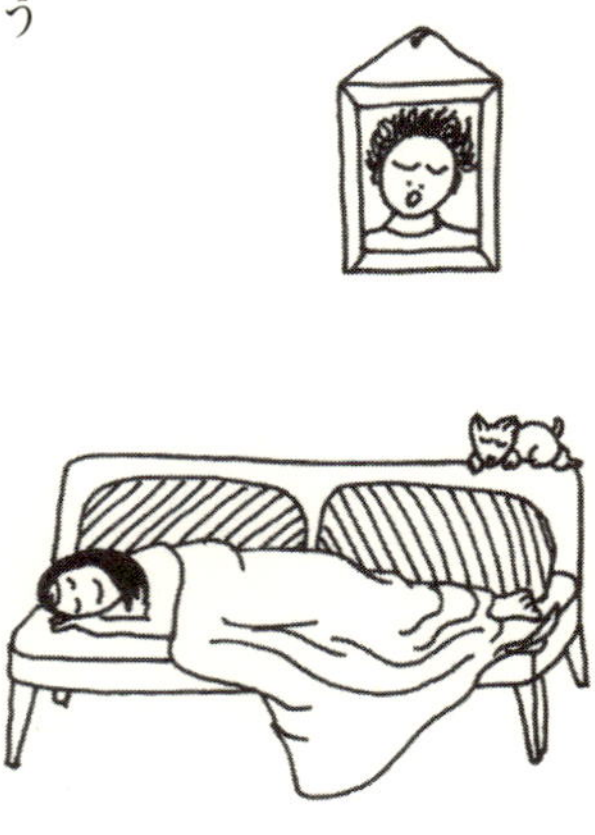

この発言に対して社会はどう反応しているか？　沈黙したままである。しかし、この沈黙は多く

のことを物語っている。進化によってよい子の羊になった私たちは、自分たちの羊毛を服と交換し、そのためにお金さえ払っている。健康にお金がかかってもいいというわけだ。私たちは与えられた役割を受け入れ、その状況がもたらした結果に耐えている。たとえそれが自然ではなくても、普通になってしまったのだから。しかし！　いまこそ物事を変えるときだ！　現在の状況では、全員が病気になってもおかしくない。病気への不安が、おそらく私たちを変化に向かわせてくれるだろう。だから、私たちはただ良識を発揮するだけでいいのである――すべてを失う前に。

■アルツハイマー病の原因は欠乏にあり

人類が進化するあいだ、文化的な能力（経験に基づく知識を集め、分析して伝達する）の発達と、寿命の延長は相互作用で高められてきた。このプロセスはおばあさん仮説の項で述べた通りである。この二つの特質（文化と長寿）がうまく回っていた石器時代、欲求はすべて自然に満たされていた。人間の全遺伝形質と生活様式はうまくかみ合い、人々は十分に眠り（人類発祥の地である赤道近くでは、昼と夜の時間がほぼ同じだった）、食べ物を見つけるために運動量も豊富だった。食べ物の種類もさまざまで、栄養的にも豊かだった――それに対して、現在の食べ物は温室育ちの野菜に限られている。また時間でいえば、石器時代は忙しいときは滅多になく、いったん満腹すれば働くのを止めていた。このバランスから生まれたのが「これで十分」という言葉だった。社会のネットワークは緊密で、一族はお互いをよく知っていた。もしそうでなかったら、私たちのゲノムは違ったものになるか、現在まで生き延びていなかっただろう。したがって、私たちの肉体はまだこの有史以前の状況にいて、それに完全に適応しているのである。

ところで、私たちの文化は短期間で急激に変わり、あまりの早さにゲノムが適応できないでいる。そして、私たちの欲求の大部分は変わらないままだから、欠乏が目に見えて拡大している。遺伝子プログラムはこれらの欠乏を埋めようとするのだが、組織全体のプロセスはそれこそ無数、もちろん海馬においてもそうである。しかしすでに見たように、これら適応のプロセスはうまくいかないだけでなく、有害でもある。おうおうにして悪循環を引き起こし、その行動がさらなる欠乏を生みだしていくのである。

もし私たちが、この悪循環を断ち切る欠乏対策（つまり、私たちの行動を根本から変える）をしなかったら、分子の変化（神経形成障害やベータアミロイドの過剰分泌など）が脳で病理学的な変化をもたらし（脳の質量の減少や、老人斑の形成など）、最終的には臨床でわかる形となってあらわれる。それがアルツハイマーと呼ばれる病気である。

■自然のシステムの優れた点

ここで面白い現象に目を向けてみよう。私たちが「神の思し召す進化」の使命（＊＝生殖）に従っているとき、何が起きるか？　脳がご褒美として私たちを幸せな感情で満たしてくれるのである。もちろん、人はつねに反対の選択をしても許されるのだが（たとえばカトリックの聖職者の独身制）、しかし普通は、遺伝子のプログラムに従うなら大いにやる気になるものだ。たとえば恋に落ちると、幸福感に満たされるではないか。同じことは、子づくりや子育てを支える状況にもすべて当てはまる。性行為がこれほど楽しいものでなかったら、人類はずっと前に消滅していただろう。また、祖父母が孫と接して喜びを感じなかったら、私たちはこれほど長生きしなかっただろう。

人類の繁殖は、健康な精神の維持、したがって海馬の性能にかかっていることから、母なる自然は海馬が快調なときは必ず幸福感を抱かせるようにしている。海馬が健康なら神経形成も順調で、新しい神経が数多く作られ、すでにある神経網にスムーズに組み入れられていく。そして、新しく作られた神経はストレスへの抵抗力を高め、それが大きな幸福感をもたらすことも証明されている。[*2]そのおかげで私たちの経験のストックも増え、寿命も延びたのである。年月で計算される普通の寿命とは別に、思い出の数で計算する感情面の寿命も……。

このことがわかれば、私たちが優しい太陽の光を顔に浴びたときになぜ幸せな気分になるのか、また、スパイスの利いた料理がなぜ美味しそうに見え、空気のいいところを散歩したらなぜ気持ちがよくなるのか、よく理解できるだろう。そして、試練を乗り越えるとなぜ気力がみなぎり、深い満足感を覚えるのかも……。このように、私たちが自然に満足するリストをあげるときりがない。それぞれで味わう「喜び」は違っても、共通するのは、その感情で海馬の神経形成が助長され、結果として精神が健康になることである。

■アプローチを変える

私たちが近代化を目指し、生活様式を改善しようとすると、おのずから種の保存というよりは、市場の法則に従って生きることになる。そうして少しずつ、遺伝子に植え付けられた欲求からどんどん離れていくことになる。現在、欠乏は私たちの生活の基本の分野すべてに関わっており、海馬が一つだけの欠乏に苦しんでいることは滅多にない。しかし、現代の研究はとかく専門化されており、一つの欠乏だけに取り組もうとする傾向がある。アルツハイマー病の研究でも（予防も治療でも）それは同じで、一つの欠陥を取り除こうとする。ここに弱点がある。このようなアプローチでは、本当に有望な結果を得ることは不可能だ。たとえ特定の一つの欠乏が改善されたとしても、やはり重要なほかの欠乏に取り組んでいる研究者にとって状況は何も変わらず、そちらのほうが大半なのである。平均していうと、一点のみの処置を施されたグループでは、アルツハイマーのリスクが軽減しているのは確かである。しかし、この研究に取り組む科学者は「ついにやった！」という達成感を心から抱くことはないだろう。それも当然である。

植物学者ならこの現象は簡単にわかるはずである。植物が一本育つには水「と」土がなければならず、どちらか一つだけでは不十分だ。これは農学者のクルト・シュプレンゲルが発見し、一八二八年に発表したものだ。その「最小律の法則」によると、植物の成長は最初に不足したものによって制限される。たとえば、水が足りなかったら、肥料を加えても、病害予防の処置をしても何の役にも立たない。必要なのは水だから。この「最小律の法則」は海馬にも当てはまる。脳でも特別なこの部位は一生発達できるのだが、その成長を促すには、私たちの生活様式を変え、すべての「欠乏」を埋めなければならないのである。それがアルツハイマーを予防し、治療する唯一の手段である。脳の薬は植物の病害予防剤のようなもので、私たちにとっては予防にも治療にもならないだろう。

記憶の制御室である海馬が必要とするものは数多くあり、それを満足させられない可能性もまた数多い。また、現在の生活様式は人さまざまであることから、欠乏もまたさまざまなのだが、それが最後は一つの同じ病気になるのである。これが、アルツハイマーがあらゆる職業の社会人にあらわれる理由である。世間には運動不足の哲学者もいれば、低賃金の労働者はつねにダブルワークを強いられてストレスを感じ、自由業は自分の計画に没頭して眠る時間もない……。生活様式は人それぞれとはいえ、狩猟採集民族とは対極にあり、それが神経形成の障害を招き、長期的に海馬を損ねることになる。人によってこれほど生活様式が違うのに、それが同じ結果を導くのは一見、驚きでもある。しかし「最小律の法則」を思い浮かべよう！

急にアルツハイマー病になった人を見て、それまで健康な生活を送っていたのになぜ？という印象を抱くことがよくある。しかしそれは、私たちが普通と思っている基準こそが自然に反しているのである。私たちの多くは、現在の生活様式に危険が含まれているという認識がなく、普通だと思っている。何事も経済優先で、成分にアルツハイマー病のリスクのあることが証明されているのに、誇大に宣伝されている食品がある（バターや豚肉加工食品、ビタミン入りの甘い物など）。運動は無意味で、睡眠は時間の無駄と思われることも多い。人間の三分の二は朝寝坊型なのだが、しかし仕事のリズムでは早朝に起きなければならない。目覚ましが鳴る時間、貴重な熟睡中ということが多いのだ。同じく、失業率の高い国では失業は恒常化、ほとんど普通のことになっている。現実は普通どころか、脳がうまく順応できないでいる。退職して突然仕事がなくなった生活に我慢できないのもそうだ。なぜなら、脳は使われないと苦しむからである。

患者の職業はさまざまなのだが、それでも共通点が一つある、年齢だ。そのため、病気が発症する枠組でしかないものが突然、病気の原因にされてしまう。実際は、欠乏を生みだす生活様式の結果が確認できるのが高齢になってから、というだけだ。そんな生活にも「もっともな」理由がある。人生の目的は何かという答えに戻ると、現在は経済や政治、一部の科学者が表明することと同じでなければならない。そうでないと、私たちはどう生きていいかわからなくなってしまうから。それでもここで重要なことがある。それは老いるという「事実」ではなく、「いかに」老いるかということだ。

■文化とは私たちの人生そのもの

この事実がわかればアルツハイマー――文化によって誘発される欠乏病――は、宿命的な病気ではなくなってくる。事実、運命の大部分は私たちの手にゆだねられている。私たちの行動次第で病気が発症することもあればしないこともあり、すでに発症している人が治るチャンスもその人の行動にかかっている。この展望に立つとまず必要なのは、人間としての生活に必要なものを認識し、そしてもちろん、それを実行する覚悟をすることだ。病気に対して宣戦布告するためには、「種の欲求に従って」生きることを学び直し、身体と精神は一体であることを認識しなければならない。これは何歳でも、病気の最初の兆候があらわれていても可能である。もちろん、石器時代そのままの狩猟採集民族に戻るということではない。それらの欲求は、現在の文明が支配する状況でも満足させることができる。ただし、私たちの頭に叩き込まれた習慣のいくつかを問い直さなければならないだけである。

ここで再び生きる意味という問題に戻り、基本的な質問に答えてみよう。私たちは母なる自然の欲求に従い、家族や出会い、社会の助け合いを第一にするのだろうか？　それとも経済を優先する国家の要求に従い、消費者として経済力を得るために競争するのだろうか？　私たちはどんな文化を発展させたいのだろう？　私たちにとって本当に大切なものは何なのだろう？……。

結局は、健康ではないだろうか？

5　病気の五つのステージ

すべての術は、障害を避けることではなく、しかし成長して抜けだすところにある。

アナクシマンドロス（紀元前六一〇頃―五四六）
古代ギリシアの哲学者

■第一ステージ――自覚的認知機能障害（SCI）

現在の生活様式は幼少時から欠乏を生みだすことが多く、それが引き金となって海馬（ここだけではないが）の神経形成が悪くなる。しかし、脳には並外れた代償機能があることから、最初の症状があらわれるのに数十年はかかる。燃え尽き症候群（またはバーンアウト）や鬱の診断が最初の警告で、「気をつけなさい。あなたのストレスへの抵抗力は弱まっている。海馬は病気で、結果として脳全体が危険になる」というサインである。現在、中年世代の大多数は、自分で精神的に健康だと思っていても、たぶんこの前臨床医学の段階にいる。

この状況では、精神的な健康を広く同年齢の他人と比べても大して役には立たない。実際、私たちが年相応に正常な変化と思っていることと、健全で自然な精神の老化とは一致していない。最近も、年齢による精神的な健康の正常な変化について行われた研究は歪められていたことが証明されている。なぜなら研究を始めた時点で、一部の参加者はすでにアルツハイマーか、ほかの認知症を患っていたからである。[*1] このことからも、加齢によって知能が受けるダメージは最小限であり、おばあさん仮説が当てはまりそうなことがわかる。したがって、認知能力の変化を推し測るには、平均的な人々を参考にしないほうがいいだろう。もし「正常」と判断されたとしても、「正常な」変化と「自然な」変化の違いを見分けなければならない。「自然」とは、高齢になっても精神的な健康を維持し、脳の質量もほぼ変わらないということだ。それは、私たちが一生を通して新しい経験ができるということで、自然が私たちに「備えた」ことでもある。

アルツハイマー病の初期の人は、一部の仕事をやり遂げるのが難しいと自分で感じるようになるのだが、一般に、まわりの人よりも早く気づく。そのため、まわりに悟られないよう余計な努力をしなければならず不安でいっぱいになる。この段階では、記憶の臨床テストでもまだ異常は見られないので、専門家は「**自覚的認知機能障害**」または**SCI**と呼んでいる。

この感覚的な不安に根拠を与え、年齢による「正常な」軽い認知障害と区別するために、二〇一二年十一月、ドイツのボン大学の研究者フランク・イエッセンの主宰で国際的な発議が提案された。目的は、薬学研究にSCIを利用することだった。現在まで、薬によるアルツハイマー治療の試みはすべて失敗しているが、しかし希望はまだ残っている。考え方としては、病気の最初期、できれば臨床テストで異常が明らかになる前に効果のある薬を開発しようというものだ。これを背景に、フランク・イエッセンと同僚は「自覚的認知機能障害」を見抜く基準のリストを作成した。*2

・患者は普段に比べて知能の衰えがひどく、とくにその状態が続くと感じている（ここでは一般に急性の原因は排除されている）。
・認知能力を測る臨床テストではまだ正常と判定される（そうでなければ自覚的障害とは言わない）。

・最初に衰えを強く感じるのが記憶力で、一般の認知能力はそれほどではない（この基準は海馬に焦点を当てるためのもの。この状況だとアルツハイマー病の可能性が高い。英語の原本で、フランク・イエッセンのグループは「記憶の衰え」ではなく「精神の健康の衰え」としている。専門家によると、この違いを多くの人があまりわかっていない）。

・最初の症状があらわれたのは五年以内（それ以前に症状があらわれて進行の遅い病気は、可能性は排除できないにしても、アルツハイマーではないことが考えられる）。

・患者はアルツハイマーになるのを恐れている（この不安はアルツハイマーの初期症状である可能性の高いことが証明されており、これを考慮に入れるべきとされている）。

・知能の衰え以外に目に見える引き金がない。たとえば精神病や新薬の摂取、ドラッグ、客観的な神経障害など（これらはアルツハイマー病による障害の可能性が排除できないとしても、このタイプの患者にアルツハイマー病の新薬をテストしても意味がない）。

・アルツハイマー病のバイオマーカーで異常が明らかになる（異常を示す物質の含有量はたぶん、自覚的認知機能障害の十年ほど前から陽性だが、しかしSCIを自覚している患者の比率はより高い）。

［バイオマーカーについて］

バイオマーカーとは、ある病気を早期に発見し、進行を制御するための生物学的特徴である。認知能力が低下した場合、アルツハイマー病の早期であることを示す特徴は、脳に大量のベータアミロイドがあることだ。[*3] このバイオマーカーの測定は、腰椎穿刺によって脳脊髄液を採取するか、脳内にベータアミロイドの老人斑があるかどうかを直接調べることで行われる。後者で使われるのはポジトロン断層法（PETスキャン）という特殊な画像診断で、さまざまなマーカーのおかげでベータアミロイドを検出することができる。PETスキャンが陽性でも、必ずしもアルツハイマーと断定できないが、陰性の場合はその仮定をかなり排除できる利点がある。PETスキャンではまた、フルオロデオキシグルコースという診断薬を使ってアルツハイマーに特徴的な代謝障害（脳神経のインスリン抵抗性）を測定することもできる。これは現在、病気の診断でもっとも感度がよく、正確なバイオマーカーの一つである。*4 PETスキャンがない場合は、MRI（核磁気共鳴画像法）によってアルツハイマー病で典型的な脳の萎縮を発見することができる。病気の初期段階から脳の白質部分、とくに穿孔性神経束に明らかな兆候が見られる。*5 さらに、海馬が健康な人より明らかに小さい。将来的に、とくに本書で紹介する治療法の枠内では、MRIによる海馬の測定が病気の診断と、治療効果がわかる決定的な要因の一つになる。

ここでSCIと診断された患者は、同年齢で知能の低下を自覚していない人に比べると、翌年の臨床テストで異常の結果が二倍になる可能性がある。この数値は病歴が陽性、つまり家族の誰かがすでにアルツハイマーの場合、さらに高くなる。たとえばブレデセン教授の治療を受けたグループでは六十三歳の女性患者がそうで、彼女はアルツハイマーのリスクを高める遺伝的素因（アポリポ蛋白質E4）――有害な生活様式と組み合わさるとリスクが高まる――を受け継いでいた（十九頁の「アポリポ蛋白質E4について」を参照）。しかし注目したいのは、この遺伝子があっても適切な生活様式を選んだことで、この女性患者の結果もよくなったことだ。同年齢でSCIのない人と比べ、SCIの患者が次の第二ステージになり、さらにはその後七年で認知症になるリスクは四・五倍。逆に、その期間でも病気が悪化しない可能性は五十パーセント以下である。[*6]

したがって、何人かの科学者が指摘するように「自覚的認知機能障害」という名称はまぎらわしいと言える。なぜなら、精神的な障害が「自覚的」でも、現実として危険だからである。[*7]そのときバイオマーカーが陽性だったら、さらに危険だ。それなのに、SCI診断はいまだに診療室では実施されておらず、薬学研究に固有のものに留まっている。それだけではない。多くの専門家が早期発見に反対の意見を述べている。ドイツのマールブルク大学神経学科部長だったリチャード・ドーデルもその一人なのだが、そのくせ、病気は画像診断によって発症する二十五年前に発見できると断言している。それなのになぜ早期発見を推奨しないのか? なぜなら彼いわく、「病気の進行を遅らせる方法はない」からだ。[*8]面白いのは、その彼がこうも言っていることだ。「**定期的な運動が脳に長期的によい影響を与えることは、あらゆる研究で指摘されている**」

もし、私たちが奇跡の薬だけを期待しているのなら、実際問題として打つ手なし、ドーデル教授の言うように、早期発見は治療上何の利点もないことになる。しかし、アルツハイマーは欠乏病の一つで、避けることができるとわかれば、早期発見しかないのである! 先に述べたブレデセン教授の女性患者は、SCIと診断された時点で早期に、適切な治療を受けることができた。その上、彼女はアルツハイマーのリスクを高める遺伝子(アポリポ蛋白質E4)の持ち主でもあった。ブレデセン教授の報告によると、病気の原因となる欠乏に焦点を合わせた六か月の集中治療で、この女性の脳にあったベータアミロイドの蓄積は消え、記憶能力も普通になった。六十歳代の女性は再び仕事に戻ることができたのである。そしてこれは特殊なケースではなかった。ブレデセン教授の治療プログラムを受けたグループでは、ほかに二人の患者がひどくなる一方の自覚的認知障害に苦しみ（一人は一年前、もう一人は二年前から）、仕事にも影響が出ていた。この二人の患者もまた、六か月の治療で記憶が正常に戻っていた。不適切な生活様式によって生じた欠乏に首尾一貫して対処したおかげで、二人の患者の海馬は自然の治癒力で神経の新生とベータアミロイドの代謝を調整し、自己再生能力を発達させることができたのだ。[*9]

もし、アルツハイマー病がこの早期の段階で発見されず、原因となる欠乏をなくす治療がされなかったら、臨床で最初の症状があらわれるのは時間の問題だ。それが病気の第二ステージである。

■第二ステージ――軽い認知障害と健忘症

これ以降は臨床の段階なのだが、アルツハイマーの進行の大部分はまだ海馬に限定されている。したがって病気の症状としてあらわれるのは記憶の穴（健忘）と見当識（方向と時間、空間の感覚）障害である。たとえば冒頭のサラ・ジョーンズは、仕事を終えたあと家へ帰る道がわからなかったのだが、論理的な考え（認知力）はまだ健全で、せいぜい記憶障害で悩んでいるだけだった。そうした理由で、この段階は「軽い認知障害」またはＭＣＩと呼ばれている。大部分のケースでは、これらの障害があっても自立した生活を送ることができている。多少の物忘れは（重要なことであっても）ごく普通なのである。だから、鍋を火にかけたまま忘れていても心配することはない。その代わり、火にかけた鍋だけでなく、料理をしていることも忘れたら、医者に行ったほうがいいだろう。この種の記憶の穴は深刻な記憶障害の分野に入り、単なる集中力の欠乏とは区別されている。

サラ・ジョーンズの場合、人格はまだ完全に無傷だった。なぜなら彼女は記憶の穴に気づいて戸惑っていたからなのだが、いっぽうで、こうなった人はだんだんとむら気になりやすい。症状としては緊張感、イライラ感、さらには鬱がある（これはストレスに耐えられない結果であることが多く、深刻化する傾向あり）。この段階はまだ病気の初期なのだが、多くの人はエネルギーの欠乏に襲われる。理解力や反応力も衰え、無意識に新しいことには心を閉ざし、決まりきった作業を好むようになる。ここでまた神経形成が妨げられ、未知のことへの恐怖心が病気をさらに悪化させて、ついには発症するのである。

家では、毎日が規則正しいので、これらの変化は一般にほとんど気づかない。しかし仕事となると、病気の初期段階から、目まぐるしく変わる職業上の要求に応えるのは不可能だ。それもあって、サラ・ジョーンズはアナリストとしての仕事を（一時的にだが）諦めなければならなかった。明らかに記憶障害のある人の八十パーセントは、七年以内に完全な認知症になると言われている。サラ・ジョーンズの場合、家族の病歴（すでに見たように、母親が認知症で亡くなっていた）と、わずか二年で病気が進行したことを考慮に入れると、病気が悪くなる可能性はきわめて高かった。それでも、個人に特化した治療プログラムが見事に機能したのである。

すでに触れたフィンランドのフィンガー研究でも、現代社会特有のおもな欠乏――食べ物、運動、知的活動、社会との接触（とくに高齢者で）――に対処することで、同じような結果を得ることができた。これら四つの欠乏について対策を講じただけで、MCIの段階にいた患者の病気の進行は止まり、認知能力（理性の働きと記憶）が改善したのである。

しかしこの四つの欠乏だけでなく、現代生活で誘因される欠乏すべてに対処したらどうなるのだろう？　それがブレデセン教授の治療プログラムを受けた小グループの結果である。ジョーンズ夫人以外にも、アルツハイマーでMCIの段階に苦しむ七十二歳の患者がいた。彼の場合は七年前から記憶障害があり、悪化する一方だった。ところが原因となる欠乏がいったん解消されると、記憶力は改善し、職場に戻ることができたのだ。こうした希望を抱かせてくれる結果は、同じくアルツハイマーの第二ステージにいたほかの患者でも確認された。[*10]

統計による分析では、適切な治療をしないで自然治癒にいたったのは二十パーセントだけとなっている。[*11]これはそもそも最初の診断が的外れだったか、患者自身が生活様式を変えて原因となる欠乏を解消したからだろう。正しい診断を元にすると、患者の四分の一が二年半で完全な認知症になる。この数字は精神的に健康な同年齢の人のなんと七倍にあたる。[*12]

■第三ステージ――症状が軽い段階

ブレデセン教授のグループのうち、冒頭のベン・ミラー氏の症状はこの段階で、ほかにも二人の女性患者がそうだった。ブレデセン教授の報告では、そのうちの一人、四年前から記憶障害に苦しんでいた五十五歳の女性患者は、新しい生活様式に順応することで、五か月で精神的健康を取り戻すことができた。アルツハイマー病に特有の記憶障害はすべて消え、彼女も再び何の問題もなく仕事に戻り、外国語まで学んでいる。二人目の女性患者は、治療前は一年という短い期間で記憶喪失が進んでいた。それが治療によって、七十五歳という年齢にもかかわらず、仕事が再開できるほど状態が改善したのである。[*13]

これは予想外の進展だった。なぜなら、アルツハイマー病もこの段階になると記憶障害が甚大で

(冒頭のベン・ミラー氏のケースで見たように)、自立した生活を送るのはほとんど不可能だったからだ。患者は何か仕事をやり遂げるには、日常生活でさえ援助を必要とすることが増えてくる。言葉や理解力が遅くなり、同じフレーズを繰り返し言い、時間と空間の感覚も失っていく。患者は家族の顔も認識できなくなることが多いのだ。個人的な思い出で昔の重要な出来事のいくつかは思い出せても、最近の出来事はほとんど覚えていない。仕事をやり遂げるには、人からやんやと励まされ、何度も繰り返さなければならなくなる。

計算や問題を解決する力は、ベン・ミラー氏のケースのように、あっという間に衰える。服装もちぐはぐになることが増え(夏に冬の服を着るなど)、目安がわからなくなり、衛生観念も欠落。言語障害や精神障害もまた進行する。

いっぽう診断では、神経心理学テストの結果で顕著にわかり、バイオマーカーでもアルツハイマーの特徴を示す物質の含有量が陽性になる。ベン・ミラー氏の場合、PETスキャンで脳の側頭葉の代謝が明らかに減少していることがわかった――アルツハイマー病の兆候の一つだ。この段階では、完全な認知症にまでいくのは明らかで、自然治癒(生活様式を変えず、原因となる欠乏もそのままにして)のチャンスはきわめて低い。平均の余命は四年から六年とされている。[*14]

■第四ステージ――病気の中間段階

ブレデセン教授の治療を受けた少人数のグループでは、この段階にいたのは七十歳の患者一人だけで、すでに四年前からひどくなる一方の記憶喪失に苦しんでいた。定量試験(*目的とする物質の含有量を調べる)や神経心理学テストではアルツハイマー病特有の異常が明らかになり、さらには、科学的に認められたオンラインによる記憶テスト、Mem Traxでも挫折していた。

それが六か月の治療でテストの結果はよくなり、最後にMem Traxも成功した。このことから言えるのは、ブレデセン教授が完治は不可能だったと言ってはいても、彼の記憶障害は明らかに改善されたのである。実際、再生能力があるのは海馬だけだ。ところが、病気もこの段階までくると、深刻なダメージを受けているのは海馬だけでなく、脳のほかの重要な部分にも波及している。

この第三ステージと第四ステージのあいだの段階を、私は科学的理論を元に「回帰不能点」と呼んでいる。つまり、患者の行動を変えても、可能なのは破壊の進行を遅らせることだけで、止めることはできない期間である。欠乏対策を継続するのはもちろん有効だが、本当に効果を得るにはもっと早く取り組まなければならないだろう。私が早期発見の一般化を訴えているのはそれが理由である。なぜなら、ＰＥＴスキャンやＭＲＩによる海馬の大きさの測定には確かにお金がかかるが、認知症になった患者を二十四時間体制で世話をするのにかかる費用に比べれば取るに足らないからだ。長期的に言えば、私たちの社会はこれらの費用をまかないきれないだろう。ここで違う診断法が使われたら、生活習慣からくる危険をできるだけ早期に発信し、私たちをより健全な行動を取る気にさせてくれるだろう。

■第五ステージ──深刻な病状

この段階にくると、患者は百パーセント人に依存する状態である。世話をする家族は完全にお手上げで、病人は一般に専門的な施設の世話にならなければならない。いまや脳全体が破壊されており、コミュニケーションはほとんど不可能。看護人と患者との相互関係はないに等しく、患者はいちばん身近な家族さえ誰かわからなくなる。ここまでくると、生活様式を徹底的に変えてももはや効果はない。なぜなら一つには、病気が生物学的に進行しすぎていることと、もう一つには、措置を取ること自体が難しくなっているからだ。これがブレデセン教授のグループで唯一この段階にいた患者のケースで、どんな治療的措置をしても無駄に終わっていた。

第2部　診断が下されたらどうするか？

——その前からできる有効な対策とは

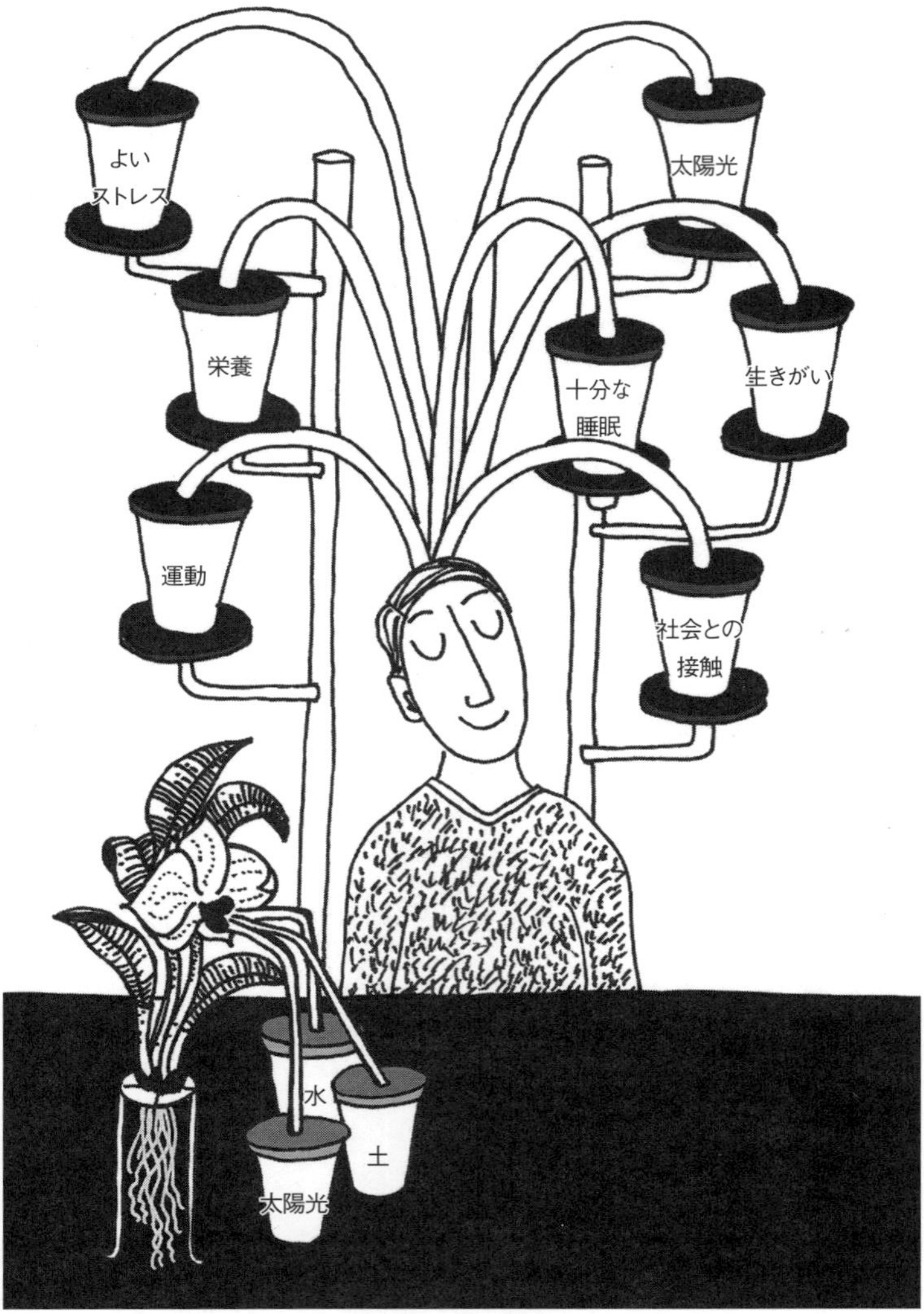
よい
ストレス
太陽光
栄養
十分な
睡眠
生きがい
運動
社会との
接触
水
土
太陽光

1　正面から病気と向き合う

自分自身で手に入れられるものを神に頼むのは愚かである。
エピクロス（紀元前三四一―二七〇）
古代ギリシアの哲学者

■診断への挑戦

再び「生きることの意味」に戻ろう。もし厳格に進化（！）の視点に立ったら、繰り返しになるが、生きるとはまぎれもなく私たちの全遺伝形質を伝達することである。もちろん、ほかの「意味」に憧れることはできるのだが、この既成事実に変わりはない。私たちがいまあるのは長いあいだの生物学的進化のたまもので、ある戦略が功を奏したおかげである。その戦略とは、小さな共同体での経験や知識を収集し、使って伝達することだ。この枠組でこそ、私たちは一生を通して知的に進化できる。そのために行動し、社会の一部として積極的に活動することで、私たちの自我は発達しつづけ、同時にアルツハイマーからも守られることになる。[*1] したがって、高齢になるまで自分史的な記憶を維持するには、人との接触が欠かせない。[*2] たとえば、家族との会話はとても重要で、毎日の出来事を誰かと共有することができ、その出来事の展開にまた興味がわく。

毎日、海馬で生成される新しい神経が組み入れられるには、そのときの経験が面白いことが重要だ。ちなみに、新しい神経の八十から九十パーセントは、使われないと成熟の過程で死んでしまう。その使命の一つは――これが決定的だ――新しい経験と過去の経験を比較することだ。もしそこに新しく学ぶことも、感動も何もなかったら、新しい神経は使われずに力を失ってしまうのである。[*3] ところで、神経が死んでしまえば、いずれ、海馬の砂時計の砂も減っていく。さらに、海馬の神経が減っていけば、ストレスに対する抵抗力も減少し、ストレスのレベルはつねに高くなる。これが病気を発症させる引き金になるのである。したがって新しい神経が形成され、それがすでにある神経と接続するためにできるだけのことをしなければならない。

だからといって、ストレスのまったくない生活を送り、ストレスのありそうな状況を避けるということではない。それは問題を深刻化させるだけだ。**私たちの脳はつねにコントロール可能な新しい挑戦と、そこから生じるよいストレスを必要としている。**遺伝学的な進化の視点で見ると、脳は長期的な活動停止や、意味のない人生への準備ができていない。狩猟採集民族には停年もなければ失業もなく、ましてや、高齢者が家族や友人と離れて暮らすための施設もなかった。長老は一生を通して、経験を伝えるだけでも役に立っていた。この展望に立つと、生きるとは絶えず変化することなのだ!

さまざまな仕事に励むとき、刺激のあるよいストレスがないと、新しい神経は意味のある思い出、つまり砂時計の砂をつくることができない。そうなると私たちは個性を発達させることも、他人との関係を維持して人生を創造的にすることもできないだろう。よいストレスは人生の意味の真髄であり、たとえば仲間はずれにされたときに抱く負の感情とは正反対のものである。[*4]

よいストレスがアルツハイマーのリスクを減らすことは、研究でも証明されている。朝、たとえばその日にする予定の仕事が役に立って面白く、自分の人生に意味があると思って目を覚ますと、人生に意味がないと思っている人と比べてアルツハイマーのリスクが四十パーセントも低くなるのがわかったのだ。[*5] この状況は海馬の神経形成と密接な関係がある。慢性的な悪いストレス（大きすぎる刺激）は、よいストレスの欠乏（刺激の欠乏）と同じくらい神経形成に害がある。だから、アルツハイマーになった患者でも、人生に意味があると思って新しい挑戦に立ち向かっていれば、病気の進行は遅くなるのである。二〇〇一年、五十八歳でアルツハイマーと診断されたアメリカの心理学者リチャード・テイラーは、「いったん認知症と診断されると、大部分の人は自立心と、人生に意味を与えていたものを失う」と説明する。彼がドイツの科学雑誌『脳と精神』のインタビューで語ったところによると、彼らがすることはただ一つ。「散歩をしてゲームをしてテレビを見ることだ。しかしこれらは昼間の時間をつぶすだけの活動で、人生に意味も与えなければ、一人の個人という感覚も与えない」。[*6]

多くの人は、自由な時間の大半をくだらないテレビを観て過ごしている。これは重大事だ。なぜなら、アルツハイマーが発症するリスクは毎日テレビの前で過ごす時間に比例して増加するからだ。長期的には、テレビと過ごす毎日の一時間でリスクは約三十パーセント増える。[*7] 一日にテレビを観る時間は平均して、フランス人は約三時間、日本人は平日で三時間強、休日で四時間だが、アルツハイマーにとっては重大なリスクのある文化的要因になっている。[*8] 実際はテレビ自体が問題なのではなく、観るという行為が貴重な時間を無駄にしており、それよりは運動や社会的な接触、知的な趣味に使ったほうがいいというわけだ。健康面でいえば、この時間を寝て過ごすほうがよほど有益だ。というのも、現在は寝る暇もなく忙しいふりをするのがカッコいいと思われているからだ。

リチャード・テイラーの話に戻ると、彼がアルツハイマーと診断された当時は原因がわからず、欠乏による病気として闘えることも知らなかった。先に述べたインタビューで説明しているように、治る希望はいっさいなかった。死が近いことを告知された彼はありとあらゆる感情をぶちまけた。「怒り、気分の落ち込み、不公平感――、それが家族全員を滅入らせた。みんな怒り狂っていた。しかし、私が認知症になったこと自体と、死が近いことはもっと受け入れられなかったのです」[*9]。

この診断を突きつけられたとき、リチャード・テイラーは世間から見捨てられたように感じた。「人が少しずつ自我をコントロールできなくなるのを想像すると、これはやはり大きな暴力だった」。しかし、この「認知症と神と自分自身も含め、あらゆるものに対する」とてつもない怒りが、彼を百八十度方向転換させる。それならば役に立つことをしようと、精神療法に身を投じたのだ。「おかげで、私は自分の患者にいつも説明してきたことを学び直すことができた。人生をありのまま受け入れるということだ。よくも、悪くもない、その人なりの人生だ。問題のあることがわかったら、解決する努力をすることだ」

そのうえで彼は毎晩、まだ思い出せることを書き綴り、それは一冊の本になった[*10]。何年間も、世界を駆け回って講演活動をし、病気の経験を伝えた。二〇一五年、彼はアルツハイマーではなく、ガンで亡くなった。彼は人生に新しい意味を与えたのだ。自分が病気になってわかったことを伝えるのが使命になって、彼の人生はおそらくそれ以前より豊かになっただろう。彼が語るように、「人と話をし、この交流に意味があったのを確認したことが、私の自我には非常によかった。経験を言葉にして他人と共有したことで、私は自分の理想を実現することができた。経験を声にすることでね。この新しい目標を中心に私の人生は構築されている」。この達成感が、彼の海馬にとって肥料の代わりとなったのは確実だ。なぜなら、ポジティヴな経験こそが、新しい神経を持続して組み入れることに貢献するからだ。

リチャード・テイラーは、人生に意味がなければ自分が衰弱してしまうと感じていた。彼は病気を呪う代わりに、受け入れた。そうして、解決不能な問題（アルツハイマー病にかかったこと）を克服可能な挑戦に変えたのだ。

■脳に悪いストレスと決別する

解決不能と思われる問題は——現時点ではアルツハイマー病の診断はその一つだ——慢性的に悪いストレスを生みだし、それによってストレスのホルモン、コルチゾールの割合も慢性的に高くなる。このホルモンが多くなると、前述したように過剰なベータアミロイドを凝固させ、海馬の萎縮を加速させる。それが神経形成を妨げ（五十八—五十九頁のイラスト⑤「アルツハイマーの悪循環」を参照）、ストレスへの耐性も減って、悪循環に陥っていく。[*11] こうして出口の見えないトンネルにどんどん入り込み、一人では抜けだせないように思うのだ。アルツハイマーと診断されたことが、脳にとっては宿命的なほど悪いストレスをひきおこすのである。したがって重要なのは、これをストップさせることだ！

悪いストレスとは、きっかけとなる要因が制御できず、コントロール不能な重圧のように思えるものを言う。ところで、慢性的な悪いストレスはアルツハイマーの結果の一つではなく、考えられる多くの原因の一つでもある。とくに収益性に重きを置く現代社会では時間不足が日常化し、時間内ではとてもできない仕事をしなければならないなど、悪いストレスが居座ることになる。そうなると人は、状況も自分の人生も含めて思い通りにできないという印象を抱き、支配されていると感じるようになる。こんなストレスからは身を守るほうがいい。何の役にも立たないことが多く、それがきっかけで毒素のベータアミロイドの増加や、神経形成が妨げられるなどの弊害をこうむることになる。

しかし、悪いストレスだけが、神経形成を阻害し、悪循環を招く要因ではない。現在、日々の生活で観察できる要因はほかに何百とあるが、それについては次の章で詳しく述べよう。いずれにしろ、きっかけはなんであれ、確実なことが一つある。ストレスへの抵抗力が弱まり、ストレスを感じることが多くなると、それが長期的かつ慢性的な悪いストレスとなって、そこにアルツハイマー病のリスクが生まれるということだ。スウェーデンで四十年間にわたって行われた研究で明らかになったのは、悪いストレスをはらむ経験の数や期間の長さが（離婚、配偶者の死、職業上の問題、家族の病気など）決定的な役割を演じるということだ。[*12] それでも、もっと詳しく見てみると、これらの経験はしかし、アルツハイマーの本当の原因ではないことが明らかになっている。得られた情報をさらに分析すると、鍵となる要因はこれらの出来事を体験した人々の反応にあることがわかったのだ。[*13] 辛い経験をしても、必ずしも鬱になったり、アルツハイマーを発症したりはしない。なかには逆に、このような試練をトランポリンのように利用し、大きく成長して抜けだす人もいる。これらの人々に備わっているのがレジリエンスと言われるもので、試練を糧に人生を立て直すことができる精神的な力のことである。

一八七五年にフランスのアルルで生まれたジャンヌ・カルマンさんは、現時点で女性の世界最高齢の記録保持者である。一九九七年に亡くなったときの年齢は百二十二歳五か月と十四日。彼女は実の娘や孫よりも長生きし、最後まで生きる喜びを持っていた。趣味が多く、その一つであるフェンシングは八十五歳で始め、自転車には百歳まで乗っていた。この点について言うと、一日に一時間を趣味に費やすだけで、アルツハイマーのリスクは二分の一になる。[*14] ジャンヌ・カルマンさんが養護施設に移ったのは百十歳になってからで、現在その施設には彼女の名前がついている。死の数年前に行われた神経テストでは、認知症を示す兆候は一つもなかった。[*15]

運命的な一撃を受けても、病気にもならずに乗り越えられる人と、それができない人がいるのはどうしてだろう？　想像するに、自分を見つめる時間のあるなしと関係があるのだろうか？　そういう時間を持つ人は、人生の新しい挑戦に対してよりフレキシブルに、うまく対応できるのではないだろうか？　自分を認識するとは、たとえれば悪魔が棲む暗い森を横切る道をたどるようなもので、そんな冒険は強制でもされないかぎり行きたくない人が多いだろう。自分を見つめるには勇気が必要で、この勇気を持つには健全な神経形成こそが必要だ。なんらかの状況で神経形成に障害が生じると、ストレスに対する抵抗力が弱くなり、一挙に、そういう状況に立ち向かう気力まで失うのである。ストレスに対するレジリエンスを鍛え、自分を見つめやすい場を整えて成長するには、体系的な方法で措置を講じることが必要だ。それが本書の進め方で、とくに神経形成を刺激するためのものである。なぜなら、神経形成の活性化は（鬱の治療で証明されている）、持続的な治療への道を開く必須条件の一つだからである。

■成熟を目指す

新しいことに心を開き、臨機応変に対応するとは、普段の考え方全体を見直し、変えることでもある。これはまた大人になることでもあり、それには年齢など関係がない。私たちが最初に行動の手本とするのは、子ども時代が幸せだったか悲惨だったか（あるいはそう感じていたか）に関係なく、いつもそばにいる両親の普段の行いである。その後、大人になって世界が複雑になったとき、このときのモデルが責任の取り方を決定づけることになる。限界を感じたときや、危機に直面したさいもそうだ。そんなとき、人生に対する問いかけへの答えや、さまざまな状況において行動の範が一つしかないと、慢性的なストレス（きっかけが自分自身の行動でも、外部からのものでも）はどうしても避けられない。しかし前述したように、危機はまた私たちを成長させるものでもある――新しい対処法を見つけるという条件で。

後年、アルツハイマーの診断が下り、とくに、それまでの生活様式を変える治療法に取り組みたいと思うとき、欠かせないのが新しい考え方を発展させることだ。この挑戦は大きい。自分自身の内面と対決するものだから。実際、それまで嫌だと思っていた生活（多少なりとも問題意識はあったとしても）に強制的に変えさせられることになるのだから。

そこでもし、自分で覚悟ができなかったら、心理療法士の助けを借りてなぜいけないのか？　先に紹介した心理学者リチャード・テイラーは一歩踏み出し、フィンランドのフィンガー研究に参加した多くの人たちも、身体にいい食事やスポーツ、知的活動優先など、生活を根底から変える動機を見つけるために専門家の助けを借りている。このとき、心理療法士が治療と併行してグループカウンセリングを行ったことで、面識のない参加者同士のあいだで活発な交流が生まれていた。またケースによっては、現代的な催眠療法や家族療法、ＥＭＤＲ（眼球運動による脱感作《だつかんさ》および再処理法）というＰＴＳＤ（心的外傷後ストレス障害）に使われる方法の助けを借りるのもいいだろう。

■治療としてのヨガとマインドフルネス

ヨガは、ポーズを決めて、身体を動かすためだけのものと考えるのはもったいない。ストレス対策としても優れているからだ。ヨガの隠れた目的には、全体の動きを通して自分と向き合い、心の奥の自分を認識して動くということもある。さまざまなエクササイズを通し、とくに瞑想では、普段は無数の雑事に占められている精神を落ち着かせるのが課題だ。そのことを意識するには、頭がすっきりしていることが必要だ。そのために絶対必要なのが集中力で、それこそまさに現代生活に欠けているものだ。そして、それを奨励するのがヨガである。

仏教徒やヒンドゥー教徒の伝統では、精神の落ち着きや集中の邪魔をするおもな障害として五つがあげられ、これらは「煩悩」と呼ばれている。個人にもよるが、アルツハイマーの患者は治療の過程に入る前に、これらの「煩悩」の一つか二つ、おそらくは全部を乗り越えなければならないだろう。五つの煩悩を次にあげる。

・「無知」、さらには正しいことに対する「認識不足」。これは偏見の元であり、物事の認識を歪める。ほかの煩悩の原因でもある。
・「自信過剰」や「過度の自我意識」。さらには、人生は自分自身のものであることに存在意義があり（自分で「選んだ」人生という認識）、人から与えられたり伝えられたりしたものではないという考え方。
・「欲望」と「貪欲」。人間の基本として唯一変わらないのは永遠に変化していくことなのだが、物欲に支配される物質的な世界ではそれが許されない。
・新しい経験に対する「マイナス思考」や「嫌悪感」。

・未知のものへの「恐怖」。これがあると古い考え方がダメだとわかっていても捨てられない。

人生にとって大切なことを認識すれば、人は型にはまった考え方を捨て、新しいことにオープンになれる。そしてその認識を助けてくれるのがヨガのインストラクターであり、一部のクリニックで提案しているプログラム、マインドフルネス・ストレス低減法（mindfulness-based stress reduction MBSR）によるストレスの低減である。こうして理論的にも実践的にも正しい方法で人生の意味に近づけるのである。

［ストレスの低減とマインドフルネスについて］

マインドフルネス・ストレス低減法によってストレスを低減する技術は、とくに鬱病の再発防止に効果のあることが明らかになっている。*16 静かに座ったままの姿勢で、自分の呼吸に集中し、感情や身体を意識しながら、そのときにあらわれる感覚や考えすべてに――判断を交えず――耳を傾けるようにする。同時に、不意に個人を襲って、不幸のどん底に陥れるようなネガティヴな考えを理論的に処理する。このセラピーではたとえば、罪悪感や非難といった感情は真実ではなく、精神を構成するだけのものととらえている。精神療法を行った鬱病患者の再発率を見ると、マインドフルネスをベースにした認知治療には抗鬱剤と同様の効果があり、いっぽうで抗鬱剤には多くの副作用がある。薬の副作用による悪循環は現代文化の特徴である本当の欠乏について多くを物語っている。

マインドフルネスや瞑想、ヨガによるストレスの低減は、自分自身をよく知るうえにおいても興味深い方法だ。ヨガでは、リラックスするためにより高いレベルの力を信用しなければならない。これは自然の力と言ってもいいだろう。ただ人間はその治癒力を信用していないだけなのである。現代人は生活様式を通して欠乏を生みだしているのに、アルツハイマー病などの原因を自分たちの行動ではなく、自然のせいにしている（年齢や全遺伝子形質、環境など）。そうして、化学的な物質に希望を託し、自然ではないストレス（私たち自身が原因であることが多い）を解消するにはそれしかないと思っている。ヨガで第一に重要なのは、自分のために意識して時間をかけることである。そうしてストレスが解消されるレベルに達したら、自然の治癒力もすぐに蘇るだろう。海馬の神経形成の復活だ！

一人の狩猟採集民を想像してみよう。彼はおそらくヨガはしていなかっただろうが、しかし日々、その原則の元で生きていた。なぜなら、事を急ぐと致命的になったから。狩りでも採集でも、必要なのは落ち着きと冷静さ、そして自然を深く理解していること――。これは人間に自然は欠かせないという感覚がないと得られないものだ。そして彼にとっては、自然と精神は結びついていた。この失われた関係の一部を再び見いだす助けをしてくれるのがヨガの教えである。現在、瞑想やヨガが高齢者のメンタルヘルスによい効果のあることは科学的にも証明されており、それによると、すでに深刻な記憶障害に苦しんでいるときに始めてもいいそうだ。[*17] ヨガやアルツハイマー病の原因である悪循環の一つを破ることになるのだ。加えて、睡眠の質も向上し、自然の再生力も解き放たれる。[*18] 瞑想のエクササイズでは海馬も大きくなる。そのためには、ヨガの原則に従って三十分の瞑想をすれば十分だ。*19

これを受け、アメリカにあるアルツハイマー病の研究と予防財団医学部長ダルマ・シン・カルサは、フィンランドのフィンガー研究で認知力改善の措置にヨガを使わなかったことを批判している。いっぽうブレデセン教授は、ストレス軽減法としてヨガと瞑想を提案していた。こうしてサラ・ジョーンズも治療プログラムのあいだ、一日に二回、二十分の瞑想タイムを始めていた。前述したように、現在は彼女自身がヨガを教えている。

みんなの処方箋

初期の兆候に対処するために

＊神経科医または精神科医に診断書を作成してもらい、次にかかりつけの医師に相談して個人に合わせた治療プログラムを立てる。

＊兆候を警告ととらえ、病気ときちんと向き合う。絶対に目をそらさないこと。

＊最低六か月の集中治療を想定し（第3部の「集中治療とその効果」を参照）、始めるにあたっては、心の傷が新しい出発の障害になりかねないので、精神療法を併行して行う。

＊自分自身を知る過程に入る第一歩として、経験豊富なヨガのインストラクター、またはＭＢＳＲの療法士を探す。

＊自分の人生に意味を与える。社会的な活動に参加するなどして、好奇心を伸ばし、維持する。

＊趣味に時間を使う。

＊孤独を避ける。年齢の若い友人や孫と過ごすよう心がけ、社会的な接触を増やす（コーラスや、ハイキング仲間など）。

2　一緒にアルツハイマーを克服する

人の性格は、その人が生活している環境によって変わる。
ラーマクリシュナ（一八三六―一八八六）
インドの宗教家

■孤独は脳にとって毒

アルツハイマーになったリチャード・テイラーは、専門家だけあって、身近な人々が認知症を理解し、病人を支えることがいかに重要かを知っていた。ところが、彼が当初直面した状況はまったく違っていた。彼が語るところによると、友人たちは彼の病気を知ったとたん会いに来る回数が減り、来たとしても緊張して、病気について何も聞かなかったそうだ。実際、孤独は脳にとって毒である。本当に孤独なのか、そう感じているだけかに関係なく、**孤独はアルツハイマーのリスクを倍増させる**。*1 そしてリチャード・テイラーのようにすでに病気になっていると、健康にとっての大打撃となる。「アルツハイマー病で苦しんでいても、人としての欲求はすべて感じている」と彼は語っている。孤独はストレスの第一要因となり、認知障害を加速させることになる。幸いなことに多くの場合、家族は患者が一人にならないよう見守っている。

■回復にはどんなアプローチがいいか？

では、アルツハイマー病患者の世話をする家族はどんな覚悟をすべきなのだろう？　この問題に対して、凝固したベータアミロイドの毒性を発見したドイツの分子生物学者コンラート・バイロイターはこう答える。「家族は病気の影響を意識しないといけない。子どもの知能が向上していくのと同じように、アルツハイマー患者の場合は逆に低下していくのを受け入れる。病気は普通九年間にわたって進行する。最初の三年間は軽い段階、次の三年間は中間、最後の三年間は重い段階だ」[*2]。この著名な教授によると、患者自身も冷静に認めなければいけないのは「最初の段階では、何か工夫してまだうまく立ち回ることができるが、二番目の段階からは誰かの助けが必要になる。代わりに考えて話し、着る服を準備し、真冬に夏の格好で出ないようにしてくれる人だ」

いっぽう、リチャード・テイラーはこのようには考えていなかった。彼にとって、アルツハイマーと診断された患者が必要とするのは使命――人生の意味であり、世話をされるより役に立っているという印象を持つこと――だった。「私に必要なのは事情に通じていて、私が自分でいろいろするのを許してくれる人だ。ところが普通は逆のことが起きる。家族は愛してくれて一生懸命やってくれるが、それが私たちを麻痺させる。私たちがやるべきことを絶えず肩代わりする。私たちが書類に書いた電話番号が読めないからと言って、届け出に必要な手続きを全部代わりにやろうとする。服を自分で着るとちぐはぐだからと言って、朝起きると、その日に着る服が準備されている」[*3]。

これはまた、認知症患者の権利と自立を支援するドイツの組織、シュトゥットガルト認知症支援団体会長でソーシャルワーカーのペーター・ヴィスマンが確認していることでもある。「認知症の人は一般に、何もできず、能力が低いと十把一絡げに思われている」。そのいい例はこうだ。「夫婦で医者に行くときは、夫が運転している。ところが、いったん医者が夫をアルツハイマー病だと診断すると、帰りは妻が運転する。夜、妻は夫がビールを探しに地下室へ一人で降りていかせない」[*4]。

リチャード・テイラーにとっての理想は、まわりが子どものような「軽さ」を発揮してくれることだ。「ある日、孫娘と出かけました。私は両足に違う靴と、違う靴下をはいていました。孫が『おじいちゃん、靴が違っているわよ』というので、私は自分の足元を見て言いました。『靴下も色が違うよ』。でも孫娘は何とも思っていなかった。私も別に何ともなければ、それでいいのでは？」

リチャード・テイラーには直感的に、悪循環は断ち切らなければいけないことがわかっていた。神経形成障害で海馬が萎縮すると、人はますます自制して内にこもるようになり、それが悪循環を助長させるのだ。彼は、アルツハイマー患者に手心を加えるのは絶対に避けるべきだと感じていた！　逆に、新しい経験を増やすよう見守らなければいけないのだ、それも日々。神経形成を再び活性化させなければならない。もし私たちが、海馬で毎日形成される新しい神経を使わなかったら、それらは全部死んでしまい、もう機能しなくなる。それらに生き残るチャンスを与えるためにも、私たちは行動的になり、自立して、新しい経験をしなければいけないのである。そうすれば好奇心が満たされて、アルツハイマーのリスクが下がることも証明されている。[*5]

リチャード・テイラーが確信を持って起こした行動は——患者である彼自身のみならず家族に関しても——アルツハイマーを欠乏による病気ととらえることと見事に符合する。このアプローチには結果が伴っており、それも患者だけにではない。というのも、病気を克服するには欠乏に対処しなければならず、そのためには介護者（一般には配偶者だが、子どもや兄弟姉妹ということも多い）も自分たちの習慣やイメージを考え直さなければ不可能だからだ。おそらく介護者は何から何まで、自身の生活様式の修正まで見直さなければいけないだろう。しかし、それが二重の利点を生むことになる。一つは介護者自身が守られることと、もう一つは、治療の成功率が高まることである。なぜなら、健康に悪い生活を捨てるには、まわりも一緒に実行したほうが簡単だからだ。

イギリスで五十年間にわたり三千七百二十二家庭を対象に行われた研究で、健康に悪い行動を止めるのを目的にした取り組みの成功率が分析された。それによると、禁煙に成功するチャンスはパートナー二人で取り組んだほうが十一倍も高いことが明らかになった。体調をよくすることに関しても同じで、スポーツを長く続けるチャンスは二人で取り組むと五倍だった。さらに食生活の改善や減量でも同じ効果のあることがわかっている。[*6]

結局のところ、介護者もまた人生にとって重要なことを見つけ、そのことに集中するようになるのである。患者の靴と靴下の色が同じかどうかは当然、そのなかには入らないだろう。

■介護者のための自衛の原則

現在、認知症患者の約三分の二が配偶者または自身の子どもたちの介護を受けており、この介護は一般には荷が重くなりすぎるまで続く。その間、介護者は精神的にも肉体的にも自分たちの欲求をなおざりにし、健康を犠牲にすることがとても多い。肉体と精神は深く関わっており、そのことから神経形成障害とストレスに対する抵抗力の減少、ストレスへの過敏症による悪循環で、鬱になる率がきわめて高くなる。ちなみに家族の介護者のおおよそ三分の一が慢性的な鬱になっている。[*7]ストレスのホルモン、コルチゾールの含有率が慢性的に高くなり、介護者自身がアルツハイマーになるリスクをおかすことになる。もっとも多いのは、原因となるさまざまな欠乏が結合したものだ——睡眠不足、運動不足、健康的な食事と感謝の欠乏などである。ちなみに、リチャード・テイラーが書いていた社会的な孤立も配偶者の介護をしている人を襲う。

アルツハイマー病の家族を介護している人はそうでない人と比べてこと細かなケアを要求されるため、**介護者自身がアルツハイマーになるリスクが六倍になる**のがわかっている。[*8] 内訳を見ると、よりストレスを感じているのはやはり若者より高齢者、そして子どもや孫より配偶者のほうである。一般に、介護者が社会的な支援を受けていないと問題は深刻化する。[*9] 加えて、家族間のコミュニケーションにすでに問題があった場合、病気が引き金となってさらにコミュニケーション不足になり、そのはね返りで介護者はもちろん、病人にも悪影響を及ぼすのは確実だ。[*10] そこでもまた、精神療法が有効なのは明らかだろう——関わりのあるすべての人にとって。

アルツハイマー病になった家族の世話は、肉体的病気「だけの」病人より大変だ。前述のドイツ人分子生物学者コンラット・バイロイターに言わせると、この種の介護の特性は「病気の進行を止めることができず、世話をしていても感謝の言葉一つない」点にある。[*11] ところが！　いまやその確信は過去のもの、病人が早期に生活様式を変える覚悟をするだけでいいのである。しかし注意が必要なのは、介護者もやはり自身の欲求に耳を傾けないと病気になるリスクが残ることだ。

介護者をサポートすることの重要性を訴えるアメリカの研究ディレクター、ジェフリー・トレモントは、実際に家族を介護した人たちから聞き出したプラス面を列挙している。[*12] たとえば、役に立っているという感情、自分に自信がついた、などだ。この経験のおかげで一部の人は人生をプラス思考で考え、以前より自分を大切に思うようになっている。そこまで到達できない人たちは——こちらのほうが多いが——心理療法士や信頼できる家庭医に頼ったほうがいいだろう。介護者を個人的にサポートすることがいかに重要で、鬱になるリスクを下げるかは、多くの研究で指摘されている。そこでもまたヨガは役に立ち、患者の家族を対象にした実験的な研究に取り入れて大きな効果のあったことがわかっている。[*13]体系的な家庭医療についても触れておこう。これは個人と家族の相互関係に基づく医療で、専門の家庭医が患者と家族双方に及ぼす病気の影響に取り組むものである。介護者も治療と予防に心がける、つまりアルツハイマーの原因である欠乏に対処することで、自身も病気になるリスクを減らすことができるのだ。いちばんいいのは、認知症の病人の世話をしていると考えず、新しい出発ととらえて、一緒に脳の欲求に合わせた生活様式を目指すことである。脳はきっと報いてくれるはずである。

ここでもう一つ、私がアドバイスしたいのは、改めて子どもの視線で人生を見てみることだ。原型とする狩猟採集民族にとって価値あることは、現在でも子どもにならう通じる。精神と肉体はまだ一体になっているからだ。子どもは瞬間を生き、それぞれの状況からいちばんいいものを引きだすことができる。楽しい瞬間が真珠の首飾りのように連なり、全体で豊かな人生を形作れば、未来はおのずとやって来る。リチャード・テイラーはおそらく、このような子どもの心で純真に人生に立ち向かっていたから、前述したように、孫娘との接触をことのほか大事にしていたのだろう。

これは偶然ではない。私たちの長寿を生物学的に説明すると理に沿っている。子どもがいることで、私たちは社会生物学的な使命をまっとうするのである。子どもは自然体で接するので、それが大人にとって良薬なのだ。リチャード・テイラーが語る。「子どもは私をありのまま受け入れる。いちばん下の孫娘は学校が終わると毎日、私に会いに来ます。二人でトランプをして、私がルールを間違えると、孫娘は『おじいちゃん、またアルツハイマーのせいね！　それはいけないの！』と言う。そしてそのまま続ける。孫娘は私を尊重し、祖父としての私を愛してくれている。『アルツハイマー』という言葉は、私の病気だとわかっていても、彼女には何の意味もないのです」

みんなの処方箋

介護者は介護しながら自分自身の世話もする

＊家族の病気を不運だとか、もうこれで終わりだと思うより、まったく新しい何かが始まるきっかけととらえる。介護者にとっても、人生に新しい意味を見いだす機会で、それによって病気を克服するチャンスも高くなる。

＊介護者も、患者に課せられた新しい生活様式を取り入れるようにする。そうすれば、介護者も病気になるリスクを減らすことになる。

＊必要なら、精神的なサポートを求める。少なくとも最初の六か月間、欠乏をなくす新しい生活様式に取り組んでいるあいだは（第3部の「集中治療とその効果」を参照）。

3　身体を動かす

人間の本性は動くことにあり、完全な休息は死である。
ブレーズ・パスカル（一六二三―一六六二）
フランスの哲学者

■精神と身体を一緒に動かす

アルツハイマーのリスクが高まるのは、海馬が萎縮したときである。しかし**海馬は、私たちが経験を積みあげることで一生成長する**部位でもある。それが萎縮するとは、どこに問題があるのだろう？　実際には、私たちは日々新しいことに直面しており、矢継ぎ早に目に入る広告やデジタル関連の新しい娯楽を通して、新しい体験は多すぎるほどで、ついていけないことが多い。それなのに、自分の思い出を記憶する中枢が毎年一パーセント萎縮するとはどういうことなのだろう？　この疑問に答えるには、新しい神経がきちんと神経網に組み入れられ、生き続けていくための情報の種類に目を向けなければならない。しかしその前にまず、海馬がどのように、どの程度の量の新しい神経を生成するのかを見てみよう。

進化の視点で見ると、海馬は私たちの身体の動きを通して受け取る刺激によって成長している。身体の動きが海馬に信号を送り、新しい経験が期待でき、それによって神経形成が活性化すると伝えるのである。実際にどのように機能するかを説明しよう。私たちが身体を動かす努力をするとき、たとえばエレベーターではなく階段をのぼると、筋肉は必要なエネルギーを使うために酸素を消費する。呼吸と心臓は筋肉の動きに遅れて反応することから、血液中の酸素量は一瞬やや低くなる（階段をのぼりきったのにまだ心臓がドキドキしているのは、これで説明がつくだろう。この時差のせいで、息を整える時間が必要なのである）。動いているあいだ、活動中の筋肉の血管内と、腎臓にあるセンサーが血液中の酸素量の低下を確認する。するとそれに反応して、血管は「血管内皮細胞増殖因子」（ＶＥＧＦ）というホルモンを分泌する。このホルモンの役割は部分的に新しい血管をつくるもので、それによって次回、その部位の筋肉に酸素がよくいきわたることになる。腎臓でもエリスロポエチン（ＥＰＯ）というホルモンが分泌される。これは骨髄のなかで酸素を運搬する赤血球を増産させる働きがある。こうして「血管にいいこと」と「酸素供給にいいこと」が組み合わさり、次に階段をのぼるのが楽になるのである。これを波及効果という。これによって身体を動かすのに使った部位の筋肉が強くなるのはもちろんだ。筋肉の強化は一夜にして行われる。私たちが眠っているあいだに成長ホルモン（ソマトトロピン）が活動し始めるのだ。現在わかっているのは、ＶＥＧＦとＥＰＯ、成長ホルモンの相互作用で効果があるのは体力向上（これが理由で一部のスポーツマンはＥＰＯや成長ホルモンをドーピングしている）だけではないということだ。これらのホルモンはすべて――活動中の筋肉から分泌される運動ホルモンのイリシンや、脂肪組織から分泌されるセロトニンやアディポネクチンも含めて――海馬の成長に必要な刺激も送っている。*1

このメカニズムは人類誕生よりも古く、リモコンや燃料エンジンが発見される数十万年前に発達したものだ。たとえば、齧歯類《げっし》の小動物ネズミカンガルーの海馬が発達するのは秋、冬に備えてせっせと食糧を保存しているときだ。そこでも、小動物が身体を動かすことで海馬に成長に必要な信号を送っている。その結果、冬になってもネズミカンガルーは食糧の隠し場所を覚えているという

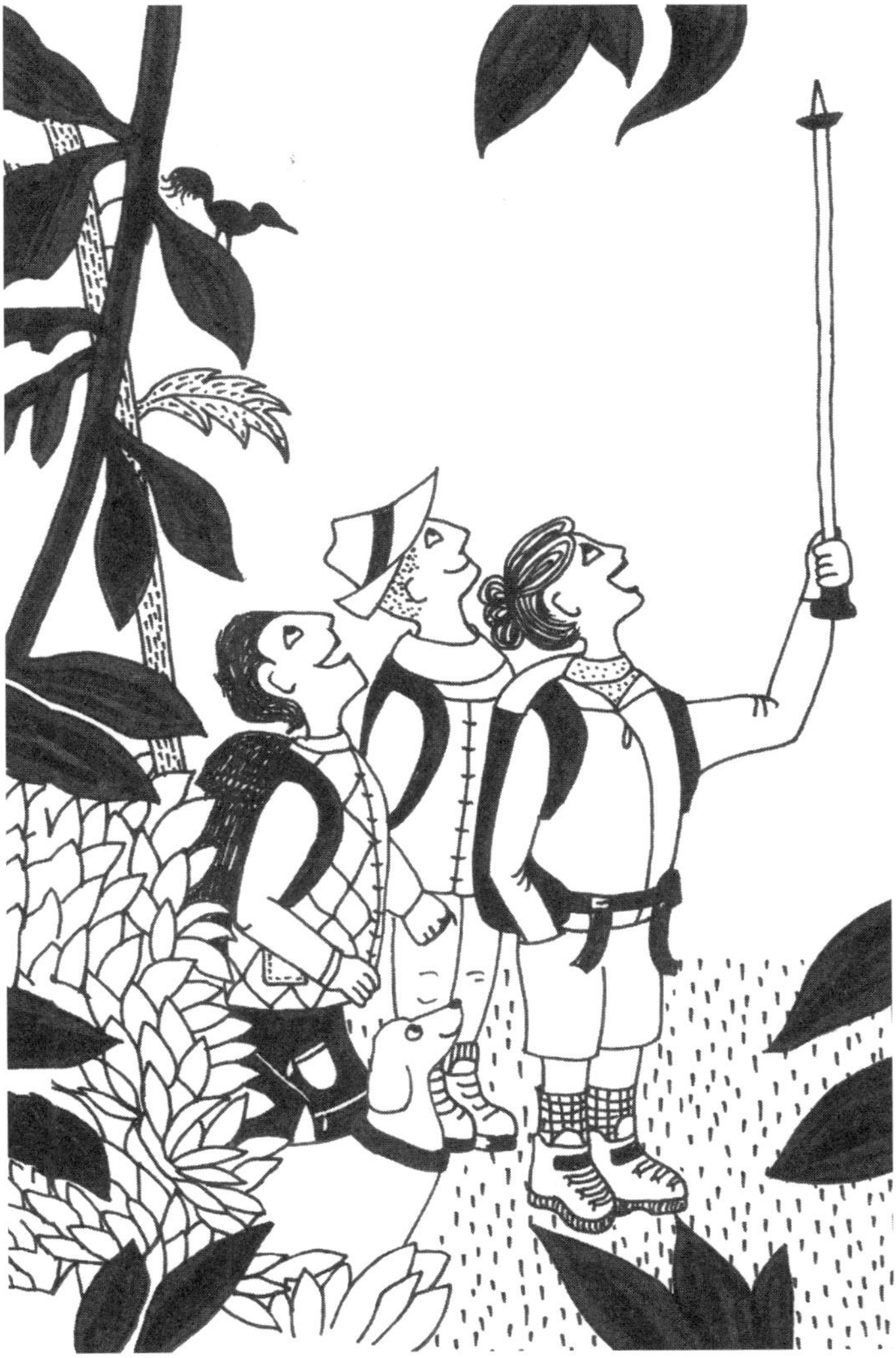

わけだ。

　この特徴的な進化の理論は簡単だ。人が動いて、何かを試みようとするとき、新しいことに直面する機会は大いにありえるし、それが普段以上の記憶力を必要とする。だからそのために、肉体を酷使しているときに分泌されるホルモンが神経形成も刺激するのである。逆に、身体を動かさないと――車とエレベーター、リモコンと電子レンジの時代、決して珍しいことではない――これらのホルモンは分泌されないことになり、間接的に、脳には次のようなメッセージが送られる。「新しい経験は視界になし！」。そうなると、海馬はあえて発達する必要もないということになるだろう。

■運動は視野を広げる

　すでに述べたように、神経形成は一生を通して刺激されうるものである。だから、百二十人のシニアを対象に行われた次の実験結果にも驚きはない。[*2] 実験に参加した人の年齢は平均六十六歳、心身ともに健康であることを条件に選ばれ、研究を始めた頃は週に三十分以上は歩いていない人たちだった。三十分とは非常に少ないが、老人ホームの入居者なら珍しくはないだろう。参加者は無作為に二つに分けられ、毎日、最初のグループは四十分間の散歩、二番目のグループは屈伸運動を行った。こうして一年間、一つのグループが散歩をするあいだ、もう一つのグループは体操をし、実験の前と中間と実験後に、参加者全員の海馬の大きさが医用画像処理によって測定された。研究を通して、散歩組の海馬は約二パーセント大きくなり、体操組は海馬組織が普通より萎縮していた（平均して一・四パーセント縮小）。

　この結論は、記憶力を増進する刺激は体操だけでは不十分ということだ。それに対し、**毎日の**

散歩にはプラスの効果がある。この結果が証明するのは、正常と思われている海馬の萎縮は実際には加齢のせいではなく、むしろ身体を動かすことが不足していたからということだ（もちろん、参加者は散歩しながら話をしており、これも新しい神経が組み入れられ、生きながらえるための刺激となる）。加えて、海馬が縮小するとともに記憶も減っていくことがわかっている。したがって記憶テストで散歩組のほうが身体を動かすことの少ない体操組よりいい結果を得たことも驚くにあたらない。ほかの比較研究でも、一日に三キロ歩いた人は四百メートルだけ歩いた人に比べてアルツハイマーのリスクが二分の一であった。[*3]

しかし、一日に三キロ歩く人でもなぜアルツハイマーのリスクを完全にゼロにできないのだろう？　なぜ、毎日身体を動かしている祖父母が病気になってしまうのだろう？　ここでまた、前に述べた「最小律の法則」を考える必要がある。海馬で芽生えたばかりの神経が「根づく」には、もちろん動くことは必要だが、しかし健康でいるためのほかの条件も満たさなければならないのである。もし全体的に健康で、「唯一」欠乏しているのが運動だけだったら、身体を動かすことでアルツハイマーのリスクをゼロにすることができるだろう。

■動かないのは進歩なのか？

運動は脳にとってプラスの効果がある。そしてこれは記憶に関することだけでなく、脳のほかの能力もすべて運動によって改善される。たとえば、身体をよく動かす人は動かさない人よりストレスへの抵抗力が強い。この分野でもまた、肉体的な動きで促進される神経形成が決定的要因となる。神経形成が活発になると、私たちは重要でないことは考えないようになり、したがって、複雑な状況で決断することがより簡単になる。

十分に身体を動かすと、生体膜の構成物質であるコレステロールの含有率が改善され、心血管システムが最適化されて、血圧も下がる。いっぽう、日中に身体を動かすと（限界以上は行わないこと）、睡眠の質もまたよくなる。これらの効果が――ほかにもたくさんある――相互に作用して、「海馬性」認知症（アルツハイマー）のリスクも血管性認知症のリスクも下がるのである。

散歩、水泳、サイクリング――すべてよし！　重要なのは定期的にすることだ。そしてとくに、技術の進歩で肉体的に受身になった習慣を捨てること！　技術のおかげで、私たちの生活はますます快適になっているが、肉体の欲求に関してはそうではない。すでに見たように、技術は毒を含んだ贈り物なのだ。だから、補佐的な技術を使うのを止めるたびに、私たちは快調になる！

アルツハイマー病の予防と治療では、高度なスポーツをする必要はない。たとえば狩猟採集民族は、むしろ静かに動かなければならなかった。というのも、森のなかを走り回ったら獲物を逃がすことになったから。同様に果物を採集するにも、たっぷり摘み取るには時間をかけたほうがよかった。そうして何時間もかけて（推測では一日に四から六時間）、生き延びるに必要な食糧を狩猟し採取していた。彼らにとっては車でスーパーマーケットへ行き、エネルギー源としてスパゲッティを買うなどありえないことだった。

■治療プログラムと有酸素運動

ブレデセン教授の治療プログラムでは、日常的な運動は三十分から六十分だけで、それも週四日から六日だった。最近の研究結果では、遺伝的素因のあるケースでも、海馬の萎縮を防ぐにはこれで十分なことがわかっている。[*4] ちなみにベン・ミラー氏は週に三、四回水泳に通うのが習慣だった（おそらくずっとそうだったのだろう）。それに加えて、週一回ジョギングと、二回サイクリングも行っていた。

いっぽうフィンランドのフィンガー研究では、スポーツ医学の世界的権威アメリカスポーツ医学会と、アメリカ心臓協会の国際的な指針に従っていた。[*5] 筋肉トレーニングと体調管理、そして中負荷の有酸素運動だ（つまり、参加者同士が会話しながらできるレベル）。現時点で指摘されているのは、有酸素運動と筋肉トレーニングを一緒にすると精神力も強くなるということだ。ちなみに、各トレーニングは少なくとも三十分間続けなければならない。

こうして運動グループの参加者は、熟練した運動療法士の指導のもと、約六か月間、主要な筋肉群を強化した。実際のトレーニングでは過度な負荷をかけず、各自二十回まで繰り返すようにしたのだが、それによって筋肉だけでなく心血管系も強化される。このトレーニングは各回二回繰り返されていた。最初は週に一、二回、各回三十分から四十五分間行われていたのだが、六か月後には回数も時間も増え、週に二、三回、各回一時間近くになっていた。また中負荷の有酸素運動の内容はさまざまで、ノルディックウォーキング（＊二本のストックを使っての歩行運動）や水中体操、ジョギングも含まれる。最後に、その日に運動した内容を毎回、トレーニング日誌に書き込むことでやる気が倍増するのはもちろんだ。

身体を動かそう！

私たちは毎日、どこかへ行くのに歩くか車を使うか、食事は自分で作るか冷凍ピザを電子レンジで温めるかなど、自分で決めることができる。狩猟採集民族にはこういう問題はなかった。言うまでもないことだが、脳は使えば使うほどいい意味で人に報いてくれる。脳の目的は発達することにある。そこで重要なのは絶えず新しい経験をし、積み重ねた新しい知識を伝えて未来の世代を保証することだ。おそらくそれが理由で、何かしら身体を動かしたら——激しい動きは別にして——いまもなお脳が「幸せのホルモン」とも呼ばれるセロトニンの分泌を促すのである。

それなのになぜ、私たちはこうも「お尻が重い」のだろう？　快適さを求めて必死で働いた結果、やっと動かずにすむようになったと思っているからだろうか？　それとも教育のせい？　子どもは幼いときから大人しく座っているべきだと社会全体が望んでいるからだろうか？　現在の市場にまかり通っている原則は、次のひと言で言えるのではないだろうか？「遠くへ行きたくなったら、パソコンの前に座ればいい」

車のライン生産方式による大量生産を発明したアメリカ人企業家ヘンリー・フォードは、その問題については断固たる意見を持っていた。「運動には何の意味もない。健康なときは運動などする必要がなく、病気になったら運動をしないようにしなければならない」。馬鹿げた意見だが、悲しいかな、多くの人が共感を覚えている——手遅れになる日まで。

みんなの処方箋

健康を保ち、脳を発達させるために

＊日常生活に運動を組み入れる。何をするのも筋肉を使うのにいいチャンス。

＊できるだけ外の空気を吸う。酸素を取り入れるためだけでなく、太陽を浴びることで海馬にとって非常に大切なビタミンD（次の章を参照）が生成される。

＊フィンランドのフィンガー研究の指針（百十一頁参照）にのっとったトレーニングを行う。定期的なエクササイズと高負荷のハタ・ヨガは、筋肉トレーニングの代わりにもなる。

＊しばらく運動していない人は、最初の数か月はプロのトレーナーに指導してもらうといいだろう。とくに、最初はゆっくり行うこと！

＊血管性認知症と海馬性認知症（アルツハイマー）の原因には共通するところがある。高血圧、コレステロールや脂質の代謝不良、喫煙、糖尿病、肥満……など。もしこのなかの一つでも症状があったら、負荷の高い運動をする前に必ず医師に相談すること。

＊スポーツはグループですると楽しいものだ。スポーツクラブを探し、友人と一緒にトレーニングしよう――できるだけ定期的に！

＊運動を控えなければならない場合でも、体調を改善することは可能。かかりつけの医師または運動療法士に相談すれば、あなたに合った方法を提示してくれるはず。

＊テレビが好きなら、室内用の自転車トレーニングマシンに乗りながら見るのもいい。

4　太陽と仲良く！

太陽の光が治してくれる。

バビロンのタルムード（紀元前六世紀）
ユダヤ教の文書

■太陽のホルモンからビタミンまで

人類発祥の地は、赤道近くのアフリカである。したがって、私たち人類の祖先は太陽不足には悩まず、むしろ焼け付く光線のほうが不安だったのだが、そちらは黒い肌で守っていた。肌から入り込む紫外線の量が調整され、体内でコレステロールからビタミンDを合成するには十分だった。ここではビタミンDと言っているが、人間の体内で生成できるのでむしろホルモンである。ビタミンになるのは太陽光線が不足したときだけだ。

［ビタミンDについて］
ビタミンDは、人の体内では二つの形で存在する。植物性のビタミンD_2（エルゴカルシフェロール）と、動物性のビタミンD_3（コレカルシフェロール）だ。後者のD_3は私たち人間が太陽光線で生成するか、食品から摂取する。これがもっとも効果的である。
太陽光線を浴びて肌で合成されるビタミンD_3は、二段階を経て活性ホルモンになる。最初は肝

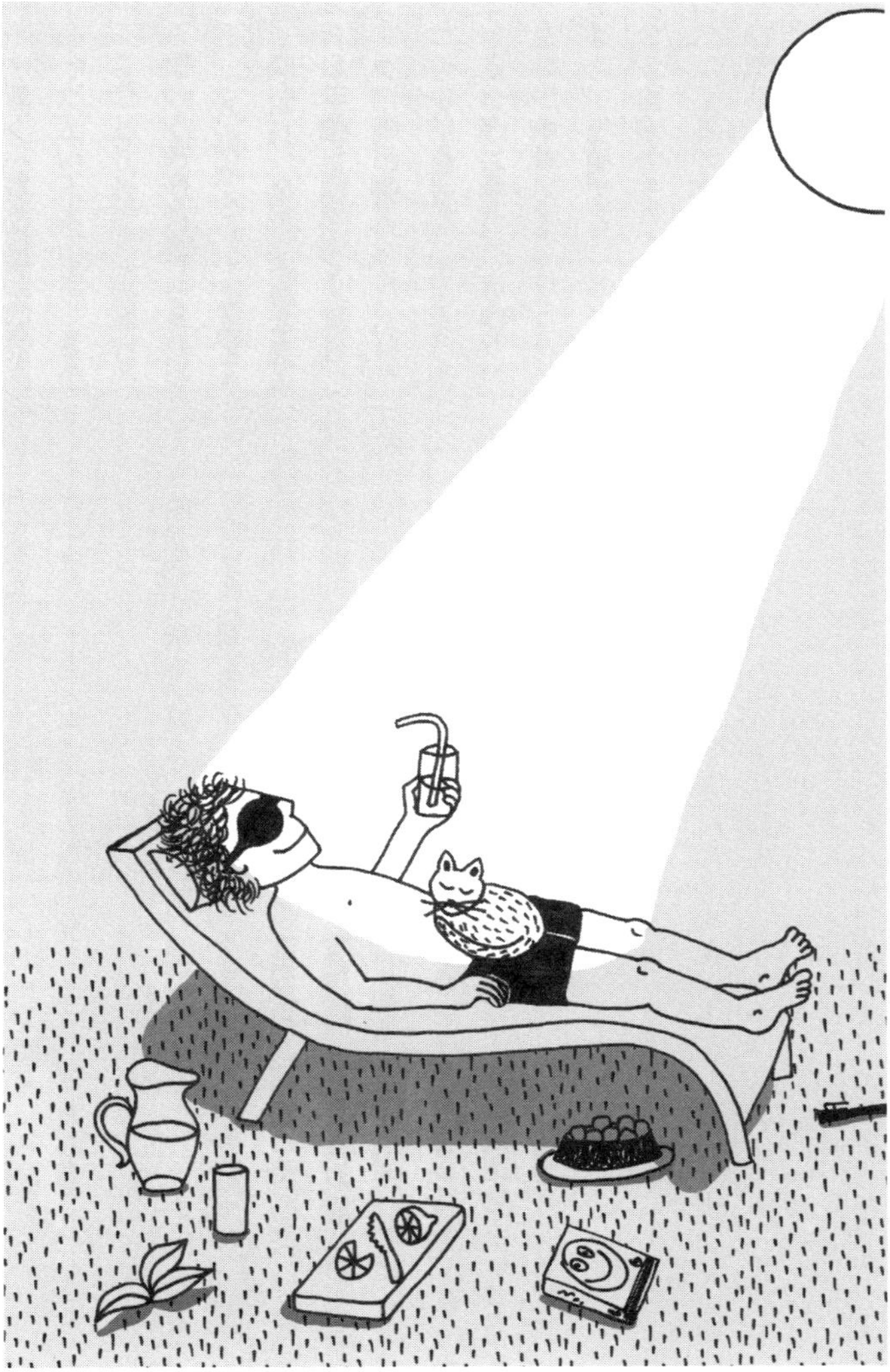

臓で、ビタミンD_3がホルモンの前駆体不活性ホルモンのカルシジオール（25-OH-D_3）になり、次の段階の腎臓で活性ホルモン、カルシトリオール（1.25-$(OH)_2$-D_3）になる。

人類が赤道から離れるにつれ、太陽光線は斜めになり、紫外線の割合も低くなる。このような状況下では、ビタミンD_3はビタミンであることが多く（つまり必須だが体内で生成できない）、ホルモンではない（つまり必須で体内で生成される）。太陽不足や黒い肌の色でビタミンDが不足した結果おこる疾患として、くる病をあげることができる。くる病は骨の石灰化障害で、この病気になると女性は骨盤が狭くなり、自然分娩が困難になるか、さらには不可能になる。太陽光線の少ない北の国での生殖を可能にする解決法は、人間には二つしかなかった。必要なビタミンDを供給する栄養源を見つけるか（北極地方のイヌイット族が行っている）、遺伝子的に進化するかだ。ヨーロッパ人の先祖がまず「選んだ」のは後者だった。こうして、修正した遺伝子を持つ白い肌で太陽光線不足を補い、生殖することができた。

しかし、現在のように室内で大半を過ごす私たちには白い肌も大して役に立たない。人工的な光からは紫外線が出ず、窓ガラスは自然光を遮断する。おまけに冬の太陽光線は夏より少なく、北欧では紫外線がないに等しい。加えて防寒に厚手の服を着込むので、寒い季節にはビタミンDの生成が極端に下がった。

十九世紀には、ヨーロッパや北米の工業化による公害でくる病患者が大量に発生した。[*1] 空気汚染のひどい工業地区では、とりわけ子どもたちが被害者だった。くる病対策が研究されるなかで、タラの肝油に効果のあることが発見され、次いでその有効成分が特定された。すでにビタミンA、B、Cは特定されていたことから、この成分はビタミンDと名づけられた。これが一つのホルモンがビタミンに変わった経緯で、文化的な進歩――大気汚染と室内での労働――によって太陽光が不足した結果である。

■ビタミンD不足がアルツハイマー病の原因となる

ビタミンDの欠如は骨の石灰化に害を与えるだけではない。ビタミンDは免疫システムや心血管系、脳にも必要で、より正確に言うと、ここで使われているのは生理活性型ビタミンD_3（コレカルシフェロール）である。ビタミンDが欠如すると、海馬で生成された新しい神経の成熟が妨げられることになる。[*2] 神経形成障害とストレスへの抵抗力の低下は結びついており、これが季節的なビタミンD不足で起こる冬の鬱病の原因だ[*3]――すでに見たようにアルツハイマー病のきっかけとなる悪循環である。さらに、ベータアミロイドの代謝調整にもビタミンDが必要だ。だから欠如すると大変なことになる。逆にビタミンDの欠如を補うと、過剰な毒性ベータアミロイドを排除し、年齢とともに脳が炎症する傾向を減らすことができる。これはビタミンDの欠如による認知障害を抑止することにもなる。[*4] 要するに、ビタミンDは神経が凝固したベータアミロイドに破壊されるのを防ぐのである。[*5] こうして、食事でビタミンD_3を多く摂取する人はアルツハイマー病にもなりにくい。[*6]

二〇一六年末、ある国際研究チームがそのために必要なビタミンDの血液中の濃度を鑑定した。[*7] 約六年間、研究員は平均年齢六十八歳の参加者千六百五十八人を観察し、血液中のビタミンDの含有量を測定した。より正確に言うとビタミンD_3の含有量で、得られた数値は一リットル当たりのナノモル（＊十億分の一モル濃度＝単位体積中の溶質の物質量。nmol/l）であらわされた。研究が行われた六年間のあいだに、千六百五十八人（当初は精神的に健康だった）のうち百七十一人が認知症になり、うち百二人はアルツハイマー病だった。詳しくみると、血液中のビタミンD濃度が一リットルあたり五十ナノモルの人は病気から守られていた。ビタミンD欠乏がほどほどの人は（二十五から五十ナノモルのあいだ）、一般に認知症のリスクが五十三パーセント上昇し、アルツハイマー病は七十パーセント上昇した。二十五ナノモル以下の参加者は認知症やアルツハイマー病になる可能性が二倍以上高く、血管性の認知症が多く見られた。

この最新データは、デンマークで二万五千人を対象に七年間かけて行われたほかの研究結果でも裏づけられた。この研究では実際、ビタミンD_3不足で心筋梗塞や脳卒中のリスクがいちじるしく高まることも指摘されている。[*8]

いっぽう、ビタミンD欠乏とガンの相関関係を調べたほかの二つの研究では、[*9]ガンにも認知症にもならずに長生きするのに最適なビタミンDの量が一致した。この数値は一リットルあたり百ナノモル周辺で、ホルモン学においてのアメリカの権威、エンドクライン内分泌協会は指針として七十〜七十五ナノモル以上を提示している。[*10]

しかし、血液中のビタミンDの濃度が高すぎるのもよくない。デンマークの研究では、ビタミンD_3が多すぎると死亡率が高まることも指摘された。一リットルあたり百三十ナノモル以上は過剰と見なされるのだが、これは普通のバランスの取れた食事ではありえない数値でもある。これらの結果を元に言えるのは、ビタミンD_3の濃度は七十から百三十ナノモルが望ましいということだろう。

■ビタミンD_3の供給源と日光浴

太陽光の浴びすぎによるビタミンD_3の「自然な過剰生成」は可能性が少ないと思われる。なぜなら、それは私たちの身体が正確に調整するからだ。必要に応じて、わずかな時間で生成を遅らせ、太陽にさらされすぎると肌は日焼けする。

その代わり、不足する危険は現実としてありうるものだ。したがってとくに北欧では、供給源をほかで探すことが重要になる。どうすればいいのだろう？　ほぼ一年じゅう紫外線が届かない北極地方に住むイヌイット族のやり方を見てみよう。太陽光に恵まれず、肌も褐色という条件のなか、イヌイット族は魚中心の食事で必要なもの全体を補っている。彼らにとっては難しいことではない。北極の寒い海で普通に捕れる脂肪分の多い魚はビタミンD_3の宝庫。魚油（肝油）百グラムには約一万二千IU（＊ビタミンDの国際単位）が含まれている。[*11] ちなみに同じ量のニシンに含まれるのは約千IU、マスには約八百八十IU、サケには約六百五十IUである。

ビタミンD_3を含む食品はほかにもある。普通サイズの鶏卵二個には約百二十IU、百グラムのアボカドとキノコにも同程度含まれている（こちらは植物性のビタミンD_2だが、効果は同じ）。それに対し、穀類、果物、野菜には含まれず、牛乳や乳製品に含まれる量はほんのわずかである。

不足を補うため、ドイツの栄養学会（Deutsche Gesellschaft fur Ernährung DGE）は、大人に毎日八百IUのビタミンD_3を摂取するよう勧めている。ところがこの量は、ガン予防の研究結果に反している。研究で明らかになったのは、血液中のビタミンD_3の濃度を一リットルあたり二ナノモル増やすには、大人は毎日百IUのビタミンDを摂取しなければならないということだった。[*12] これをもとにすると、認知症の予防として必要なビタミンDの血液中の濃度を百ナノモルにするには、毎日五千IUを摂取しなければならず、ドイツ栄養学会の勧告よりはるかに多い。これは不足分をマルチビタミン調合剤で補う場合にも言え、必要な摂取量はさらに多くなるだろう。

同じ研究でわかったのは、サプリメントでビタミンD_3を摂取した場合、血液中の上昇率が想定より低いケースがいくつか見られたことで、一リットルあたり二ナノモル増やすのに四百IU必要なものもあった。なぜだろう？　考えられるのは、ビタミンDが脂溶性であることで、脂肪分の豊富な食事と一緒に摂らないと効率よく吸収されないということだ。ビタミンの調合剤をコップ一杯の水でのみ込んだ場合、血液までたどりつく量はごくわずかというわけだ。結果、脂肪分の多い食品と一緒に摂ったほうがいいということになる。

せっかくサプリメントで補給してもあとの祭りにならないためには、社会全体で精神構造を変えるようにしなければならない。どう変えるのか？　ビタミンDの摂取量を主治医が決定するのを一般化させ、ビタミンD_3をベースにした調合剤の処方を普及させることである。

フィンランドのフィンガー研究では、生活様式改善グループが勧められた毎日のビタミンD_3摂取量は、魚を食べない参加者も含めて四百から八百IUだった。この量はおそらく骨粗しょう症の予防には十分だろうが、しかしすでに見たように、ビタミンD欠乏による認知症（とガン）のリスクを減らすには不十分だ。とくにフィンランドの場合、夏でも太陽光が少ないので余計にそうなる。

それに対し、ブレデセン教授は前述したガンの研究結果を信頼していた。加えて、各個人に合わせた摂取量を提案するよう心がけ、サラ・ジョーンズが摂取したのは一日に二千IU、ベン・ミラーは五千IUだった。

しかしいちばんいいのは、ビタミンD_3のことなど忘れ、**できるだけ外気に当たる**ことである。

白い肌は二十分から三十分で二万IUのビタミンD_3を生成することができる。そうなると、普通に考えて、補充が必要になるのは極寒の季節だけということになる。

思い起こしてみよう。太陽の効用は骨粗しょう症やガンの予防だけにとどまらない。ほかにも、血管性認知症や海馬性認知症、つまりアルツハイマー予防によい影響がある。加えて、抗鬱効果もある――より正確に言うと、家に閉じこもり、太陽の光や熱を浴びないでいると、私たちは鬱になる傾向がある。天気のいい日に外へ行きたくなるのは、人間にとって生まれつきの欲求のようでもあり、そうしてビタミンDをたくさん生成するのである。

本能的に、私たちは太陽に浴びると気持ちがよくなり、だから、外で過ごすことが基本中の基本になる。また、歩いて行けるのに公共交通機関や車を使うと、そのたびに貴重なビタミン摂取を放棄していると考えよう。太陽を浴びるのにほかにいい方法は？　庭いじりがある！　戸外での畑仕事はアルツハイマーのリスクを下げるのだ。*13 そこで手動式給水ポンプを使えば、腹筋にも腕にも背中にもよい運動になり、花壇との往復で身体を酷使すれば、海馬の成長を促すホルモンを大量に分泌することになる。

太陽の恩恵に浴する方法は無数にある。そこでひとつ提案したい。もし天気がよかったら、次の章を戸外で読んでみてもいいのでは？

みんなの処方箋

ビタミンDをあらゆる形でとる

*医師に、年に何回か、ビタミンDの血液中の濃度を測定してもらう。

*冬でも、戸外での活動を大事にする。人工的なサンルームは忘れること――皮膚ガンのリスクが非常に高く、身体を動かしても効果がない。

*天気がいいと、太陽を十五分から三十分浴びるだけで（顔、腕、足などに）十分な量のビタミンD_3が生成される。高齢者も同じ。ただし、日焼け止めクリームのSPF15（サンプロテクションファクター）は必要な紫外線を九十九パーセント遮断するので要注意。それでも、長時間にわたって太陽にさらされる場合は必要。

*魚を食べる。週に五百グラムの魚を食べることで、平均七百から八百IUのビタミンDを摂取できる。

*もし必要なら、かかりつけの医師に頼んで、必要な血液中の濃度に達するビタミンD_3を配合した調合剤を処方してもらう。

*ベジタリアンの人は（ほかの人も含む）、動物性ビタミンD_3とは別の供給源を考える。たとえば地衣類（イワタケ、バンダイキノリ）など。

5　脳を刺激する

人は自分の運命の犠牲になるか、支配するかである。

ハーバート・スペンサー（一八二〇―一九〇三）
イギリスの哲学者、社会学者

■神経は社会的な生き物

運動をするとホルモンがつくられることで（イリシン、エリスロポエチン、血管内皮細胞増殖因子、ソマトトロピン＝成長ホルモン、アディポネクチン、セロトニン、その他多数）、海馬の神経形成を刺激することはすでに述べた通りである。また、他人と交流し、身体を接触することにも同じ効用があり、オキシトシン（幸せのホルモン）の分泌を促進する。しかし、新しい思い出を登録できるようになる以前に、新しい神経の九十パーセント以上は成熟の段階で死んでいく。[*1] これは専門用語で「刈り込み」と呼ばれている。神経は、私たち人間と同じように、社会的な生き物と言えるだろう。なぜなら、新しい神経細胞が生き残るには、三週間から六週間のあいだに周囲の神経と持続的に接触する関係を築かなければならないからだ。[*2] この接続部、シナプスが思い出を登録し、そこを経由して神経はメッセージを受け取るのである。「生き続けるように、私たちにはあなたが必要だ！」と。

新しい神経が形成され、神経網に完全に組み入れられるまでにはけっこう長い時間がかかる。これが理由で、たとえば鬱病の治療効果を見極めるのに数週間、さらには数か月間待たなければならないのである。同様に、ブレデセン教授の治療の成功が患者の行動を見てわかるようになったのも数か月後だった。運動が神経形成を刺激することは「身体を動かす」の章で述べたが、次の段階では、新しい神経が生き延びるためには神経系に組み入れられなければならない。言ってみれば、神経が役に立っていると感じなければいけないのだ。ちなみに、アルツハイマーがすでに発症している患者でも、読み、書き、ゲーム、コミュニケーション、音楽といった活動で認知障害を遅らせることができるのがわかっている。*3 認知症の予防と治療の分野でのこの発見はお金にもなる。記憶力の訓練や、認識能力向上の商品を提供する市場は現在、飛躍的な発展をとげている。

■バーチャルな脳トレ

よく言われるのは、脳は筋肉と同じように訓練できるということだ。確かにそれは言える。しかし、筋肉のイメージにこだわるとしたら、脳は一つの筋肉でなく、さまざま異なる任務を司る無数の筋肉だと思って訓練しなければならない。それが事を複雑にする。たとえば、もしあなたが毎日走ったら、時とともにレースでの成績はよくなるだろう。その代わり、重量挙げでよい成績を残すチャンスははなはだ少なくなる。それは脳も同じで、チェスの優れた選手は必ずしも優れた作家ではないということだ。人はいつも練習していることにはうまく対処できるのだが、しかし、そうして得た認識能力は脳の別の活動に対しては試行錯誤でのぞむことになる。そうなると、アルツハイマーの予防と治療のために強化したい「脳の筋肉」とはどのようなものになるのだろう?

病気の初期段階では、神経形成は妨げられ、海馬は萎縮し、エピソード記憶力（＊出来事に付随した記憶力）は衰える。いっぽう、短期的な記憶や仕事の記憶にまで被害が及ぶのは病気がもっと

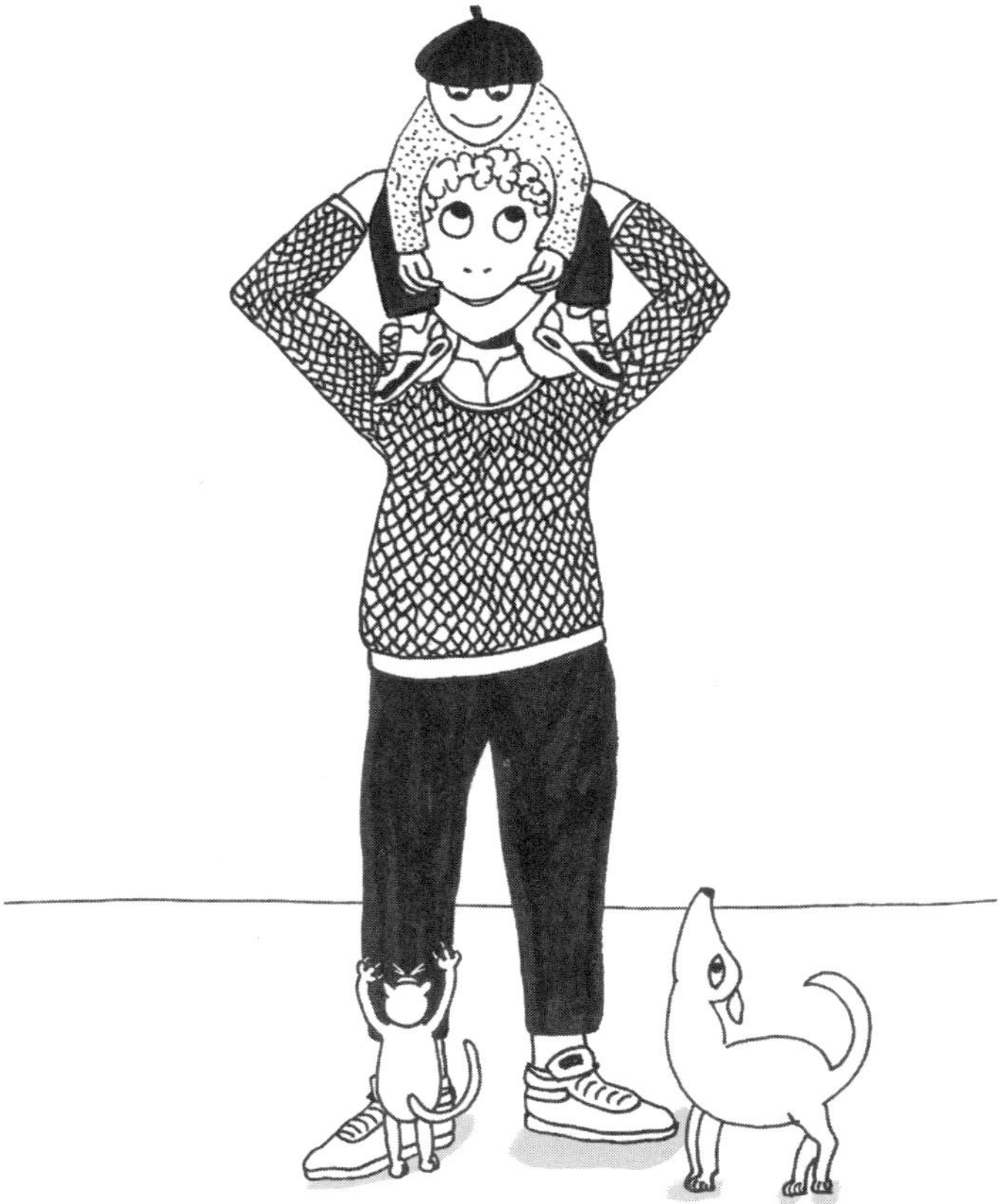

進んだ段階で、知性や理性的に考える力もそれに付随する。脳トレーニングの多くは私たちの知能を高めることが目的だ。それはそれでいいのだが、しかし、アルツハイマー病を考えた場合、予防や治療の効果はあるのだろうか？

ではここで、私たちが拠り所にしている二つの研究でどんな方法が選ばれたかを見てみよう。フィンガー研究では期間中、生活様式改善グループを対象に、脳の欲求に応えるのを目的としたグループカウンセリングが行われた。そこでは心理療法士が、脳の働きが年齢によってどう変化し、脳の一部の機能が衰えたときはどう対処すればいいかなどを説明。そのうえで参加者は自宅で一年間、インターネットのプログラムを使った脳のトレーニングを週に三回、十分から十五分間行うよう指示された。[*4] トレーニングの対象となったのは脳でさまざまな機能を司る部分、とくに決定と仕事の記憶に関わる部分だった。提示された問題は、おおむね時間と空間の記憶に訴えるもので、思考の反射速度をあげることに重きが置かれていた。いっぽう、ブレデセン教授も思考能力と言葉の記憶力改善のため、患者にコンピューターによるトレーニング・プログラムを提案していた。[*5]

二つの治療研究でともにコンピューターによるトレーニングが採用されたということは、それまでの紙を使った方法より効果のあることが確認されていたからだ。[*6] しかし、この種のプログラムが刺激するのはとくに仕事での記憶力、おもに思考力と理性を司る領域で、海馬で行われていることとはあまり関係がない。というのも、海馬で新しい思い出が組み込まれるのは、体験したことの感情の有無（理性的ではない）に左右されるからだ。フィンガー研究でこのプログラムを受けた参加者は、受けなかった参加者より思考の反射速度は向上したが、しかし私に言わせると、このようなコンピューターのプログラムが神経形成によい効果を与えたとは証明されておらず、エピソード記憶の訓練にもなっていなかったと思われる（これが訓練できるかどうかも含めて疑問が残る）。海馬では、新しい神経が生きたまま組み入れられるのは、学習した中味が感情面に訴えたときだけである。したがって問題は、バーチャルなプログラムが一つの体験として感情面を刺激するものであるかどうかとなる。いずれにしろ、五年間にわたって行われた研究の結果、この種のバーチャルなトレーニングでは認知症のリクスを下げることはできないようである。*7

コンピューターによる脳トレーニングでもう一つの問題はモチベーションである。果たして人はコンピューターの前で、だんだんと難しくなる問題を解くために、じっと座っていたいと思うだろうか？　しかも毎日、長期間にわたって？　たぶん思わないだろう。このようなコンピューターのトレーニングでいちばん多いのは、早期に途中で中断することだと多くの研究で指摘されている。*8

だからといって、コンピューターを使っても役に立たないという意味ではない。逆に、新しいことを受け入れる一定の年代――インターネットでの検索を頻繁に使う年代*9――ではアルツハイマーのリスクがより下がることが証明されている。いずれにしろ重要なのは、その体験を楽しめるということだ。したがって、インターネットの広大な世界を探検したいと思ったら、ためらわずにする！　その代わり、アルツハイマーの予防と治療のために毎日、コンピューターの問題を解かなければいけないと思うのは間違いだろう。狩猟採集民族はもちろんコンピューターなど使わなかった。代わりに、部族の仲間と時間を過ごしていた。そして、人間の海馬がもっとも刺激されるのは、この社会の相互作用によってであることは確かなのである。

■社会脳のトレーニングを

海馬を喜ばせるには、その人自身も心から喜んでいなければならない。（もともと社交的と言える）**私たちの神経は、私たち自身が社会で活動して、他人を幸せにすると幸せになる**（そのことで私たちも幸せになる）。多くの国際的な研究でも、社会的な活動をしている人はエピソード記憶力が向上し、アルツハイマー病のリスクが下がることが確認されている。[*10] そのなかの一つの研究は、刺激的な社会環境が脳にも予防的な影響を及ぼす問題に取り組んだ。[*11] 一万六千人以上の退職者を対象に行ったこの研究の主宰者、ハーバード大学のリサ・バークマン教授は、プレスリリースでこう報告している。「過去の研究でもすでに、社会的なつながりの多い人は死亡率が低いことが指摘されていた。現在、私たちが得たデータで明らかになったのは、社会的ネットワークの多い人は記憶の衰えを防げるということだ[*12]」。

そうしてわかったのは、記憶の衰えを防ぐと同時に、もっと大きな効果が期待できることだった。例をあげよう。退職して学校の課外教育に携わり、実社会での経験を児童や中高生に伝えている人の海馬が、二年間で最高一・六パーセント大きくなったのだ。これに対して、孤独な社会生活を送っている人は小さくなることが多いのだが。[*13] しかし諦めることはない。社会と関わりを持ち、社会的な活動をする機会は十分にある。

こうして、私たちが他人との関係を築くことで、新しい神経はすでに存在する神経との関係を築き、そうして生き残るのである。これはアルツハイマーの予防にいいだけでなく、**すでに病気になった人でも海馬が新たに成長すれば、回復が期待できる**のである。

みんなの処方箋

神経細胞を効果的に刺激する

＊社会活動に参加する――家庭で、クラブに参加して、学校教育を支援するなど……。経験を生かして役に立ちたいと願う人を求めている教育機関は多い。

＊コンピューターでの調べものは視野を広くする。インターネットで検索すると、普段なら問いかけない問題の答えを見つけることができる。もし心が囁いたら、ぜひこの世界を探検してみよう！

＊ビデオ・ゲームやコンピューターによる学習プログラムもまた新しい経験なのだが、しかしそれを義務にしては絶対にいけない。日常生活での気分転換として行うようにし、それよりは人と直接に接する時間を大切にする。

＊ゲームをするならコンピューターを相手にするより人と遊ぶ。コンピューターの刺激は人と直接交わるときほど深い感情を生みださない。海馬の成長と感情面の記憶に関しては、野原で犬と遊んだほうがよほど効果的。

6　十分な睡眠をとる

人間誰しも、夢では独自の世界を持っているが、目覚めているときの世界は全員に共通である。

エフェソスのヘラクレイトス（紀元前五四〇―四八〇）
ギリシアの自然哲学者

■休息の力

夜、私たちが眠っているとき、脳は昼間よりも活発に働いている。何をしているのか？　次の日の体験に割り当てるためのスペースを空けているのだ。それだけではない。新しい思い出を長期的な記憶として新皮質に送るかどうか古い思い出と比較し、それから組み入れて処理する仕事もある。さらに、海馬が――運動のおかげで――昼間に十分な情報を受け取ったら、深い眠りのあいだに新しい神経が生成されることになる。

だから、**睡眠は生命維持に不可欠。私たちの自我を成熟させ、アルツハイマーから守ってくれる**のである。どのように？　日中に生成されたベータアミロイド（以降、不要になる）を排出し、破壊することによってである。これは新しい思い出が海馬に組み込まれるために欠かせない段階でもある。もし私たちが十分な睡眠を取らなかったら、この「掃除」は行われず、次の一日は過剰なベータアミロイドとともに始まる。すると、新しい思い出は効率よく登録されなくなり（必要な神経伝達物質、グルタミン酸の生成をベータアミロイドが妨害する）、ベータアミロイドは

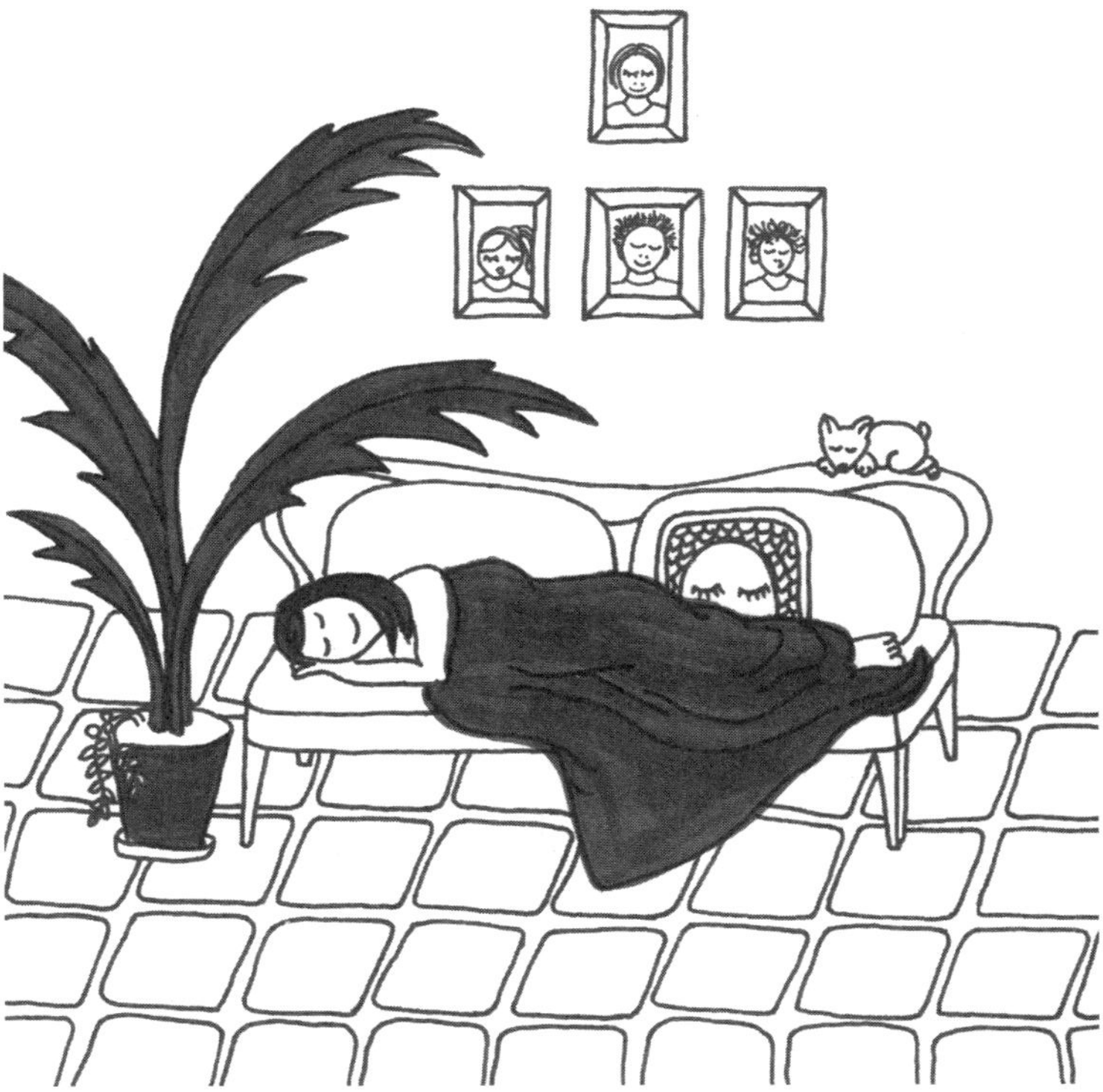

もっと凝固して、毒性のものになる。[*1]

ベータアミロイドの排出と破壊の過程では脳が活発に働いている。[*2] 熟睡中、神経は収縮し、脳組織のすき間が大きくなる。その結果、脳脊髄液がよく循環するようになり、過剰または毒化したベータアミロイドが排出されるのである。科学ジャーナリストのエレナ・バーナードはこの過程をわかりやすくこう書いている。「起きているときの脳は、正常に機能すると手に負えないほどの毒性のゴミを出す。ところが、これらのゴミは『目覚めモード』では排出することができない。大掃除が行われるのは睡眠中で、おかげで脳には毒素がたまらないのだが、脳に毒素があると認識能力に害を与えることになる」[*3]。逆に言うと、徹夜を一回するだけでベータアミロイドの含有率を増やし、ついには毒になるまでの量になるということだ。[*4]

ただし、睡眠中の大掃除が機能するのはベータアミロイドがうまく循環するときだけである。たとえば、ベータアミロイドでいっぱいのジョウロがあり、しかし注ぎ口の穴がふさがっているのを想像してみよう。この穴は前述した血液脳関門を通過するための運搬システムに相当する。毒を排出できるようこれらの「穴」を開けておくには、本書を通して説明するシステム的な予防・治療プログラムを取り入れるのが望ましい。十分な睡眠は重要だが、それではまだ不十分なのである。

また、過剰なベータアミロイドを掃除することだけが睡眠の働きではない。たとえば慢性的な睡眠不足は――慢性的なストレスによるものでも、ほかの原因でも関係なし――海馬での神経形成に大きなダメージを与える。[*5] 一回や二回の徹夜では神経形成もさほどの害は受けないだろうが、しかし慢性的な睡眠不足が続き、ベータアミロイドの排出が不十分だと、どういう結果になるかは証明されている。慢性的な睡眠不足に悩む人の（睡眠が中断されることが多く、したがって、ストレスのホルモンであるコルチゾールが増加する）海馬は、健康な眠りの人よりかなり小さい。海馬が普通の人より小さいということは、ベータアミロイドが凝固して、認知障害になるリスクが大いにあるということだ。[*6] したがって、慢性的な睡眠不足の場合、アルツハイマー病になる可能性がぐっと高くなるのも当然と言えるだろう。[*7]

ここで八時間三交替制のような、特別な働き方のケースについて説明しよう。このような交替制で長期間仕事をしていると、事故に巻き込まれることが多く、心臓病になる可能性は三倍、ガンになるリスクも高いのがわかっている。長期的にみると、シフト制の勤務は六歳半よけいに年を取らせるようだ。また現在の研究によると、記憶や認識能力も衰えることがわかっている。[*8] 不規則な仕事に十年以上ついている人は、ほかの職種の人より認識能力が減退するスピードも速いのである。

したがって、**アルツハイマー病患者にとって睡眠不足はどこからみても危険な要因**で、さらに睡眠不足になることもある。[*9] 睡眠を十分に取らないと、ストレスへの抵抗力が減少して睡眠障害が深刻化、悪循環に陥ることになり、そういう状況からはぜがひでも抜けださなければならない。[*10] フィンガー研究で睡眠の問題に触れていなかったのは、どうしてなのだろう？　そこに、この研究での大きな問題があるのは間違いない。

■メラトニンは睡眠ホルモン以上の働き

脳のいちばん奥、間脳の上部にあるのが松果体または上生体と呼ばれる内分泌腺である。松果体という名前は、現代人体解剖の創始者と言われる解剖学者アンドレアス・ヴェサリウス（一五一四―一五六四）が、この内分泌腺が松ぼっくりと似ていることからつけた。松果体が分泌するメラトニンは、私たちの睡眠と目覚めを調整するホルモンだ。まわりが暗くなったときに、私たちを眠りに誘い込むのがこのホルモンで、深い眠りも保証する。すでに二千三百年前、ギリシアの解剖学者の草分け、ケア島のエラシストラトス（紀元前三〇五―二五〇）とカルケドン公ヘロピロス（紀元前三三五―二八〇）は、松果体が「思い出の束」を管理すると推定していた――現在の知識から考えるときわめて現代的なアプローチである。

メラトニンは深い眠りを司り、思い出を転送するだけでなく、夜の成長ホルモンの分泌も増大させる。これはストレスのホルモンの分泌を遮断することで、海馬での神経形成にもよいホルモンである。加えて、遊離基（＊化学的に反応性が高く、不安定な化合物）などの活性酸素が過剰に生成されるのを防ぐ働きがある。活性酸素とは代謝によって生じる興奮性の副産物で、本来は私たちの身体がある種の信号として使い（筋肉を鍛えるときの刺激など）、さらに免疫システムでは侵入物やガン性細胞を攻撃する手段としても使われる。しかし過剰に生成されたり、メラトニンのような捕集物質がそれらを排除しないと、体内組織にダメージを与え、年齢より早く老化させる。活性酸素はまた神経組織も破壊する。[*11]

このように、メラトニンには脳を保護する効果が数多くあるにもかかわらず、アルツハイマーの予防と治療に使用することに関して専門家はまだ一致していない。実際、病気が進行した段階で観察できる重度の睡眠障害のケースでは、メラトニンを投与してもあまり効果がない。なぜだろう？おそらくは、脳組織の破壊が進み、一日の昼夜のサイクルを司る体内時計にも害が及んでいるのだろう。体内時計がなければ、メラトニンは深い眠りを誘発することができないのである。しかし、私たちの意図はアルツハイマーの最後の段階で観察できる睡眠障害にあるのではない。ここでは病気の原因とされる睡眠不足について述べよう。治療できるからである。

メラトニンが自然に分泌されるのは夜――ただし、私たちが昼間の光を十分に蓄積したという条件で――だ。人は日中を戸外で過ごすと、夜は疲れてぐっすり眠る。だから、自然こそが自然な睡眠薬であることを認めよう！　もし昼間、戸外で十分に身体を動かさなかったら、睡眠は浅くなり、アルツハイマーのリスクは明らかに上がる。*12

ところで、薬の助けがないと十分に眠れないと思っている人の場合、必ず医師の管理の元で行うことである。ヨーロッパではメラトニンは五十五歳以上にしか処方されず、それも短期間の使用に限られている。こういう規制も意味があるからで、日本では医師でも処方が困難とされている。アメリカではメラトニンは自由に入手でき、食品サプリメントの扱いになっているが、私は処方箋なしでの注文（たとえばインターネットで）は絶対に止めるように忠告する。実際、睡眠障害にはほかに多くの原因がある。戸外での運動不足以外に、たとえば精神的な抑圧や悪い食習慣が原因のこともある。むやみに睡眠薬をのんでも――なかにはバルビツール酸系睡眠薬のように深い眠りを妨げるものもある――精神がバランスを崩した原因を解決できるわけではない。残念ながらよく処方されるベンゾジアゼピン系の睡眠薬は実際、アルツハイマーのリスクを高めると推測されている。*13 また、個人的な問題で鎮静剤や睡眠薬を繰り返し摂取することもリスクを高めること、さらにはそれ自体が病気の原因ではないかという点についても、今後答えが出るだろう。*14

ブレデセン教授のシステム治療では、病気が発症する前に睡眠を十分に取ることを推奨し、参加した患者には寝る前にメラトニンを摂取するよう勧めていた。この処置は、短期的に見てほかの解決法がなく、まず第一に神経形成障害の悪循環を断ち切る意味でなら有効と思われる。ちなみにサラ・ジョーンズは、以前は四、五時間しか眠っていなかったのが、七、八時間眠るようになった。三時間以上も睡眠が増えたのだが、それにはヨガや瞑想の効用があったのは確かだろう。つまり、身体を動かし、ストレスを減らしたおかげでもある。

いっぽう長期的には、メラトニン不足は自然な方法で対処するのが可能であり、好ましい。経済優先の現代社会では、残念ながら、睡眠は時間の無駄と思われることが多いのだけれど……。

■睡眠不足と経済優先のルール

改めて、人生の意味について考えてみよう。というのも、進化の視点で見ると、睡眠が持つ意味は人生の意味と密接に結びついているからだ。ところで、「睡眠は何の役に立つのか?」という問いに答えるとき、私たちは自然の欲求よりは文化に照らし合わせ、この文化はとくに十八世紀のピューリタンに影響を受けている。睡眠は悪魔の誘いで、人間に仕事をさせないようにするというものだ。現在はさすがに悪魔とは思われていないが、しかしこのような考え方は私たちの集団的意識に存在し続けている。ちなみにドイツの経済学者マックス・ヴェーバー（一八六四―一九二〇）は「時間を無駄に使うことは、あらゆる罪のなかでもっとも重い大罪である」と断言し[*15]、市場経済の法則に合わせて睡眠時間を徹底的に削る行動を提唱した。

現在、私たちの睡眠時間はひと晩につき平均七時間以下である。百年前は二時間多く眠っていた。人体はつねに赤道近くの昼夜十二時間ずつの周期に適応しており、自然が求める睡眠時間は九時間から十時間であることから、現在はそれより短いことになる。もう一つ、私たちが有史以前の日中リズムの影響をいまだに受けているのを示すのは、昼寝の欲求である。人類が誕生した時代、アフリカのサバンナでは暑い盛りの時間帯に狩りや野菜の採集に出かけるのは問題外、その時間は休んでいた。現在もなお、お昼の時間帯になると、私たちの遺伝プログラムは血液中のストレスのホルモン、コルチゾールの濃度を自動的に調整して下げている。

私たちは自然のプロセスに逆らって、悪いことばかりしているようだ。この事実を明らかにしたのが、南ヨーロッパで健康な人二万四千人以上を対象に行われた研究である。六年間にわたる観察の結果、短い昼寝をしていた人たちの心筋梗塞による死亡率は三十七パーセントも低かった。[*16] 昼寝は動脈硬化症も防ぎ、したがってアルツハイマー病の予防にもなるのである。いっぽう、シカゴ大学のイヴ・ヴァン・コーター教授によると、**慢性的な睡眠不足は人体のあらゆる器官を実年齢より早く老化させる**という。「私たちの仮説では、慢性的な睡眠不足は、糖尿病、高血圧、肥満、記憶障害といった加齢による病気を悪化させるだけではなく、早期発症の原因でもある」[*17]。

睡眠不足のもう一つの影響は、太ることだ。全体的に言って、慢性的な寝不足の場合、消費エネルギーが減る。よく眠れていないと動きが鈍くなるからだ。たとえば何かで疲れていたら、それから また森へ散歩には行きたくないだろう。加えて、睡眠不足になると、血液中の消化ホルモン——レプチン(*食欲と代謝の調整)やグレリン(*食欲を増進させる働き)——の濃度が変化する。結果、肝臓や筋肉の脂肪組織にはエネルギーがたっぷり蓄積されているにもかかわらず、食欲が旺盛になる。だから、睡眠時間を削るほど、体重は増えていくのである。[*18]

■睡眠健康法

したがって、睡眠の習慣を有史以前の自然な条件に合わせることで、睡眠不足によるリスクを減らすことになる。しかし、重要なのは時間だけではない。睡眠の質にも気を配るべきである。すでに述べたように、**日中に太陽をたっぷり浴びるとよく眠ることができ、運動が心地よい疲れをもたらす**ことも、さまざまな研究で証明されている。[*19] とくに深い眠りの時間が長くなることで、アルツハイマーの予防にも治療にもよい影響を与えるのである。

ここで睡眠の質をよくする特別な「運動」について触れよう。マサチューセッツ大学メディカルセンター教授で、閉経についての雑誌の編集者でもあるマッヘ・セイベルによると、セックスはおそらく最古の鎮静剤である。「セックスをしているあいだの肉体的な接触や刺激、オルガスムスで分泌される子宮収縮ホルモンのオキシトシン（愛撫のホルモン）には、安らぎの感情や安心感を高める働きがある。するとストレスのホルモン、コルチゾールも自然に減少し、質のよい眠りに絶好の条件になる。オルガスムスのあいだはプロラクチン（抗ストレスのホルモン）の分泌が増え、これが強い睡魔を誘発する。これらの要因が結びついて、私たちはあっという間に深い眠りにつくことができる」[*20]。ついでに言うと、オキシトシンとプロラクチンは神経形成も刺激して助長する。アルツハイマー対策にもいいのである。私たちがある出来事に感動すると、よく「心に触れた」という言い方をするのも、肉体的な接触が脳にいい影響を与えるということのあらわれだろう。

もちろん、心を落ち着かせるにはほかにもたくさん方法がある。たとえば読書。寝る前の読み聞かせで子どもたちは安心して眠りにつき、大人にも同じ効果がある。ただし、睡眠にふさわしい本を選ぶことで、あまりにはらはらドキドキする物語はダメ、とくに大人は仕事関係の本は避けることだ。仕事をベッドまで持っていくとむしろ逆効果である。同じことは電子書籍にも言える。

最近の研究で明らかになったのは、電子書籍リーダーの青みを帯びた光が昼間のように見え、脳がまだ一日が終わっていないと錯覚してメラトニンの分泌をブロックすることだ。[*21] 実験では、寝る前に電子書籍を読んだ人は、紙の書籍を読んだ人に比べて、眠りにつくのが約十分遅く、加えて熟睡の段階——記憶と脳の成熟、神経形成、ベータアミロイドの排出に重要な段階——がほぼ十二分短かかった。また全体として、目覚めたときに休息した感覚が少なく、わずか五日で、眠りと目覚めのリズムが一時間半もずれた。結論として言えるのは、電子書籍を読むと——眠りにつく直前に読むと——アルツハイマーになりやすいということだ。実際に朝、目覚ましが鳴るとき、海馬の大掃除と発達に必要で貴重な深い眠りの時間が足りない状態なのだから……。

同じ論理で、コンピューターやスマホ、テレビ受信機の扱いにも注意したほうがいい。これらの電子機器は就寝前一時間——できればさらに前——二時間前に消したほうがいいだろう。そして夜のあいだは寝室を暗くするために、カーテンや雨戸は、思い切って閉める。そうすると松果体もメラトニンをより長いあいだ分泌してくれるだろう。

それでも外気は十分に取り入れるべきで、部屋は涼しくしておくのが理想だ。私たちは夜間の体温が一度ほど下がったほうがよく眠れる。その条件で、分泌されるメラトニンの量がいちばん多くなるのである。ただし、身体にぴったりし過ぎた服はこの体温の変化を妨げるので要注意。また、窮屈だと寝ながらの動きが自由にならないこともあり——この不自由さでコルチゾールの分泌が増え、逆にメラトニンは減少することもある。

さらに、いつもだいたい同じ時間に寝起きすると睡眠の質もよくなる。なぜなら体内時計は非常に正確だからである。そのため、時差があると何かしら問題が発生する。

またできるだけ、就寝前の三時間は何も食べないほうがよく、少なくとも糖類はひかえるようにする。なぜなら糖類をとると血糖値が上がり、インスリンが働く。おかげで血糖値が下がるのはいいのだが、真夜中に空腹で目覚めることになる。ところで夜は、体内組織は「脂肪の燃焼」モードにならなければならず、これは言ってみれば正常な断食の段階である。ちなみに英語で朝食は「ブレックファースト」、文字通り断食を止めるという意味である。それでも小腹が空いたら？　就寝前ならナッツぐらいで我慢するとよいだろう。

これは飲み物でも同じである。日中は水でもお茶でも好きなものを飲んでいいのだが（足りないより多過ぎるほうがいい）、就寝の一、二時間前に最後のコップ一杯の水を飲めば十分。膀胱は空っぽのほうがよく眠れるからだ。万が一に備えて、枕元にコップ一杯の水を置いておくといいだろう。夜中に急にのどが渇いても起き上がらずにすむ。

少量のアルコールには気分を和らげ、眠気をもよおす利点はあるが、飲み過ぎると夜は興奮し、深い眠りを妨げる。夜中に何度も目が覚め、なかなか寝つけなくなる。六か月間の集中治療（第3部「集中治療とその効果」を参照）ではアルコールを控えることである。就寝前のコーヒーも絶対にいけない。それよりはハーブティーを飲むほうがいい。紅茶や緑茶もやはりカフェインを含むので禁止である。

熱い風呂（熱すぎないこと）は筋肉と感覚系をリラックスさせる。このようなくつろぎタイムに、もし翌日のことがいろいろと思い浮かんだとしたら、メモをしておくのもいいのでは？　ヨガや瞑想もまた、就寝中の雑念を追い払ってくれるだろう。

みんなの処方箋

ぐっすり眠るために

*質のよい睡眠を心がける。

*睡眠の重要さを肝に銘じる。十分に睡眠を取っても時間の無駄ではない。もし個人的な問題でよく眠れない場合は、カウンセラーに相談する。

*場合によっては睡眠を専門とする研究機関に相談に行く方法もあり。

*睡眠薬に頼るのは最後の手段にする。この種の薬には副作用があり、とくに睡眠障害の原因そのものは排除できない。まずはエッセンシャルオイルで緊張をほぐすようにしよう。ラヴェンダー、レモンバーム、カノコソウ、ホップなど……。かかりつけの医師に相談して、あなたに合う薬草と適切な摂取量を決める。

*ホルモンのセロトニンとメラトニンの前駆体、必須アミノ酸のL－トリプトファンをベースにした調合薬にはよい効果がある。血液検査では問題がなくても、血液脳関門を通過するときにほかのアミノ酸と競合して不足することがある。L－トリプトファンを含む食品を食べるといいだろう。カシューナッツ、アーモンド、大豆蛋白、落花生、魚、全粒粉を使った食品などだ。

*社会生活もまた重要だ。家族や友人との夜の集まりには必ず出席すること。就寝時間が遅くなっても、翌日の昼寝で取り戻せる。そうでなくとも昼寝は習慣にすべきである。

7 脳に栄養を与える——脳を構成する要素

その国の人々の運命は何を食べているかで左右される。
ジャン・アンテルム・ブリア＝サヴァラン（一七五五―一八二六）
フランスの法律家。『美味礼讃』の著者、食通として知られる。

■私たちは食べるもので決まる

これまで見たように、運動と知的な刺激、社会参加、そして質のよい睡眠をたっぷり取ることが、海馬で新しい神経をつくるのに欠かせない条件で、それによってアルツハイマーと闘えることがわかった。しかしそれだけではダメで、新しい神経が成熟し、成長するには脳が必要とする栄養を与えなければならない。私たちの記憶や認知能力が高齢になるまで衰えないために海馬が必要とする**おもな要素は三つ。神経が発達するのに必要な構成物質と、エネルギー源、そして保護成分**である（あとの二つについては次の二つの章で説明しよう）。

残念ながら、現代人はますます即効性を求め、質の悪いできあい食品に頼るようになっている。現在のこの食習慣は経済優先のルールにのっとったもので、時間を無駄にしないためと言われているが、じつは何年間もの人生を犠牲にしている（このことはほとんど考慮されていない）。実際、できあいの食品には神経形成にとってよい物質はほとんどなく、脳にダメージを与えるものが多いのである。さらに、自分で料理をするにしても、健康に悪い素材を使うことが多い。習慣あるいはメディア、もっと正確には食品産業のうたい文句を鵜呑みにしているからだ——あたかも私たちの満

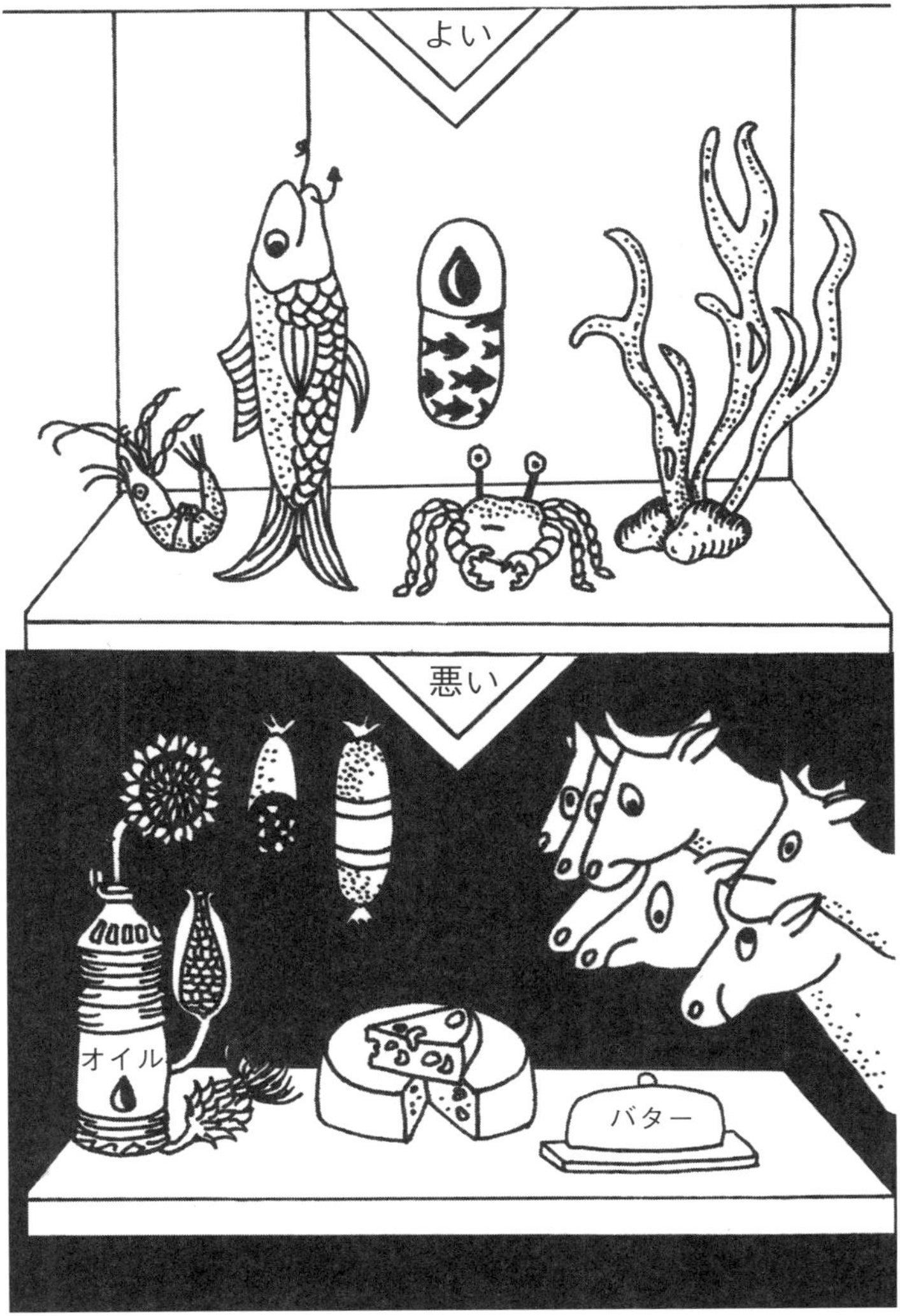
よい
悪い
オイル
バター

足度を第一に考えているかのように宣伝しているから。しかし、脳が現在の食文化に対応するとはあまり考えられず、だとしたら私たちが逆のやり方を試してみるしかないのである。アルツハイマーを予防し治療するには、味覚を変えるしかないのだ。私たちの味覚が生まれつきのものでないことは、ほかの国の食習慣と比べれば簡単にわかる。味覚は幼少時からの食習慣を通して形成されるもので、もし悪い習慣なら、改めることが重要だ。ちなみに、地中海料理やアジア料理など、健康にいい料理は美味しいものである。

■アルツハイマー対策に海の幸を

神経の発達に絶対に必要な物質は二つ。**不飽和脂肪酸のオメガ3とオメガ6**である。これらは体内で生成されないことから、「**必須脂肪酸**」と呼ばれている。だから、食事から摂らなければいけないものでもある。オメガ3とオメガ6は脳内にほぼ同量存在し、古生物学者によると、狩猟採集民族の食事にもほぼ同量含まれていた[*1]。

［オメガ3とオメガ6の比率について］

アラキドン酸（オメガ6脂肪酸）の特性は炎症促進で、免疫システムを起動させるのに重要なものである。いっぽうドコサヘキサエン酸（オメガ3脂肪酸）と、体内でオメガ3脂肪酸から生成されるほかの物質には逆に炎症抑制の特性がある。二つの逆作用はそれぞれ必要なもので、まず、感染のさいに攻撃物質を撃退するため、次いで、感染によって生じる傷を治療するためだ。

したがって、オメガ3とオメガ6の均衡が取れていることが私たちの健康にとって重要になる。

ところで、私たちが普通に摂取するオメガ6脂肪酸はオメガ3脂肪酸の約二十一倍。食習慣によっては六十倍ということもある。ちなみに五十年前のオメガ6対オメガ3の比率はまだ三対一だった。この比率は現代の狩猟採集民族の比率に近く、石器時代の祖先とも近かったと思われる。現在の私たちはオメガ6脂肪酸を摂取しすぎで、健康に害を与える域にまで達している。食品に含まれる超過剰なオメガ6によって慢性的な炎症になる傾向があり、それが組織全体に及ぶのである。その結果、免疫システムが起動するたびに、それがどんな些細なものであっても、防御作用は必要以上に激しく、長引くことになる。この不均衡によって長期的に、脳では神経形成が阻害されて毒化したベータアミロイドが多量に生成され、血管は動脈硬化になるのである。[*2]

植物には、これら必須脂肪酸をつくる力がある。しかし、植物性脂肪酸が脳を構成する物質として使われるには、体内でオメガ3はドコサヘキサエン酸（DHA）に、オメガ6はアラキドン酸に変換されなければならない。ところがこの変換率は誰であれ約一パーセントで、とても効率的とは言えない。したがって、厳格なベジタリアンにはとくに**DHAが欠乏する問題**が生じてくる。たとえば亜麻仁油にはオメガ3脂肪酸が豊富に含まれる（五十から七十パーセント）。しかし、一日に必要なDHA（〇・五グラム）をカバーするには、一日に二百ミリリットル摂取しなければならない。グラム当たり九キロカロリーあることから、これだけで千八百キロカロリー、一日に必要なカロリーに相当する。そうなると食事の大部分が亜麻仁油だ。それではいけないので、オメガ3脂肪酸を含むほかの食品が必要になり、できれば変換した形のDHAを含むものがいいということになる。

DHAの供給源として最高なのが海の幸である。人間の脳が最後の数千年間でいかに発達したかを理解するには、ここでは古代の狩猟採集民族でもむしろ漁師や貝の採取者を想像すべきだろう。[*3]また魚には、ヨードや鉄分、亜鉛、セレンなど、脳の成長に必要な栄養素も含まれている。同じく、DHAの欠乏は脳の成長に響く。自然はよくしたもので、人間の母乳だけが乳児にDHAを与えられるようになっており、このことは人類の生殖が成功するために脳の成長がいかに重要かを示している。[*4]牛乳にはまったく含まれていないのだ。とはいえ、母乳のDHA含有量は母親の食事次第で、DHAを豊富に含む海のものであるかどうかにかかっている。これが子どもの脳の発達によい影響を与えるのだ。その証拠に、母乳のオメガ3とオメガ6の比率がよい国（日本、韓国、シンガポール）で育つ子どもたちは、十五年後、PISA調査（＊国際的な生徒の学習到達度調査）で優秀な成績を残している。[*5]これまで国力比較の指標にされているGNP（国民総生産）や教育費以上に、母乳の質は将来の学業成績に決定的な影響力を持っているのである。逆に、DHAが欠乏すると脳の発達が抑制されることがあり、そうなると精神的健康も万全ではない！

DHAの量が十分にないと、新しい神経の形成は不可能で、これは成長する子どもでも、老化する大人でも同じだ。ここに食卓に魚料理が欠かせない理由がある。魚に含まれるオメガ3脂肪酸が欠乏を補ってくれるのである（ベジタリアンについては後述）。高齢者でも週に最低二回魚を食べる人は、食べない人より精神的に健康なことはさまざまな研究で示されている。[*6]魚を食べない高齢者は、事実の記憶と理性的な思考力が約十パーセント早く衰えることがわかっている。加えて、魚油に多く含まれるＤＨＡには気分を改善する効用があり、考えようによっては海馬での神経形成にもよい影響がありそうだ。

魚に含まれるＤＨＡの割合は一匹の重さの一、二パーセントである。このことから、週に二回、百五十グラムの魚を食べると、ＤＨＡの摂取量は少なくとも三から六グラムになる。それに加えて、植物性のオメガ3脂肪酸を摂取して体内でＤＨＡに変換すれば、認識能力を維持するために一日に必要な〇・五から一グラムは確保できるだろう。ただし、この分量は予防には効果があるが、治療を始めるに当たっては私には足りないように思える。神経形成が阻害される悪循環を破るには、最初の六か月間の集中治療（第3部「集中治療とその効果」を参照）のあいだは、毎日少なくとも一グラムから二グラムのＤＨＡの摂取を勧める。これは魚中心の食事でも、サプリメントでも補給できるだろう。

フィンガー研究では、健全な食生活を指示されたグループは週二回、魚を食べるように言われ、魚を食べない人は魚油のサプリメントでＤＨＡを摂取していた。いっぽう、ブレデセン教授の患者はと言えば、毎日、一、二グラムの魚油のサプリメントを摂取したうえで、ときどき魚を食べていた。教授の指示により、養殖の魚は汚染していることが考えられるのでご法度だった。

しかし、魚にもいろいろある。どんな魚がいいのだろう？　小魚を餌にする大型の魚の魚油にはメチル水銀が蓄積し、ときに高濃度のことがよくある。この種の**メチル水銀は脳には毒**なので、ツノザメやメカジキ、マグロは食べないほうがいい。その点、シロイトダラやニシン、サバ、シタビラメはまだ大丈夫である。いっぽう、マスなど養殖の魚については、私ならビオ食品（＊有機食品）だったらお勧めする。一般に出回っている魚油のサプリメントもよいと思われる。ただし、オメガ3やオメガ6のポリ不飽和脂肪酸は光や熱に弱いので、細心の注意を払って加工されていることが条件だ。また、加工の過程で水銀などの重金属も排除されていなければならない。魚も魚油も摂取したくないという人のために私が勧めるのは、やはり有機栽培のマイクロ藻類のＤＨＡオイルだ。安全な環境で栽培されており、これらの成分オメガ3は魚に比べてもなんら見劣りしない。いずれにしろ、オーガニック食品を扱う店で相談すれば、もっと詳しい情報が得られるだろう。

■肥育された動物の肉と乳製品

狩猟採集民族の食事はオメガ6とオメガ3の比率がほぼ一対一と理想的だった。それは彼らが魚介類や野生の植物を食べていたからなのは確かだが、自然界に生きる動物の肉も食べていた。実際、野生動物の脂には大量のＤＨＡが含まれているのだが、現在私たちが食べている安価な肉（公的な助成金を受けているもの）は、一般に集約飼育された動物のものである。野原で草を食べて育つ牛に比べ、家畜小屋で肥育された牛のオメガ6とオメガ3の質は六分の一。[*7] このオメガ6脂肪酸を過剰に摂取すると（とくに欧米では肉やハム・ソーセージ類が大量に消費されていることから）、脳は（ほかの器官も同様）は炎症を起こすことが多く、それがストレスになる。しかしこの物質は生命に欠かせないものでもある――ただし少量、一日に一グラム以下という条件で。

集約飼育の農場で肥育される動物はだいたい、人間のアルツハイマー病の原因と同じ機能不全に苦しんでいる。社会的な孤立、ストレス、運動不足、完全に不適合な食事などだ。これらの動物は人間の勝手で長生きすることはなく、認知症になることもないのだが、しかし、そのあと人間が病気になるのである……。

ブレデセン教授のアドバイスで、ベン・ミラー氏は大好きだった肉の摂取量を減らし、ときどき放牧で育った牛の肉を一切れか（妥協して）、有機飼育の鶏肉を食べて我慢した。フィンガー研究の栄養士が参加者に頼んだのは、肉は脂身の少ない肉にかぎり、ときどきしか食べてはいけないことだった。

とりわけ私たちの健康に問題があるのは、動物の肉を原料にする加工製品だ。とくに有害なのはオメガ6を多く含むハム・ソーセージ類で、これらはオメガ3との不均衡をさらに悪くし、超過剰にまでする。ちなみにラード百グラムには多くて一・七グラムのアラキドン酸（オメガ6）が含まれているが、しかし健康によいDHA（オメガ3）はほとんど含まれない。したがってブレデセン教授が取り組んだのは、患者のメニューから食品産業が販売する加工食品——ハム・ソーセージ類など——を抹消することだった。

同じ理由で完全に避けたいのは、バターやチーズなど脂肪分の多い乳製品。たとえばバター百グラムには約二グラムのアラキドン酸が含まれている（健康に悪いトランス脂肪酸の含有量も多く、これについてもあとで述べる）。

■健康によいオイルを

「健康にいい」食事だけしていても、じつはすでに必要以上のオメガ6が供給されている。つまりオメガ6はつねに過剰にあるわけで、だから、オメガ3との不均衡を修正する方法はただ一つ、オメガ6脂肪酸を多く含む食品を避けることである。とくに避けたいのはヒマワリ油、コーン油、アザミ油で、これらにはオメガ6が六十から八十パーセントも含まれるのに対し、オメガ3はほぼゼ口だ。広告ではポリ不飽和脂肪酸を豊富に含むので健康にいいと宣伝されているが、本当は、健康にいいのに悪いとされている飽和脂肪酸への不安を根拠にあおっているだけである。

これらの油は、食品業界が勧めるのを鵜呑みにして揚げものや煮込みに使うともっと身体に悪くなる。成分のポリ不飽和脂肪酸は熱にきわめて弱く、その結果、健康に悪いトランス脂肪酸（後述）と、非常に毒性のある4HNE（4-ヒドロキシノネナール）に変化する。これら二つの化合物は、知らずに口にすると、毒性のベータアミロイドの形成を助長するのである。[*8] 揚げものや煮込みにはもっぱらココナッツのバージンオイルを使うほうがいいだろう。この効用については次の章で詳しく述べる。

サラダドレッシングには、オメガ3の比率がオメガ6より多いオイルならなんでもよく、亜麻仁油[*9]やナタネ油[*10]がこれに入る。抗アルツハイマーの特性が多くあるオリーブオイルもやはりお勧めだ。[*11] オメガ3の含有量は非常に少ないが、オメガ6も少なく、それ以上に多くのビタミンと、モノ不飽和脂肪酸のオレイン酸（オメガ9脂肪酸で身体にいい）を含んでいる。理想は、低温圧搾法で抽出した有機オイルを色付きの瓶で保存したものを選ぶこと。というのも、モノ不飽和脂肪酸もまた光と熱に弱いからだ。同じ理由で、オリーブオイルで軽く炒めるのはお勧めしない。その代わり、地中海料理でよくするように、調理したあと皿の上でオイルを垂らすことができる。これは味覚にも健康にもいいものだ。

■トランス脂肪酸のリスク

健康に害のあるトランス脂肪酸は、たとえば、植物性オイルに水素を付加するときにポリ不飽和脂肪酸から生成される。これは液状の油を固体に加工する過程で、マーガリンをつくるときがそうである。しかしトランス脂肪酸はまた、ヒマワリ油のようにポリ不飽和脂肪酸を多く含むオイルを、揚げものや調理に使うときにも生成される。WHO（世界保健機関）によると、**トランス脂肪酸は明らかに毒と認定**されており、加盟国では一九七〇年から食品への使用が禁止されているはずである。しかし、フランスではいまだに成分表示の義務がなく、日本でもさしたる規制がない。さらに、たとえトランス脂肪酸が禁止されても、乳製品業界には大きな問題が立ちはだかりそうだ。牛など反芻動物の胃では、胃内のバクテリアが植物オイルを消化するときに大量のトランス脂肪酸が生成される。これらのトランス脂肪酸は当然、乳にも乳製品にも肉にも含まれる。牛の餌にもよるが、百グラムのバターには四から六グラムの「天然の」トランス脂肪酸が含まれ、場合によっては十グラムにまでなる。[*12]

健康への有害度では、自然のものと加工中に発生するトランス脂肪酸に何ら違いはなく、後者はマーガリンをはじめチップスや揚げもの、その他の加工品——食品の安定剤と保存剤として使用される——に含まれている。乳製品業界は問題をあえて矮小化しているが、この事実はいまや多くの研究で証明されている。牛乳に含まれるトランス脂肪酸（したがって、脂肪分の多いバターやチーズにはもっと）は確かに自然の過程を経たものではあるが、しかし、それが私たちの食品になったのはとても「自然に」とは言えないのである。

これは研究でも証明されている。ノルウェーで十四年間、七万人を対象に食生活の調査が行われた。約二十年後、動物性（したがって天然の）トランス脂肪酸を含む食品は、同量のトランス脂肪酸を含む加工品より血管系の問題で死亡するリスクが明らかに高いことがわかったのだ。[*13] 動物性トランス脂肪酸を摂取するとアルツハイマーのリスクを高めることもわかっている。[*14] しかも、量はそれほど必要ではなく、一日に一・八グラムのトランス脂肪酸（バター三十から五十グラム）を摂るだけで、リスクは一挙に高まるのである。[*15]

確かに、一部の人類は母乳以外の乳も受けつけてはいるが、これは遺伝子が修正されたおかげで、それもわずか数千年前のことである。人類の大部分にとって（とくにアフリカ、アジア、南米系）、母乳以外の乳を摂取すると、乳に含まれる乳糖が原因で腸にさまざまな症状が起きることになる。なかには一生を通して乳糖を受けつける人類もいるが、それでも母乳以外の乳に含まれるトランス脂肪酸は、私たちにとって自然な食品ではないと言えるだろう。影響が目に見えるのは遅くなってからとしても、私たちの健康にとっては大きな危険をはらむ食品なのだ。それもあって、フィンガー研究では参加者にバターを絶対に食べないよう指示していた。ほかの乳製品でも脂肪分の少ない食品を選ぶよう義務づけられていた。

ここでトランス脂肪酸が消化されるときに私たちの体内で起きていることを詳しく見てみよう。すでに述べたように、トランス脂肪酸はポリ不飽和脂肪酸のオメガ3とオメガ6から生成されることから（反芻動物の胃のなかでも、調理や加工の過程でも関係なし）、脳が勘違いし、神経の構成に必要な要素として使ってしまうのだ。これら「ペテン師」は神経の細胞膜を硬化させ、本来ならプラズマ状（＊固体、液体、気体に続く第四の状態。電離した気体）の細胞膜を必要とする蛋白質の機能を変えてしまう。ベータアミロイドが生成される重要な段階はプラズマ状の細胞膜で行われるのだが、細胞膜がトランス脂肪酸によって硬化すると、ベータアミロイドの分泌が上昇する。このことから、研究者は「トランス脂肪酸を摂取するとアルツハイマーのリスクが高まる可能性があり、これは早期に病気が発症する原因ともなりうる」と結論づけている。[*16]

ここで受け入れなければいけないのは、大企業や政治は個人の健康より経済の健全さを心配していることだ。そしておそらく、科学者自身も自分たちの利益に影響されている。アルツハイマー専門のオピニオン・リーダーは、この病気は運命で避けられないと断言することでキャリアを築いてきた。彼らがいまだにこの見解を述べつづけ、生活習慣が原因であることが明らかになっているのに、それでも否定し続けるのはどうしてなのだろう？　その立場を崩さないことで、彼らは私たちが自分で運命を切り開く希望まで消滅させている。そして政界が専門家の言うことを信頼しているものだから、企業も健康に悪い食品を平気でつくり続けている。そうとなれば、あとは私たち自身でよい選択をするしかないのである。

みんなの処方箋

よい脂肪分を摂取する
＊植物性オイルの場合、オメガ3脂肪酸が極端に少なくオメガ6脂肪酸が極端に多いもの（ヒマワリ油、コーン油、アザミ油）は避け、有機栽培で、低温圧搾法、色付きの瓶に保存されたナタネ油か亜麻仁油を使う。
＊魚を食べる。集中治療の段階は週に六百グラムまで、そのあとは週に三百グラムを維持する。ココナッツオイルで軽く炒めるか、ココナッツミルクで煮込むとよい。冷水に生息する脂の乗った魚（ニシン、シロイトダラ、マスなど）で、環境を配慮した方法で漁獲された魚を選ぶ。養殖の魚の場合はエコ・ラベルのものを選ぶ。魚が嫌いな人は魚油のサプリメントを摂取する（治療の最初の六か月間は一日にDHA一から二グラム、以降は半分）。ベジタリアンには、海藻をベースにしたオメガ3脂肪酸のサプリメントがある。
＊脂肪分の多いハム・ソーセージ類や集約飼育の肉類は食べないようにし、脂肪分の多い乳製品の代用品を見つける。たとえば野菜をベースにしたクリーム・ディップなど。
＊良質の全粒粉パンには植物性の脂肪が多く、バターを塗る必要はない。脳によいアボカドやオリーブオイル、ココナッツのバージンオイルはＯＫ。マーガリンはダメ。
＊食べてはいけないもの——加工食品、調理済みの食品は、一般に栄養価が低く、不要な添加物が多い（うま味調味料、保存料、着色料……など）。

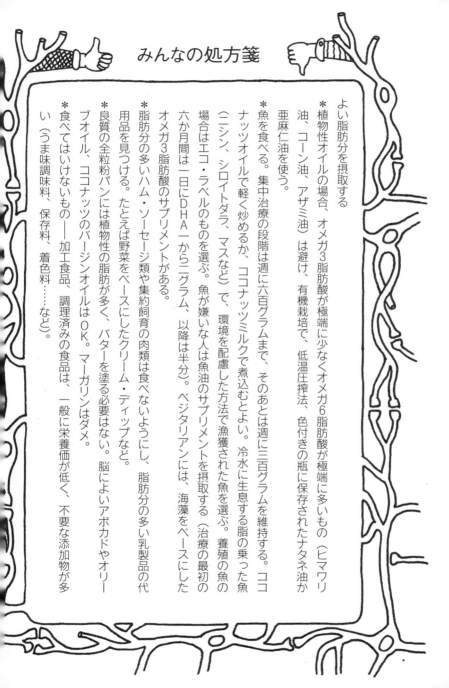

8　脳に栄養を与える——エネルギーをたっぷり

あなたの食べるものがあなたの薬になるように。

ヒポクラテス（紀元前四六〇—三七〇頃）

古代ギリシアの医者

■よいエネルギーを適切にとる

海馬は私たちの脳の驚くべき部位で、一生を通して新しい神経を形成してくれるだけではない。それ以外にも数多くある特性の一つは、高血糖がひどくなったときの「ショック状態」から自分を守る術を知っていることだ。脳のほかの部位とは異なり、海馬の神経細胞がエネルギー源としてブドウ糖を使うのは、インスリンがそのために特別に備えられた錠前を開けるときだけである。[*1] 特別な錠前とは、海馬の神経の表面にあるインスリン受容体（＊インスリン作用を誘起する蛋白質）のことで、インスリンはそれを開く鍵のようなものだと想像すればいいだろう。この的確な調整のおかげで、食事によって血糖値が変動した場合でも、敏感な神経が制御不能なほどに押し寄せる大量の糖分に埋没しないようになっている。

問題は、これが多くの複雑なメカニズムを通して行われていることで、現代の生活様式がこの海馬の血糖値調整システムを破壊すると、錠前が開けられなくなることだ。インスリン受容体が機能しないと、海馬の神経はブドウ糖を吸収することができなくなり、したがってエネルギーの供給減に苦しむことになる。この糖の代謝障害は、画像診断（ＰＥＴスキャン＝ポジトロン診断法など。二百四十三頁を参照）で検出できることから、アルツハイマーの事前診断では重要で信頼できる要素の一つである。これは専門家のあいだで「脳神経系のインスリン抵抗性」と呼ばれ、アルツハイマー病早期のマーカーとなっている。この事実から、一部の科学者はそれ自体が病気の原因と推定しているのだが、[*2]実際は、原因となる長い鎖の中間にある一つの輪にすぎず、その発端が私たちの生活様式である。とくに次のものがあげられる。

・慢性的なストレス――激しいストレスの状況に置かれると、私たちの身体は筋肉に大量のエネルギーを送る（ブドウ糖の形で）。いざというときに身を守るか、逃げるためである。そのとき、ストレスによって増量したコルチゾールがすべてのインスリン受容体をブロックする。大量に放出されたブドウ糖が脂肪細胞に吸収され、将来に備えての貯蔵脂肪になってはいけないからだ。ブドウ糖が必要なのはまさにいま、この危機的な状況においてだから。筋肉は目前に迫った体力仕事に必要なエネルギーとなる糖を吸収し、使用するために、インスリン受容体の働きを必要とせず、[*3]対して海馬の神経はインスリン受容体が働いていないとエネルギーを得ることができない。しかし激しいストレスは一時のもので、普通はすぐに忘れられる。ところが慢性的なストレスの場合、コルチゾールの分泌率が恒常的に高くなり、脳のインスリン受容体は持続的に活動オフの状態になる。[*4]結果、神経は空腹で死にそうになるのである。

・糖――糖は濃度が高くなると神経の表面に凝集し、それが免疫システムを起動させ、脳は慢性的な炎症状態になる。[*5]これはとくに精製糖や、ブドウ糖果糖液糖（調理済みの食品や甘味飲料に含まれる）のケースで見られる現象で、長期的に脂肪細胞のインスリン受容体を不活性化して、これ

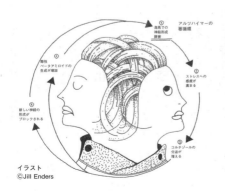

8月の新刊 ●11日発売

筑摩選書

0164

魔女・怪物・天変地異

▼近代的精神はどこから生まれたか

太成学院大学教授
黒川正剛

ヨーロッパ中世末期、怪異現象が爆発的に増殖した。魔女狩りが激烈を極め、異形のモノへの畏怖と関心が錯綜する中、近代的精神はいかにして現れたのか。図版多数。

01671-3 1600円

好評の既刊 ＊印は7月の新刊

日本語と道徳 ―本心・正直・誠実・智恵はいつ生まれたか
西田知己 中世から現代まで倫理観の意外な様変わり！
01655-3 1600円

新・風景論 ―哲学的考察
清水真木 絶景とは何か？ 西洋精神史をたどる哲学的考察
01653-9 1500円

憲法と世論 ―戦後日本人は憲法とどう向き合ってきたのか
境家史郎 憲法観の変遷を鋭く浮かび上がらせた労作！
01656-0 1700円

神と革命 ―ロシア革命の知られざる真実
下斗米伸夫 宗教が革命にどう関与したか、軌跡を描く
01657-7 1800円

陸軍中野学校 ―「秘密工作員」養成機関の実像
山本武利 公文書に基づいた初めての歴史的検証と考察
01658-4 1700円

貧困の戦後史 ―貧困の「かたち」はどう変わったのか
岩田正美 終戦から今日に至るまで、貧困の変容を描く
01659-1 1800円

童謡の百年 ―なぜ「心のふるさと」になったのか
井手口彰典 誕生百年の童謡はどう変化し、受容されたか
01664-5 1600円

雇用は契約 ―雰囲気に負けない働き方
玄田有史 柔軟で安定した職業人生を送るための必読書
01665-2 1600円

1968［1］文化
四方田犬彦 編著 全共闘文化50年。あの時代の記憶が甦る！
01661-4 2400円

1968［2］文学
四方田犬彦／福間健二 編 文化の〈異端者〉が遺した反時代的考察
01662-1 2400円

1968［3］漫画
四方田犬彦／中条省平 編 実験的であること。それが基準だった―
01663-8 2600円

流出した日本美術の至宝 ―なぜ国宝級の作品が海を渡ったのか
中野明 明治に起きた日本美術の海外流出の実態とは
01667-6 1700円

教養主義のリハビリテーション
大澤聡 来るべき教養の姿を、第一級の論者と共に探る！
01666-9 1500円

終わらない「失われた20年」 ―嗤う日本の「ナショナリズム」・その後
北田暁大 ネトウヨ的政治に抗し、リベラル再起動へ！
01669-0 1700円

民主政とポピュリズム ―ヨーロッパ・アメリカ・日本の比較政治学
佐々木毅 編著 各国の政治状況を照射、来るべき民主政とは？
01668-3 1500円

＊**骨が語る兵士の最期** ―太平洋戦争・戦没者遺骨収集の真実
楢崎修一郎 人類学者による戦地からの遺骨鑑定報告
01670-6 1500円

6桁の数字はISBNコードです。頭に978-4-480をつけてご利用下さい。

好評の既刊

＊印は7月の新刊

狂い咲け、フリーダム
栗原康 編 ●アナキズム・アンソロジー
国に縛られない自由を求めて気鋭の研究者が編む。大杉栄、伊藤野枝、中浜哲、朴烈、金子文子、平岡正明、田中美津ほか。帯文 ブレイディみかこ
43535-4 880円

家庭の事情
源氏鶏太 父と五人の姉妹に巻き起こるドタバタ物語
43477-7 780円

世間を渡る読書術
パオロ・マッツァリーノ 生きる力がみなぎる読書
43479-1 820円

田中小実昌ベスト・エッセイ
田中小実昌 大庭萱朗 編 入門編にして決定版！
43489-0 950円

色川武大・阿佐田哲也ベスト・エッセイ
色川武大／阿佐田哲也 大庭萱朗 編 はぐれ者よ、路に輝け
43495-1 950円

吉行淳之介ベスト・エッセイ
吉行淳之介 荻原魚雷 編 文学を必要とするのはどんな人か？
43498-2 950円

三島由紀夫と楯の会事件
保阪正康 綿密な取材による傑作ノンフィクション
43492-0 900円

飛田ホテル
黒岩重吾 「人間の性」を痛切に描く昭和の名作短篇集
43497-5 820円

バナナ
獅子文六 獅子文六の魅力がつまったドタバタ青春物語
43464-7 880円

箱根山
獅子文六 これを読まずして獅子文六は語れない！
43470-8 880円

断髪女中 ●獅子文六短篇集 モダンガール篇
獅子文六 山崎まどか 編 再発見されたニュー・クラシック
43506-4 760円

ロボッチイヌ ●獅子文六短篇集 モダンボーイ篇
獅子文六 千野帽子 編 やっと読める幻の短篇小説
43507-1 760円

笛ふき天女
岩田幸子 獅子文六夫人による自伝的エッセイ
43515-6 740円

父と私 恋愛のようなもの
森茉莉 早川茉莉 編 パッパは私のすべてだった！
43517-0 800円

いっぴき
高橋久美子 作家・作詞家活動の集大成的エッセイ集
43524-8 740円

戦場カメラマン
石川文洋 戦争報道の歴史的名著
43474-6 2200円

あるフィルムの背景 ●ミステリ短篇傑作選
結城昌治 日下三蔵 編 昭和に書かれた極上イヤミス
43476-0 840円

夜の終る時／熱い死角 ●警察小説傑作選
結城昌治 日下三蔵 編 警察小説不朽の名作、増補復刊
43514-9 840円

赤い猫 ●ミステリ短篇傑作選
仁木悦子 日下三蔵 編 日本のクリスティの名作が復活
43518-7 880円

＊**落ちる／黒い木の葉** ●ミステリ短篇傑作選
多岐川恭 日下三蔵 編 直木賞受賞の昭和の名作ミステリ復活
43530-9 950円

＊**決定版 天ぷらにソースをかけますか？** ●ニッポン食文化の境界線
野瀬泰申 少数派はどっちだ?!
43528-6 880円

6桁の数字はISBNコードです。頭に978-4-480をつけてご利用下さい。

8月の新刊　●10日発売　ちくま学芸文庫

精講 漢文
前野直彬

往年の名参考書が文庫に！ 文法の基礎だけでなく、中国の歴史・思想や日本の漢文学をも解説。漢字文化の多様な知識が身につく名著。 （堀川貴司）

09868-9
1700円

裏社会の日本史
フィリップ・ポンス 安永愛 訳

中世における賤民から現代社会の経済的弱者まで、また江戸の博徒や義賊から近代以降のやくざまで――フランス知識人が描いた貧困と犯罪の裏日本史。

09881-8
1700円

「きめ方」の論理
佐伯胖

■社会的決定理論への招待

ある集団のなかで何かを決定するとき、望ましい方法とはどんなものか。社会的決定をめぐる様々な理論・議論を明快に解きほぐすロングセラー入門書。

09876-4
1300円

人知原理論
ジョージ・バークリー 宮武昭 訳

「物質」なるものなど存在しない――。バークリーの思想的核心が、平明このうえない訳文と懇切丁寧な注釈により明らかとなる。主著、待望の新訳。

09879-5
1100円

西洋古典学入門
久保正彰

■叙事詩から演劇詩へ

古代ギリシア・ローマの作品を原本に近い形で復原すること。それが西洋古典学の使命である。ホメーロスなど、諸作品を紹介しつつ学問の営みを解説。

09880-1
1100円

6桁の数字はISBNコードです。頭に978-4-480をつけてご利用下さい。
内容紹介の末尾のカッコ内は解説者です。

chikuma primer shinsho

ちくまプリマー新書《さいしょのしんしょ》

★8月の新刊　●8日発売

304
あなただけの人生をどう生きるか
▼若い人たちに遺した言葉
渡辺和子
数々のベストセラーを世に贈った修道女にして、伝説の教育者。大学学長時代、入学・卒業式で学生たちに語った魂を揺さぶる言葉を精選した新篇名講演集。
68327-4
780円

305
学ぶということ
▼続・中学生からの大学講義1
桐光学園＋ちくまプリマー新書編集部 編
受験突破だけが目標じゃない。学び、考え続ければ重い扉が開くこともある。変化の激しい時代を生きる若い人たちへ、先達が伝える、これからの学びかた・考えかた。
68331-1
840円

好評の既刊　＊印は7月の新刊

源氏物語の教え ――もし紫式部があなたの家庭教師だったら
大塚ひかり　スーパー家庭教師が教える「幸せになる方法」
68999-3　880円

平和をつくるを仕事にする
鬼丸昌也　一歩を踏み出す勇気が持てるか!?
68320-5　780円

高校生のための ゲームで考える人工知能
三宅陽一郎／山本貴光　デジタルゲーム制作を通して人工知能を学ぶ
68998-6　950円

カラー新書 世界一美しい人体の教科書
坂井建雄　人体の神秘に超ミクロカラー写真で迫る！
68322-9　1000円

99％の人が速くなる走り方
平岩時雄　正しい技術を身につければ必ず速くなる！
68321-2　840円

本質をつかむ聞く力 ――ニュースの現場から
松原耕二　何が本当か、見極めるために大切なこと
68326-7　780円

雲と鉛筆　プリマー新書300点記念号！
吉田篤弘　鉛筆を作り雲を眺め考える、人生とは何か
68325-0　680円

翻訳ってなんだろう？ ――あの名作を訳してみる
鴻巣友季子　訳しながら読み解く「翻訳読書」のススメ！
68323-6　820円

＊市場って何だろう ――自立と依存の経済学
松井彰彦　市場は頼れる存在、その本質を解き明かす
68324-3　820円

＊先生は教えてくれない就活のトリセツ
田中研之輔　採用される人になるための方法を教えます
68328-1　780円

6桁の数字はISBNコードです。頭に978-4-480をつけてご利用下さい。

ちくま新書

8月の新刊　●8日発売

1333-3 社会保障入門
伊藤周平（鹿児島大学法文学部教授）【シリーズ ケアを考える】

年金、医療、介護。複雑でわかりにくいのに、この先も不透明。そんな不安を解消すべく、ざっくりとその仕組みを教えます。さらには、労災・生活保障の解説あり。

07161-3　1000円

1346 立憲的改憲
▼憲法をリベラルに考える7つの対論
山尾志桜里（衆議院議員）

今あるすべての憲法論を疑え！　真に権力を縛り立憲主義を取り戻す「立憲的改憲」を提起し自衛権、安全保障、違憲審査など核心問題について気鋭の論客と吟味する。

07164-4　1000円

1347 太平洋戦争 日本語諜報戦
▼言語官の活躍と試練
武田珂代子（立教大学異文化コミュニケーション学部教授）

太平洋戦争で活躍した連合国軍の言語官。収容所から集められた日系二世の葛藤、養成の違いに見る米英豪加の各国軍事情……。語学兵の実像と諜報戦の舞台裏。

07162-0　800円

1348 現代語訳 老子
保立道久（東京大学名誉教授）

古代中国の古典「老子」。二千年以上も読み継がれてきたそのテキストを明快な現代語に解きほぐし、老子像を刷新。また、日本の神話と神道の原型を発見する。

07145-3　1100円

1349 いちばんやさしい美術鑑賞
青い日記帳（中村剛士〔Tak〕主宰アート情報ブログ）

「わからない」にさようなら！　1年に300以上の展覧会を見るカリスマブロガーが目からウロコの美術の楽しみ方を教えます。アート鑑賞の質が変わる必読の書。

07152-1　920円

1350 英語教育幻想
久保田竜子（カナダ・ブリティッシュコロンビア大学教授）

英語は全世界の人々を繋ぐ？　英語力は経済的な成功に？　ネイティブ教師について幼少期から学習するのが良い？　日本人の英語信仰、その真偽をあぶりだす。

07156-9　820円

1351 転職のまえに
▼ノンエリートのキャリアの活かし方
中沢孝夫（兵庫県立大学大学院客員教授）

仕事人生の転機において何を考えるべきか？　雇用の基本、キャリア、自己投資。中小企業論の第一人者が様々な実例とともに語る、中高年からの働き方「再」入門。

07169-9　760円

6桁の数字はISBNコードです。頭に978-4-480をつけてご利用下さい。

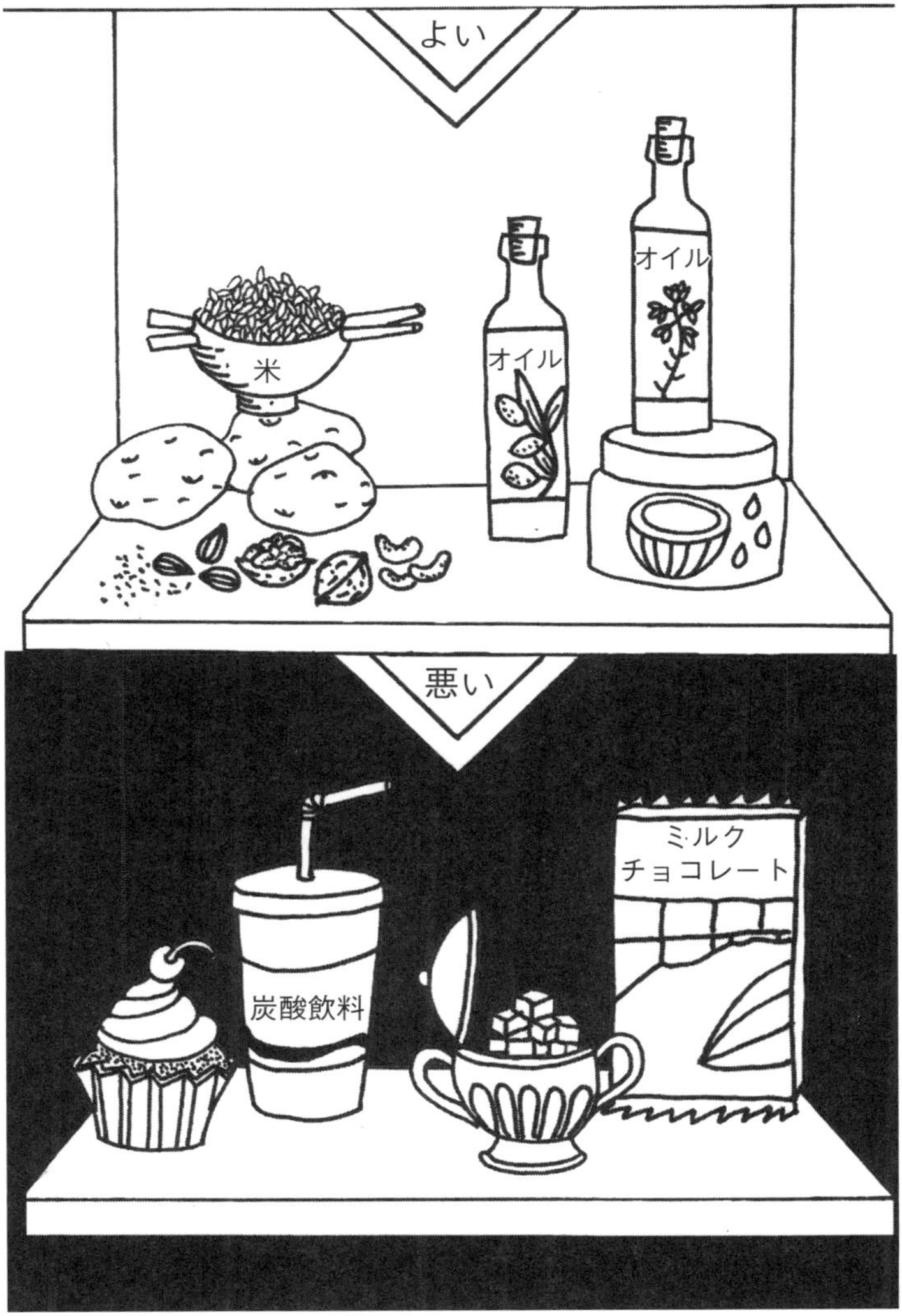
よい
米
オイル
オイル
悪い
炭酸飲料
ミルク
チョコレート

がⅡ型糖尿病の誘因になるだけでなく、海馬の神経のインスリン受容体も不活性化する。[*6]これにオメガ3脂肪酸の欠乏が輪をかけて作用し、健康に害を与える。こうして糖は私たちの学習能力と記憶力を妨害するのである――これは子どもも含む……。

・脂肪組織のホルモン――脂肪細胞は、貯蔵しているエネルギーの状態を脳に発信するために、十種類以上のホルモンを使っている。とくに腹部の脂肪は超活発な分泌腺である。腹部が肥満していると、分泌腺はさらに活発になり、多量に分泌されたホルモンが海馬のインスリン抵抗性を引き起こす。[*7]結果、アルツハイマーのリスクは胴まわりの増大とともに上昇するのである。[*8]

・トランス脂肪酸――トランス脂肪酸はすべてのインスリン受容体の機能をブロックする。いっぽう前述したように、脂肪細胞で行われるプロセスはⅡ型糖尿病（または生活習慣型と呼ばれる）を誘因する。加えて、それによって脳神経系にインスリン抵抗性が生じることから、海馬の神経は衰弱していく。これらのメカニズムを通して、食品に含まれるトランス脂肪酸はアルツハイマーのリスクを高めるのである。[*9]

・毒性のベータアミロイド――凝固して毒化したベータアミロイドもまた、インスリン受容体を阻害する重要物質である。[*10]

こうして慢性的なストレスと不適切な食品は、血糖値調整システムを不活性化させる直接の原因となっている。しかし間接的にも、海馬の神経がブドウ糖を消化吸収するのを妨げ、それによってベータアミロイドが過剰に生成されて毒になる。この状況を避けるのに唯一効果的なのが、全体を個人個人の欲求（または原因）に合わせた計画的な治療法である。

これまでの章で、アルツハイマー病の予防と治療の基本となる措置として、悪いストレス（よいストレスと混同しない）の減少法（排除すればもっとよし）と、トランス脂肪酸の排除についてはすでに述べた。そのうえで、血糖値を急上昇させる食品（炭水化物などすぐに消化するもの）はすべて排除するのをお勧めする。列記しよう。

・甘味飲料（それよりは水か、糖分なしのお茶にする。コーヒーでもいいが、酸の摂り過ぎを避けるため一日に二、三杯に抑える）
・白い小麦粉をベースにした食品（それよりは全粒粉をベースにしたもののほうがいい）
・糖分の多いジャム類（糖分控え目のジャムを自分で作り、早めに消費する。短期の保存には、砂糖十パーセントで十分）
・チョコレート（カカオの分量が多く、カカオバターの入っていないチョコレートのみにする。カカオバターは余計な成分）

では、冒頭に紹介した二つの研究では、糖類の問題をどう扱っていたのだろう？　ブレデセン教授が患者に注文したのは、加工された糖類を含む食品をすべて排除することだった。いっぽうフィンガー研究の「健康」グループは、可能なら食品から砂糖を排除することを求めた。

また「身体を動かす」の章で強く勧めた運動も、インスリン受容体を機能させて糖を吸収できるようにすることから、効果があることを述べておこう。[*11] 質のよい健全な食事をすることで、太った人が痩せる効果も十分にあり、これもまたインスリン受容体を活性化させる。ちなみに最初の六か月の集中治療で、サラ・ジョーンズは十キロ、ベン・ミラーは約五キロ痩せた。

これらの措置はすべて、現代の生活様式に結びつくアルツハイマー病の最初の原因のいくつかを消滅させる。しかし、病気が発症した時点から、毒性のベータアミロイドはインスリン受容体の機能をつねに阻害しており、治療によって毒は徐々に排除されているものの、ブドウ糖の供給はまだうまく機能しない。この問題はどうすれば回避できるのだろう？　答えはイエス！　万事休すの状態でも海馬の神経にエネルギーを供給できる手段はあるのだろうか？　幸いにも、脳のエネルギー源として重要なのはブドウ糖だけではないのである。

■ケトン体は脳のもう一つのエネルギー源

長いあいだ、脳が「燃料」として使用できる物質はブドウ糖だけだと思われていた。ほかの器官はおもなエネルギー源として飽和脂肪酸を使うのだが、これは血液循環を介して脳まで入り込めない。特別なメカニズムが、血液で運ばれることの多いウイルスや細菌、毒などの危険な侵入物から脳を保護しているのだ。脳に固有のこの安全装置、「血液脳関門」については、「なぜアルツハイマーになるのか？　日々進化する説明」の章ですでに述べた（六十一頁）。脳にエネルギーと酸素を供給する血管すべてが通る門はしかし、糖の分子より大きいものは通過することができない。このバリアを通過するために、より大きい分子は特別な伝達物質を使わなければならないのである――ベータアミロイドについてはすでに述べた通り（五十四頁）。これらの伝達物質はナイトクラブの用心棒のように、脳に入れていいものだけが通過するよう見張っているのである。

しかし、糖の分子より大きいポリ不飽和脂肪酸オメガ3とオメガ6は、いとも簡単に脳に達している。[*12] このときの伝達物質が何かはまだ解明されていないが、同族分子のトランス脂肪酸と同じ道を使っていると思われ、ここでは用心棒はまったく役を果たしていないことになる。分子構造が似ているとはいえ、脳の発達に欠かせない物質と、前述したように健康に悪い分子を見分けることができないのだから。

エネルギー源が欠乏した期間に備え、私たちは体内に長鎖（＊炭素の鎖が長い）飽和脂肪酸を貯蔵している。ところが、これらが血液脳関門を通過する運搬システムは存在しない。その場合、つまり私たちが糖類を摂取しないあいだの一定期間、脳は（ブドウ糖も脂肪も貯蔵していない）どこからエネルギーを引きだすのだろう？

この問題を大きな視野で理解するために、数字で例を示そう。取り上げるのは体重七十キログラムのやや痩せ型の個人である。彼の体脂肪は十パーセント（七キログラムの脂肪に相当する）と低いのだが、それでも、脂肪一グラムは約十キロカロリーとして計算すると、ほぼ七万キロカロリーを長鎖脂肪酸の形で保有していることになる。一日に必要なのは二千キロカロリーだから、この貯蔵脂肪で一か月は十分持つことになる。計算上はそうなのだが、しかし、飽和脂肪酸はポリ不飽和脂肪酸と違って脳まで到達できない。血液脳関門のせいである。

エネルギーをブドウ糖の形で貯蔵できるのは肝臓だけで、この一部は直接脳で使うことができる。私たちの肝臓の重さは約一・五キログラム。ブドウ糖はその約十パーセント（百五十グラム）あり、多糖類であるグリコーゲンの形で貯蔵されている。ブドウ糖一グラムは約四キロカロリーであるから、脳のエネルギー源がブドウ糖だけとしたら、欠乏した場合、私たちの器官が肝臓から脳に供給できるのは六百キロカロリーだけ。これでは一日分にもならない。

私たちの身体はブドウ糖を脂肪酸にし、皮下脂肪として貯蔵することができる。それはビール好きのぷっくり腹を見れば十分だ！　いっぽう、逆となると不可能。飢餓に苦しんでいるときでも、皮下脂肪をブドウ糖に変えることはできず、しかし脳はなにがなんでもブドウ糖が欲しいという状態となる。理論的に考えると、私たちは断食をするとすぐ脳死で死ななければならなくなる。ところが、そんなことはない。しかし、私たちはどのように生き延びるのだろう？　人類は長期にわたる飢餓をどのように生き延びてきたのだろう？　さらに、**なぜ断食は危険ではなく、むしろ健康にいいのだろう？**　その答えはケトン体と呼ばれるもののなかにある。

私たちが半日だけでも糖類（小麦粉、デンプン、砂糖など）を控えると、血糖値はぐっと下がるので、インスリンはそれ以上下げるために働く必要がない。そして、このインスリンが何もしていないあいだ（この間だけ）、脂肪細胞は貯蔵していた飽和脂肪酸をエネルギー源として放出できる。もし、私たちがときどきでも断食をしなければ（少なくとも夜のあいだの食事をしない数時間）、インスリンは働きづめとなり、貯蔵脂肪はそのままの状態に留まって、使われることがなく増え続けていく。

いっぽうインスリンがないと、脂肪酸は自由に動き、血管を通って肝臓まで行き、そこで変化する。化学的な構造の特徴から、不完全代謝でさまざまな断片が生じ、それらの産物をまとめてケトン体（＊アセト酢酸、3-ヒドロキシ酪酸など）と呼んでいる。ケトン体はブドウ糖より小さいことから、難なく血液脳関門を通過して脳に到達し、それまで唯一のエネルギー源と思われていたブドウ糖の代わりになる。こうして神経は脂肪細胞に貯蔵されていた大量のエネルギーを利用できる。

脳神経系のインスリン抵抗性は、臨床でアルツハイマー病の初期症状が診断される前に進行していることが多い。その場合、**脳にケトン体を使ったエネルギーを供給する**のは、治療にも予防にもよい措置である。すでにエネルギー不足に苦しんでいる海馬の神経を生き延びさせることができるからだ。

ケトン体は燃料としての「ブドウ糖」に比べ、さまざまな点で優れている。まず例としてあげたように、痩せた人でも大量のエネルギーを貯蔵しており、それらはインスリンが働かないときに使えること。さらに、ケトン体は直接海馬の神経に到達できるので、インスリン受容体がブロックされたときの抜け道になる。加えて、燃焼に要する酸素がブドウ糖より少ない。したがって、血液循環が悪い（酸素が欠乏している）場合でもエネルギーを供給できる。これは血管性認知症の初期の患者にとっても利点である。というのも、血管性認知症ではとくに神経組織への酸素供給が阻害されるからである。

しかし、私たちが再度、消化のよい糖類を摂取したとたんに血糖値は急上昇し、インスリンの量も再び増加する。すると肝臓ではケトン体が生成されなくなり、脳神経系のインスリン抵抗性が生じているケースでも、エネルギー不足に苦しむ海馬の神経を救えないのである。

■適度な断食の勧め

昔の狩猟採集民族には冷蔵庫がなく、スーパーマーケットも近所のスナックもなかった。狩りや採集は私たちの週一の買い物よりよほど危険だったはずだから、彼らがそれに打ち込んだのは空腹感を抱いたときだけだったと考えられる。別の言い方をすると、私たちの先祖はお腹が空いたときに、知的にも肉体的にも特別な力を発揮する必要に迫られた。この特別な状況において、ケトン体が脳のエネルギー源として大活躍をしたことは驚くに当たらないだろう。加えて、ケトン体は私たちの健康のために大きな働きをしている。ホルモンのように、神経伝達物質として神経を若返らせ、海馬で新しい神経の形成を促すのである。[*13]

では、私たちはここから具体的にどんな教訓を引きだせばいいのだろう? 一つは、健康的な食事を心がけて週に二回は魚を食べ(「脳に栄養を与える――脳を構成する要素」の章、百四十四頁を参照)、運動をたくさんすること(「身体を動かす」の章、百八頁を参照)――そうすれば必ずお腹がすく――である。もう一つは、脂肪酸がケトン体に変化するために断食することだ。なぜなら、ケトン体はアルツハイマー病の初期段階で海馬の神経が餓死するのを防ぎ、おまけに神経の若返りと形成を促進してくれるからだ。これらの要求に応えるにはどうしたらいいのだろう?

問題解決には二つの作戦がある。一つはよく眠ること。なぜならケトン体の生成を促進するには、食休みの時間は十二時間で十分だからである。この休みは夕食と朝食のあいだに置けばさほど難しくはない。ちなみにブレデセン教授は患者に、**就寝前三時間は何も口にしない**よう奨励し、そのうえで八時間から九時間眠ることを勧めた。そうすると十二時間の断食になり、これを毎日の習慣とした。もちろん、夜に何も食べないのは簡単ではない。だから**小腹が空いたらアーモンドをかじる**ことだ。糖分は微量で、多糖類も少ないので(わずか二パーセント)、インスリンは働かないからだ。加えてアーモンドは植物性蛋白質、身体にいい脂肪が多く、ほかにもよい成分がたくさんある。それら全体の効用も素晴らしく、インスリン受容体を再活性化させ、コレステロールの比率を改善し、いくつかの研究結果によると、腹部の皮下脂肪も落としてくれる。[*14] 一日に二つまみ、十四から六十グラムが、軽い食事代わりとして完ぺきだ。

こうして一つ目の作戦で、私たちは夜、心静かに断食をすることができる（お腹を空かす海馬にエネルギーを補給することも）。二つ目の作戦は、昼間にケトン体の生成を促進することだ——しかも断食などせずに。どうすればできるのか？　中鎖脂肪酸の力を借りるのだ。脂肪としてストックされている長鎖脂肪酸と違い、中鎖脂肪酸は水溶性で、直接肝臓まで到達し、そこで非常に効率的にケトン体に代謝される。自然界の供給源としては二つある。**ココナッツオイルとアブラヤシバーム核油**だ（バーム油と混同しないこと。バーム核油はアブラヤシの皮を剥いだ種子から抽出されるのに対し、バーム油は果実から抽出される）。ココナッツオイルとアブラヤシバーム核油は中鎖脂肪酸を豊富に含み（最大六十パーセント）、健康にきわめていいことから、初期の人類はココナッツの木の真下には住んでいなかったとしても（実が落ちると危険）、近くで生活していたと思われる。いずれにしろ、人類草創期の研究をしている学者たちは、この点で一致している。*15

［飽和脂肪酸について］

ココナッツのバージンオイルは、ココナッツの新鮮な果肉を低温圧搾（理想は四十℃）することで抽出される。この抽出法はコストより質を優先したもので、精製の必要がない。化学的な処理をすると残念ながら、ビタミンEのような大切な栄養成分が失われ、質のよい油とわかるココナッツの微妙な風味もなくなってしまう。ココナッツのバージンオイルは化学的な加工もされず、ほかのオイルも混ざっていない（しかし、そのぶんほかの質の悪いオイルよりは高価だ）。調理と、パンに塗るバターやマーガリンの代わりとして理想的。

ところで、ココナッツオイルの九十パーセントは飽和脂肪酸なのだが、食品業界では飽和脂肪酸は悪者扱いされている。それなのに私が勧めるのはなぜなのか？　説明しよう。一九六〇年代以降、国から莫大な助成金を受けた食品業界は、安価なコストで製造した植物性オイルと、それを原料にしたマーガリンをアメリカやヨーロッパで大々的に売るために、良心を脇に置いて躍起になって宣伝した。[*16] その展望のもと、広告では原料として使用する不飽和脂肪酸の効用をうたいあげ、飽和脂肪酸を悪者にしたのだ。しかしある時期、飽和脂肪酸は心血管系に有害と思われていたのだが、現在ではそれが間違いであることがわかっている。飽和脂肪酸の割合にしても含有量にしても、動脈硬化にはなんら影響がない。[*17] 自然界を見ると、飽和脂肪酸はむしろ優れていることが確認できる。化学的に無害なエネルギー源として貯蔵脂肪となっているのは飽和脂肪酸で、それがなければ私たちの身体は機能しない。脳でさえ、飽和脂肪酸から生成されるケトン体でエネルギーを与えられている。また、もし飽和脂肪酸が健康に悪いとしたら、治療としての断食も、その間はこの種の脂肪酸が使われるので、有害でなければならない。ところが実際はまったく逆である。

したがって、ココナッツオイルやアブラヤシパーム核油の飽和脂肪酸については何も心配することがない。それよりは、広告で「不飽和脂肪酸がたっぷり」とうたわれているオイルに注意しよう。それらのオイルはすでに摂取過剰なオメガ6脂肪酸をさらに増やし、調理に使うと有害なトランス脂肪酸になる。結果、アルツハイマー病のリスクが高まるのである。

スティーヴ・ニューポートはアルツハイマーである。妻の医師、メリー・ニューポートは夫のために次のような治療を行った。テーブルスプーン一杯（＊約十五ミリリットル＝大さじ一杯）のココナッツ・バージンオイルを一日に一定間隔で四回（五十五から八十グラム）摂取することだ。彼女は事前に同量のＭＴＣオイル（中鎖脂肪酸を豊富に含むオイル）を混ぜていた――しかし、これは私には無駄に思える。というのも、ココナッツオイル自体に中鎖脂肪酸は豊富に含まれており、また、私たちの体内で一日に生成されるケトン体の量は限られているからだ。スティーヴには脳神経系のインスリン抵抗性があったのだが、それでもココナッツオイルの投与でケトン体の生成が増え、海馬にとって重要なエネルギーを供給することができた、とメリー・ニューポートは本に書いている。[*18] 病気はすでにかなり進行していたのだが、この食事療法のおかげで悪化は食い止められ、スティーヴは鬱病から抜けだした。彼は治療を始めたときから「すべてが再び輝きだした」という印象を持ったと、メリー・ニューポートの本の前書きに書かれている。著者によると、ココナッツオイルとアブラヤシバーム核油を摂取することで、多くの患者に目覚ましい効果をもたらしている。

・記憶の改善。
・個性とユーモアの感覚を取り戻す。
・再び社会と関わるようになる。
・日々の活動を再開する。
・身体的な症状のいくつかが改善する。

さらにニューポート博士は次のように明言している。「これらの効果は病人にとってだけでなく、同じように苦しむ家族や身近な人にとっても、特別な意味がある。多くの人にとって、この食事療法を始めたあとの違いは即座にあらわれ、私の夫と同じように、目覚ましいものだった」[*19]。

ベン・ミラーもまたブレデセン教授からこの方法を指示され、朝と夕方、テーブルスプーン一杯のココナッツオイルを摂った。予防の観点から、私たちはバターやマーガリン、調理用オイルの代わりにココナッツオイルを使用するようアドバイスした。アルツハイマー病になって調理をしない人（またはできなくなった人）は、ココナッツオイルをスプーン何杯か摂るのがいちばんよい治療法で、私なら一日三回（朝、昼、晩）テーブルスプーン一杯をお勧めする。

いっぽう、フィンガー研究は治療目的でのケトン体製品は使っていない。いずれにしろ、治療の概略を見ても、この目的にはとくに触れられていなかった。睡眠の習慣の改善（夜間の断食になり、ケトン体の生成が促進される）にも目が注がれていなかったが、それ以上に、この問題が研究結果に悪い側面を与えている――予防的にも治療的にも。

みんなの処方箋

脳にたっぷりのエネルギーを！

＊夜のあいだは断食する――その間、海馬はケトン体のおかげで貯蓄脂肪を使用することができる。アルツハイマーに特有の脳神経系のインスリン抵抗性があっても大丈夫。

＊一日に二、三回、テーブルスプーン一杯の有機ココナッツオイルを摂る。ただし、調理や揚げものなどですでに十分摂取している場合は別。初めての場合は、コーヒースプーン一杯から始め、徐々に量を増やして腸を慣れさせる。料理では、ココナッツオイルは必須脂肪酸が少ないので、ほかのオイルも使うようにする。サラダや調味料には、質のよい有機オリーブオイルを使う。ナタネ油の脂肪酸もなかなかいい。

＊ナッツ類（アーモンド、クルミなど）や、多くのシード類（チアシード、ゴマ、亜麻仁など）もまたよい脂質源。それ以外にも健康にいいものがたくさん含まれている。

＊栄養価の高い食品とジャガイモを食べる。小麦粉はできれば有機の全粒粉を使う。

＊甘味飲料や甘い物は避ける。長期的な目的はヘモグロビンA1c血糖値（＊赤血球中のヘモグロビンのうち糖と結合しているものの割合）を一リットルあたり五・五ミリモルにすること。

＊チョコレートはＯＫだが、カカオが八十五パーセント以上のものだけにする。それ以外の製品には過剰な糖分や健康に悪い成分が含まれる。

9 脳に栄養を与える——保護成分となるもの

知恵は台所で始まる。

フリードリヒ・ヴィルヘルム・ニーチェ（一八四四—一九〇〇）
ドイツの哲学者

■人工的なサプリメントより自然の豊かさを選ぶ

私たち人間は狩猟採集民族から血筋を引いているというより、果物などを採集する民族の血筋を引いていると思われる。つまり、私たちは肉がなくてもまったく平気だが、果物や野菜なしでは生きられないということだ。たとえばビタミンは生命維持に欠かせない物質で、食べ物から摂取しなければならないのだが、そのほとんどは植物が起源だ。私たちは人類の歴史を通して、真に植物の欠乏に直面したことは一度もなかった。それだから私たちは、ビタミンが欠乏したときに自分でつくる遺伝子プログラムを持ち合わせていないのに、生き延びることができたのである。たとえば人間やほかの脊椎動物はビタミンCを体内で合成できないのだが、何の問題もない。十分な果物や野菜を持たずにヨットなどで長期の航海に出かけないかぎり（つまり、自然と交わる生活様式を根本から変えないかぎり）、壊血病になる心配はないのだ。

近年の歴史でビタミン不足が問題になったのは、生活環境の劇的な変化に人間が遺伝子的に適応できなかったことで説明される。そしてビタミンは私たちの生理機能すべてに介入していることから、何か一つでも欠乏すると——ビタミンA、B_1、B_6、B_{12}、C、D、E——何らかの形で脳機能に害を及ぼしても驚くにあたらない。海馬の神経形成やベータアミロイドの代謝が影響を受け、これらすべてが結びつくことも多い。[*1] ビタミン類についてはいくらでも詳しく説明できるのだが、しかしそれより、次の問題を問いかけたほうがいいだろう。「私たちが望むのはどんな食べ物なのだろう?」と。私たちに必要なビタミンを果物や野菜、健康的な食品を食べて自然に摂取したいのか、それとも人工的な食用サプリメントで取りたいのか?

私に言わせれば、**理にかなった選択肢はただ一つ、健康的で自然な食品**だ。化学的な方法ではいかに入念につくっても、自然を模倣できるのは一部のみ、何千年という時を経た複雑な仕組みの代わりになることはない。有機栽培のリンゴには植物性の有効成分が何千、何万とある。しかも、私たちはその機能を理解し始めたばかりなのだ。真面目に考えて、食用サプリメントごときがどうして競争などできるだろう? たとえばビタミンEだけを見ても、自然には何百という異なる化学構造のものがある。食品業界はたぶん、合成しやすいという理由で、そのうちの一つだけを選んでいるのだろう。それよりはオリーブオイルに含まれる自然の多様性を選び、毎日一定量のアーモンドを食べて、私たちに合うビタミンEの組み合わせを自然に任せたほうがいいだろう。人の全遺伝子形質には数百万年の経験が組み込まれている。それにすべて頼るのが得に決まっている!

さらに、食用サプリメントは広く出回ってはいても(残念なことに)、あくまでも薬である。なかには有効成分が含まれ、それがないと効果がない。治療の範囲内で、経験豊富な医者が副作用や薬の相互作用をきちんと配慮したうえで摂取量を定めるのなら、サプリメントの使用は的確で、よい結果も得られるだろう。しかし、どんな有効成分にも悪い副作用はあるものだ。なんであれ使用する前に、実際に欠乏しているものを医師に確認してもらうのが賢明だろう。

欠乏の原因としてはさまざまなことが考えられる。たとえば、生活環境によっては微量元素のセレンが欠乏することがある。野菜などが栽培される土壌にほとんど含まれていないことがあるからで、そういう土壌はヨーロッパに多い（百七十六頁参照）。もちろん、決め手となるのは私たちの食習慣で、とくにそう言えるのは、ベジタリアンのように変化の乏しい特別な食生活を守っている人の場合だ。彼らは思想的に動かされていることが多く、動物が殺されるのが嫌、環境保護のため、などと言う。しかし、菜食主義は集約飼育の肉も含む食事より健康なのは確かでも、それでも狩猟採取時代から変わらない私たちの器官が必要とするものとは隔たりがある。

したがって、同じベジタリアンでも魚肉や甲殻類、海の軟体動物も食べるペスコ・ベジタリアン（魚菜食）のほうが健康的だ。彼らはビタミンB_{12}やDHA（オメガ3脂肪酸）の重要な供給源も確保できるからだ。[*2] アメリカのキリスト再臨派七万三千人を対象に六年間にわたって行われた研究で明らかになったのは、ベジタリアンの死亡率が「肉食派」より十五パーセント低いことだった。また、「オボ・ラクト・ベジタリアン」派（*卵と乳製品も食べるベジタリアン）が「肉食派」よりさほどよい位置にいなかったのは、彼らが健康に悪い乳製品を食べていたからだと説明できるだろう。肉食派より死亡率が十九パーセント低かったペスコ・ベジタリアンは、健康の視点から見て食の割合がよかったのである。したがって、この食生活が栄養のバランスを取るうえでの現実的で最強の手段と言える。純粋なベジタリアンは、ビタミンB_{12}（十分な量が含まれるのは動物起源の食品のみ）と、海藻油をベースにしたオメガ3を摂取することで、欠乏を補うことができるだろう。

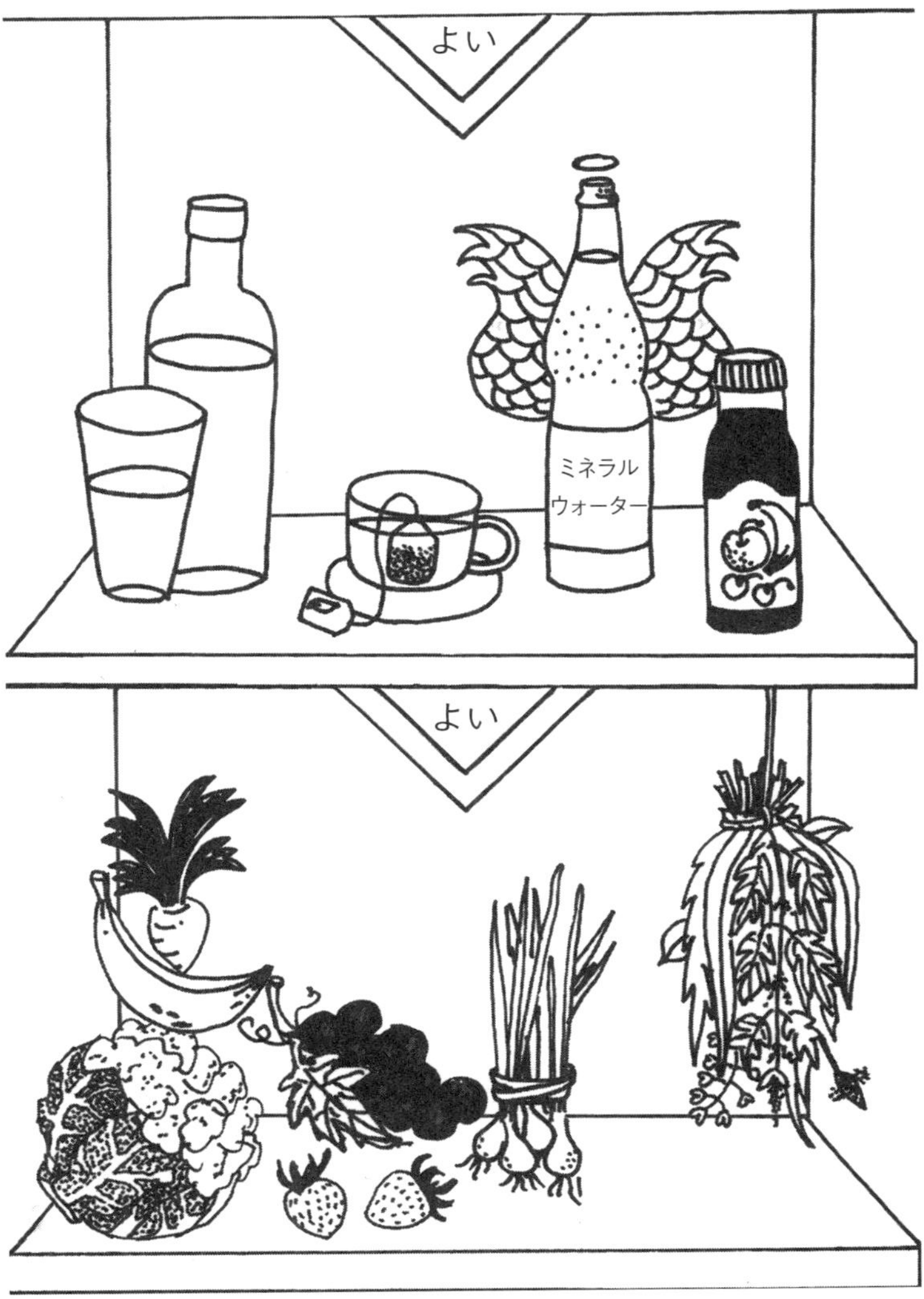
よい
ミネラル
ウォーター
よい

■ホモシステイン率をコントロールする

ホモシステインはメチオニン（＊必須アミノ酸の一つ）の代謝の途中で生成されるアミノ酸である。血液中の含有率が検査でわかりやすく、含有率が高いと健康に害を及ぼすことになる。この原因は、稀なケースとして遺伝子異常でないかぎり、ビタミンB_3、B_6、あるいはB_{12}の欠如による。スウェーデンの研究によると、ホモシステイン率の上昇とともに心筋梗塞や脳梗塞のリスクが上がり、認知症のリスクは平均値の人に比べて二倍。[＊3] 神経病理学の分析では、ホモシステイン率が持続的に高いと、とくにアルツハイマー病になる可能性が五倍になることが明らかになった！[＊4]

このことは、ホモシステイン率が高いと（間接的にビタミンB_3、B_6、B_{12}不足）、最初にアルツハイマー病が考えられるということだ。ホモシステインは神経毒で、とくにグルタミン酸によって生成が促進される神経に作用することから、海馬の神経のほぼすべてがやられることになる。[＊5] したがって、ホモシステイン率が非常に高い患者を対象にした別の研究で、ビタミンB複合体を投与したグループは投与しないグループに比べ、脳障害になるのを五十パーセント遅らせることができたのも驚くにあたらない。[＊6]

ブレデセン教授の患者では、ホモシステイン率が一リットルの血液中十八マイクロモル（一μmol/l＝〇・〇〇一mmol/l）と、明らかに高かったベン・ミラー氏はビタミンB_3とB_9、B_{12}を処方された。ちなみにドイツ栄養学会が定めるホモシステイン率の最高値は十二マイクロモル、ブレデセン教授が患者に求めた目標値は七マイクロモル以下だった。

いっぽう、フィンガー研究ではホモシステイン率の測定も、治療も行われず、ビタミンBの補給もなかった。研究の担当者はおそらく、バランスの取れた食事で十分と考えたのだろう。たいていの場合はそれで正しい。しかし、できれば医師にホモシステイン率をコントロールしてもらうほうがいい。期待に反して、健康的な食事でも不十分なことはあるはずだから、適量のビタミンを摂取するのはいいことだろう。

■微量元素――セレン・亜鉛・リチウム

微量元素とは、私たちが体内でつくることができず、しかし、微量ながら体内組織に必要な栄養素の総称である。これらの元素の質量は体重一キログラムにつき一ミリグラム以下。例をあげると、鉄分、ヨウ素、銅、セレン、亜鉛、リチウムなどで、体内の量はすべて合わせても体重一キロにつき五十ミリグラム以下である。欠乏すると一般にアルツハイマーの進行が助長されるのだが、しかし原因となる微量元素によっては、過剰になっても同じ影響がある。[*7] したがって、医師に微量元素のレベルを確認してもらうことをお勧めする。

・セレン

血液中のセレンの量が適量だと気分はよく、より正確に言うと、鬱になるパーセンテージが低い。[*8] セレンは甲状腺ホルモンの代謝で重要な働きをするうえ、酸化防止剤としても重要だ。脳では興奮性の代謝産物を化学的に不活性化し、炎症を抑える働きをする。さらに、脳に有害な重金属、鉛やカドミウム、水銀を排除するのにも貢献している(「解毒する」の章を参照。二百二十六頁)。したがって**セレンはアルツハイマーの進行を遅らせ、治療を助ける**のにさまざまな形で貢献できる元素なのだ。[*9] 一般に、必要かつ十分な量は血液中一リットルあたり八十から百マイクログラムとされている。しかし、たとえばガンの罹患率が下がるのは一リットルあたり百二十から百五十マイクログラム以上でしか確認されない。*10 そこで私ならもっと高い数値を目標値にするだろう。ところで、血液中の含有率はもっと低いことが多い。なぜだろう?

植物は地中のセレンを根から吸収することができ、この微量元素を摂取できる食品としてはいちばんいい。したがって日々の摂取量には、地中の含有量と、私たちの食の好みが影響することになる。理想の摂取量は、体重一キロにつき一日に一マイクログラムか——よくて二、三マイクログラムだろう。地中にセレンを多く含む地方(アメリカの一部の地域)の住民は、血液中のセレンは一リットルあたり二百マイクログラムを大きく超える。逆に、地中のセレンが少ないヨーロッパ中部では八十マイクログラムを大きく下回る。

この欠乏を起こしやすいのはベジタリアン、とくに地中のセレンの少ない地方に暮らし、地元の野菜しか食べない人たちだ。その場合、ほかの方法でおぎなうことはできるだろうか? まず、前の章でお勧めしたココナッツオイルがセレン供給源としては最高である。ココナッツをベースにしたほかの食品、ココナッツミルクやココナッツフレークも果実百グラムにつき八百マイクログラム以上のセレンを含むので、供給源としてはお勧めだ。ゴマにも同じ効用がある。また百グラムに千九百マイクログラムを含むブラジルナッツは、セレンの含有率ではいちばんだろう。いっぽうペスコ・ベジタリアンなら、一日分のセレンを魚で摂取できるだろう。マス百グラムで一日に必要な最低限七十マイクログラムは供給できる。

・亜鉛

亜鉛は私たちの健康に欠かせない微量元素である。というのも、体内で行われるすべての代謝に直接または間接的に関わっているからだ。私たちが体内でストックできるのは骨や筋肉、皮膚、髪、爪にほんの数グラムで、日々の摂取に気を配ることがなにより大事になる。ドイツ栄養学会が定めている一日の量は十から十五ミリグラムの亜鉛で、これで大人の血液中の含有量が一リットルあたり正常値の〇・七〇から一・二〇ミリグラムになる。バランスの取れた食事をすれば簡単に摂取できる量である。なぜなら、**亜鉛はほとんどすべての食品に含まれている**からで、とくに甲殻類に多い。また、カボチャの種やオートミール、小麦のフスマ、レンズ豆にも多く含まれる。いっぽう、バランスの悪い食事や亜鉛が少ない食事だと欠乏し、その場合は対策を講じることが絶対に必要となる。

亜鉛不足はまた、Ⅱ型糖尿病やアルコールの飲み過ぎによってももたらされ、どちらもこの微量元素を体外に排出してしまう。同じく、便通の促進剤やホルモンの調合剤（コルチゾール、エストロゲンなど）、脂質降下薬（血中の脂質を減らすのが目的）もまた亜鉛含有量を減らす働きがある。それとは別に、大量の汗をかくと亜鉛の必要量が増加するリスクがある。ストレスや肉体を酷使したときもそうで、その場合はサプリメントで補充するといいだろう。

亜鉛不足がアルツハイマーを発症させる要因かどうかはまだ確認されていないが、しかし、この微量元素が生物学的に多くの働きをしていることを考えると、ありえることではある。たとえば、**亜鉛はグルタミン酸が過剰に分泌されるのをブロックし、海馬の神経が毒化するのを防いでいる。**逆に、亜鉛不足は海馬の神経形成の阻害と炎症をもたらし、鬱に近い症状があらわれる。*11

アルツハイマーの早期と中間の段階の患者を対象に行われた最初の治療研究では、亜鉛の投与は補充しない患者のグループに比べて病気の悪化を食い止める効果があった。治療を受けて亜鉛の含有量が上昇したグループでは、遊離銅（蛋白質と結合していない銅）の減少も確認されたのだが、これは想定内の効果でもあった。ところで、血液や組織内の遊離銅は、アルツハイマー病の原因、または悪化を促進させる要因と推測されている。[*12] したがって、遊離銅の濃度はつねに医師に確認してもらうといい。数値が高い場合、医師の管理下で亜鉛治療の措置をしてもらうことである。たとえばブレデセン教授はベン・ミラー氏に一日五十ミリグラムの亜鉛をサプリメントで摂取するよう勧めていた。

・リチウム

日本の二つの研究で明らかになったのは、リチウムを微量に投与することで寿命が延びたことと、欠乏すると自殺率が高くなったことだった。[*13] したがって、この軽金属は生命の維持に欠かせない微量元素と言って間違いない。自殺を思いとどまらせる傾向については、人工的にアルツハイマーにしたマウスの実験で確認された。リチウムは海馬の神経形成を活性化して、抗鬱剤のような働きをすることがわかったのだ。[*14] 加えて、ベータアミロイドの過剰分泌（および凝固）とも闘ってくれる。リチウムは普通の食品には少量しか含まれていない。そこで、一日に必要な約〇・三ミリグラムのリチウム（臨床研究で示されたアルツハイマー治療に効果的な量[*15]）を摂取するために、**毎日、リチウム入りのミネラルウォーターを飲む**ことを私はお勧めする。

フィンガー研究では微量元素の測定も、食用サプリメントも必要なしと判断したようだ。おそらく、ホモシステインと同じように、バランスの取れた食事でいろいろな数値も正常化できると考えたのだろう。たいていの場合、それで正しい。しかし、人それぞれでケースは違う、主治医に相談して欠乏があるかどうか、あればどう対処したらいいかをみてもらうといいだろう。

■身体にいいもの——緑茶・ギリシアの山のお茶

現在のところ、薬品業界はベータアミロイドが凝固して毒化するのを抑える有効成分をまだ開発していない。この点では自然のほうがよほど進んでおり、**有効成分は食品のなかにごく普通にある**。私たちはその多様性を楽しむために好奇心旺盛になるだけでいいのである。なぜなら、食品に特別な風味を与え（カレー粉、ショウガなど）、香辛料の香りの元となり（唐辛子やコショウなど）、料理をカラフルにしている（たとえばターメリックの鮮やかな黄色、リンゴやピーマンの多様な色）のは、それら有効成分だからである。

・緑茶

日本の沖縄では、老人は毎日何リットルもの緑茶を飲んでいる。だから長寿で健康なのだが、自然の治療効能を理解するために、緑茶に含まれる有効成分について詳しく見てみよう。アジア産の緑茶成分の約三分の一は没食子酸《もっしょくしさん》エピガロカテキン（ＥＧＣＧ）で、これが「抗アルツハイマー」の有効成分として炎症（アルツハイマーになった患者の脳で起きていることのかなりの部分）を抑えるのだ。実際、緑茶のＥＧＣＧは健康に害のある過剰な遊離基を無力化させ[*16]、加えて、アルツハイマーに特有なプロセスも阻害することがわかっている[*17]。八か月間かけて行われた動物実験で確認できたのは、緑茶を飲むだけで海馬の毒化したベータアミロイドの凝固物が半分以上減り、それにつれて認識力も改善したことだった。小さな原因の積み重ねがときに大きくなるものだ！　これはつまり、緑茶のEGCGがベータアミロイドの生成を阻害し[*18]、さらには凝固するのを妨げて、すでにあるベータアミロイドも分解するということだ[*19]。結果、**緑茶には予防と治療の効用がある**のである。

これらはすべて処方箋なしで入手可能だ。そして有機の緑茶数杯に運動を組み合わせれば、抗アルツハイマーの効用は相乗効果で強まり、市販されているどんな薬よりもよい結果になる[*20]。もしあなたが緑茶に含まれるカフェインに敏感なら、就寝の数時間前は飲まなければいいだけだ。ちなみに私は毎日、水代わりに常温で緑茶を飲んでいる。朝、七十℃のお湯一・五リットルほどに緑茶を入れて二、三分間蒸らし、それからEGCGの酸化とお茶の変色を防ぐためにレモン汁を数滴加える。それを色付きのティーポットに入れて保存しておくと、その日一日、のどが渇いたときにいつでも飲めるというわけだ。たくさん飲む人は、汚染の有無を確認するように。有機栽培のラベルがあっても保証はできないが、一般的に、有機の緑茶は慣行栽培の緑茶よりは優れた効用があり、市場にはいろいろな種類が多く出回るようになっている[*21]。

・ギリシアの山のお茶

ギリシアの植物「シデリティス・スカルジカ」というハーブで作る「ギリシアの山のお茶」の有効性分は、毒性のベータアミロイドをまったく違った方法で排出する。特定の伝達物質（ABCC1と呼ばれる）を活性化させ、脳内の毒を血液脳関門を通して排出するのである。このメカニズムは私たちにおなじみのセイヨウオトギリと同じで、こちらはすでに治療に使われている[22]（第3部「集中治療とその効果」を参照。二百五十三頁）。

ここにあげた緑茶とギリシアの山のお茶はほんの一例にすぎず、脳によい影響を与える食品は自然界にたくさんある。たとえば、発酵茶である紅茶に含まれるテオフィリンにもまた緑茶のEGCGと同じ効用がある。やはりベータアミロイドを毒のない構造に変え、すでに凝固して毒化したベータアミロイドを分解してしまうのだ。[23]また人工的な物質と違って、自然のアロマや色素の大半（全部ではないが）は脳の炎症を抑え、ベータアミロイドの凝固を阻害し、毒化したベータアミロイドを無力化する。さらに海馬の神経形成を刺激するので——それぞれの方法で、つねにお互いの組み合わせで——治療面でも非常に役に立つ。薬局へ行く必要はなし、有機食品のスーパーで買い物するだけでいいのである。なぜ有機にこだわるのか？　ただ単に、**有機栽培の食品は慣行栽培のものに比べて汚染物質が平均で五百分の一**であり、ビタミンやミネラルでも勝っているからだ。[24]

それぞれの成分に大きな効用があるが、しかし混ぜることで違いが出てくる。たとえばクルクミン（ターメリックの有効成分）は、抽出されて錠剤の形になるとそれほどの効用がない。脳まで届くのはほんのわずかだからである。神経を保護する効用がもっともよくあらわれるのは、魚油と一緒にウコンを摂取したときだ。クルクミンもDHA（魚油の有効成分）もそれぞれアルツハイマー病の進行を抑える効用があるのだが、二つが組み合わさるとその働きが強まる。だから、同様の効用を得るのに必要な量はぐっと少なくてすむことになる。[25]それなのになぜ、市場では奇跡の治療法の開発が待たれているのだろう？　アルツハイマー病の治療にも予防にも効く美味しい一品として、私たちは魚介カレーをココナッツミルクと一緒に味わうだけで十分なのだ。またどんな料理にでもコショウやターメリックを少々ふりかけるととりわけ消化がよくなることもわかっている。[*26] 唐辛子が好きならさらにいい。唐辛子の有効成分で、辛み（これは偽熱の感覚をもたらし、そのため痛み止めの絆創膏などに使われる）の元でもあるカプサイシンは、アルツハイマー病の特徴であるストレスで脳の一部が変質するのを食い止めるのである。[*27]

■美味しい食事と一杯のワイン

赤ワインに含まれる抗酸化物質レスベラトロールには多くの作用機構（＊効用を発揮するための生化学的相互作用）があり、認知能力の衰えを遅らせる効用がある。[*28] さらにアルコール自体も、おそらく脳のストレスを和らげるのに役立っているだろう。グルタミン酸の分泌をブロックすることで、その毒性に直接的に働きかけているのである。間接的にもベータアミロイドの分泌を減らすので、凝固するものも減ってくる。

しかし一つの問題が突きつけられる。健康にいいアルコールの量はどのくらいで、どれ以上飲むと脳に毒になるのだろう？　一日に飲む「アルコール量」の長期的な影響に関しては、アメリカで看護師を対象に行われた研究結果がもっとも信用できる。二十年以上にわたり、ある一定の年齢の看護師一万二千四百八十人を対象に、全員の日々の飲酒量と精神的健康への影響を書きとめたものだ。そこで明らかになったのは、一日に平均十五グラムのアルコールを摂取する看護師のほうが、一滴も飲まない看護師より認知テストの結果がよかったことだった（最高で二十三パーセント）。十五グラムのアルコールはワインで一日約〇・一リットル、ビールで約〇・三リットルに相当する。しかし一日の量が二倍になったとたん、よい結果は得られなくなった。[*29]

私たちが少量のアルコールにしか耐性がないということは、たぶん、人間の祖先は発酵した果物を滅多に食さなかったということだろう。つまり、私たちの器官が適応するほど生命維持に重要ではなかったのだ。ここでもまた量が決め手となる。飲む量によって、アルコールは神経系の薬にもなれば——毒にもなるのである。

先に引用した研究によって、アルコールまたはレスベラトロールはアルツハイマーから守ってくれる——ある程度は——ことは推定できるのだが、しかし治療の枠組で効果があるかはまだ実証されていない。したがって、最初の六か月間の治療ではアルコールの類はすべて控えたほうがいいだろう（第3部「集中治療とその効果」を参照）。

■少量のデザートならOK?

人生は楽しくなければならず、そうでなければ生きている価値がない。ときどき食べるお菓子はその喜びの一つで、狩猟採集民族も味わっていたはずだ。そのなかにはおそらくハチミツがあっただろう。この究極の甘みの成分はほとんど糖類なのだが、しかし、血糖値が急上昇することはなかった。なぜなら狩猟採集民族自身、ハチミツを入手するために高みまで上らなければならなかったから。ここに重要な情報がある。筋肉を動かしているときに甘みを摂取してもインスリンで調整する必要はないということだ。運動前十五分と運動後一時間までは、お菓子を食べても血糖値は上昇しないのだ。それでも、バターに代えてココナッツのバージンオイルを使い、泡立てた生クリームは避けたほうがいいだろう。

運動をしないときのお菓子はナッツ類で我慢することだ。チョコレート好きには、ブラックであればあるほどいい。ブラックには「抗アルツハイマー」の有効性分が多く含まれているからで、同じことはホットチョコレートにも言える。

■コーヒーは上手に飲んでいる？

コーヒーもまた、適量で認知力の衰えを抑える効果があることは多くの長期的な分析でわかっている。[*30] 有効成分のカフェインには緑茶のＥＧＣＧや紅茶のテオフィリンに近い抗アルツハイマーの特性がある。[*31] 加えてよく言われていることとは違って、コーヒーが心臓に悪いということはない。一日に三杯から五杯のコーヒーなら逆に一部の心臓疾患から守ってくれる。[*32] とはいえ、過剰な酸味の摂取を避けるため、一日に一、二杯にしておくほうがいいだろう。なかには遺伝的な理由でコーヒーを飲むと血圧が上がる人もいるが、その場合はもちろん控えるべきである。[*33] しかし遺伝子検査をする必要はなし、そういう人は自分ですでにわかっているからだ。その場合はホットチョコレートかお茶を飲むといいだろう。

みんなの処方箋

脳を保護するために

＊一日に一、二リットルの水を飲む。代わりに緑茶でもよし、ただし質を吟味して。

＊毎日、リチウム入りのミネラルウォーター（一リットルあたり一ミリグラムの割合のもの）をコップ一杯飲む。

＊あなたが飲む水に、ときに応じて果物のフレッシュジュースや緑色のスムージー（有機のもの）を混ぜて色をつける。スムージーには自生のハーブ類を。栽培されたハーブより身体に必要な物質を多く含み、自然の偉大さを発見するいい機会にもなる。

＊料理には日々さまざまな果物や野菜を添えて色をつける。リンゴ（有機）の皮はむかずに食べる。皮をむいてしまうといちばん栄養のあるところを無駄にする。

＊有機農業の食品を食べる。とくに地域で生産されたものを食べる。遠方からのものよりビタミンを多く含んでいる。遠方からのものはおそらく熟する前に収穫されているからだ。

＊自分で料理する。香辛料をたっぷり使い、地中海料理（オリーブオイル、魚介類、アーモンド、ニンニク、多くの果物と野菜、ときに赤ワイン）やアジア料理（ココナッツオイル、たくさんの魚介類、カレー粉、ショウガ、多くの果物と野菜、緑茶）のレシピを参考にすると、アルツハイマーのリスクが抑えられ、寿命が延びる。

＊美味しい食事のあいだは食べることに集中する。楽しみながらゆっくり味わおう！

10　脳に栄養を与える――コレステロール神話とさようなら

疑いは知恵の始まりである。

アリストテレス（紀元前三八四―三二二）
古代ギリシアの哲学者

■コレステロールは生命維持に欠かせない

コレステロールは神経膜の重要な構成成分である。これがないと私たちは思考ができなくなるだろう。コレステロールはまた、すべての性ホルモン――これがないと人間は生殖できない――のベースであり、コルチゾール――人の生き残りに必要なストレスのホルモン――の前駆体でもある（「なぜアルツハイマーになるのか？　日々進化する説明」の章を参照。四十四頁）。過剰なコレステロールは肝臓で胆汁酸になり、胆汁管から腸を経て排出される。ところで、この時点でもコレステロールは重要だ。胆汁酸がないと、私たちは脂肪を吸収してエネルギー源に変えられないからだ。

私たちの肝臓自身も、一日に必要なコレステロール二グラムを生成する。コレステロール二グラムとは、コレステロールを多く含む鶏卵十個か、牛の脳百グラムの量だ。こんな食事は想定外だが、しかしもし食べたとしても、身体はただ体内でのコレステロールの生成を止め、過剰な分を胆汁酸の形で排出するだけだ。したがって、食事から摂るコレステロールは代謝にさほどの影響を与えないことになる。それだから、食べ物のコレステロールとアルツハイマーの関係について過去、これほど幅広くさまざまな研究が行われても正確なことがわからないのである。*1

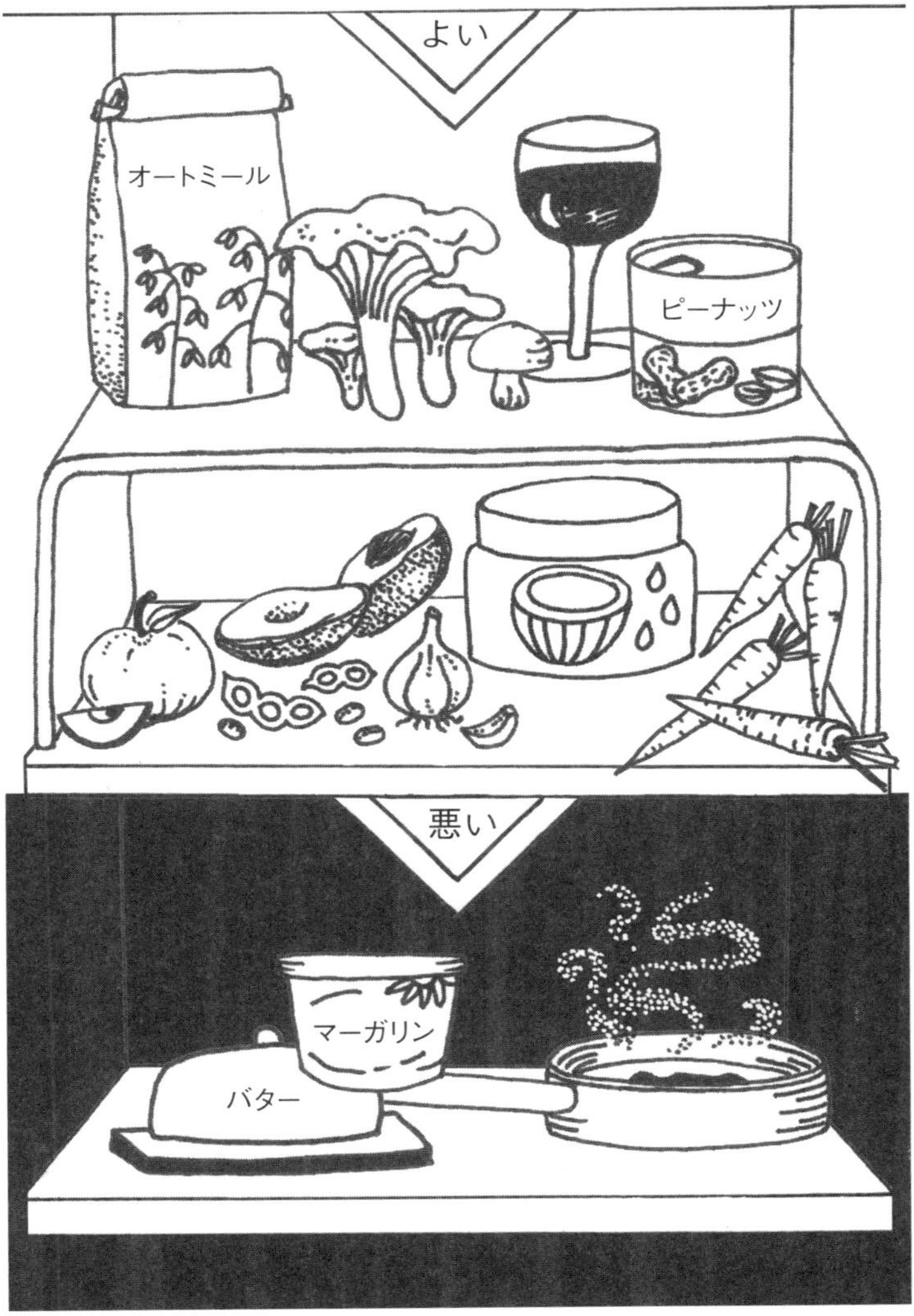
よい
オートミール
ピーナッツ
悪い
マーガリン
バター

わかっているのは、コレステロールは生命維持に欠かせないもので、器官が健康であれば代謝もきちんと行われるということだ。それにもかかわらず、私たちはコレステロールは健康に悪いものという考えを捨てられずにいる。飽和脂肪酸と同じように、社会全体でコレステロールに「注意、危険！　食べてはいけない……」というレッテルを貼りつけている——これは食品業界が戦略として意識して使っている神話である。アメリカでは無コレステロールの水まで売られている。そのいっぽうで、角砂糖にはコレステロールも飽和脂肪酸もないから健康にいいはずなのに、健康に悪いと言う！

原則として、植物性の食品にはコレステロールがない。代わりにフィトステロールというコレステロールに似た化学物質が含まれている。私たちが植物を食べて体内に入ったフィトステロールは、いったん消化器官に入っても消化されないのだが、しかしコレステロールの吸収を阻害する。これは鶏卵のコレステロールでも、胆汁酸になったものでも関係がない。こうしてフィトステロールは血液中のコレステロール率を下げ、とくにいわゆる悪玉と言われるものの率が下がる。[*2] これは一見、よいことのように見える。あとは、コレステロールがどうして善玉と悪玉に分けられるようになったのかということだ……。

■多すぎる悪玉と少ない善玉

コレステロールは不水溶性である。だから肝臓で生成されたコレステロールが血管を通って器官に達するには、水溶性蛋白質の「パック」に包まれなければならない。脳に送られるパックはLDL（低密度リポ蛋白）と呼ばれ、中身はLDLコレステロールと形容される。いっぽう、余って戻ってくるコレステロールのために用意されたパックはＨＤＬ（高密度リポ蛋白質）と呼ばれる。さて、肝臓でコレステロールが過剰に生成されて、大量のＬＤＬパックが送られると、その中身が血管に沈殿して動脈硬化の原因になる。この過剰な生成（いまや普通のことになっている）は健康に悪いので、結果としてＬＤＬは悪玉コレステロールと形容される。実際に動脈硬化の程度を測定するのにいちばんいいパラメーターは酸化したＬＤＬ（酸化ＬＤＬ）の存在で、これは血管のなかで炎症した部分に形成されるものである。脳卒中のリスクは酸化ＬＤＬの率とともに上昇する。

いっぽう、戻り道のコレステロール（ＨＤＬ）の量が多いと、動脈硬化のリスクも下がる。したがって現代人はＨＤＬコレステロールを善玉とみなすことになる。これが多いほどいい。たとえば、運動（よいストレス）は血液中のＨＤＬ率を上昇させるのに対し、悪いストレスはＬＤＬ（と酸化ＬＤＬ）を増やすのである。

［動脈硬化の指数について］

建前上、私たちの血液中のＬＤＬコレステロールは一リットルあたり一グラムでなければならず、できれば〇・七〇グラム以下が望ましい。しかしこれはあくまでも統計上の数値だ！　三十五歳から六十五歳のＬＤＬ平均値は一・六四グラム以上で、求められている数値をはるかに超えている。ということは、私たちはコレステロールを生成し過ぎているということだ。もし戻るＨＤＬの量が不十分だったら、この「過剰」分は排出されず、梗塞の犠牲者になるか、アルツハイマーになる可能性が高まることになる。このリスクはＨＤＬ率が〇・六グラム以上で明らかに下がることもわかっている。[*3] しかし、この数値に達しているヨーロッパ人は少なく、三十五歳から六十五歳の平均は〇・四グラム以下である。病気のリスクを算定するのに現実としてもっとも一般的なのは、LDLとHDLの関係、つまりLDL／HDL比である。この数値が高いほど梗塞か、アルツハイマー病になるリスクが大きくなる。LDL／HDL比の数値目標は三以下で、それ以上になるとリスクは目に見えて高くなり、五以上になると危険なほどになる。ドイツでは、三十五歳から六十五歳の平均比は四・五。この場合、ドイツ連邦統計局が指摘するように、先進工業国の国民の四十パーセント以上が心血管病で死亡するのも驚くにあたらない。現代医療による治療で生き残ったとしても、認知症が待っている。

実際のところ、LDLとHDLの二つの運搬システムは絶対に必要なものである。したがって生物学的な視点では、単に「善玉」と「悪玉」に分類するのは誤りと言える。現代において、コレステロールLDLの生成が不足するのは絶対にありえないことだが、原則として不足もまた健康に悪い。さらに忘れてはいけないのが、血液中の全コレステロール値（つまり血液中のすべての型のコレステロールの量と、とくにLDLとHDLの割合）は、ラボで分析された結果である。その数値からわかるのは、現在の健康状態よりは生活習慣だ。医学的な視点で言えば、梗塞に直接関係するのは、血液中のコレステロール比よりは酸化した形のコレステロールで、すでに硬化した血管壁に形成されているものだ。この動脈硬化こそ心筋梗塞や脳卒中の決定的な要因で、また、各器官への血液供給が悪くなることから、海馬にも重大な影響を及ぼすことになる。血管がLDLコレステロールやポリ不飽和脂肪酸におおわれると、厚く、狭くなる。すると海馬へのエネルギー供給も、構成と保護に必要な成分の供給も不十分になるうえ、過剰なベータアミロイドが正常に排出されなくなる。結果、アルツハイマーのリスクは高まるのである。

■間違ったアドバイス

残念ながら、技術に走る現在の医学は血液検査に重きを置いているが、それを元にした栄養学的な忠告はまさに、本来なら避けたいものへ導くものになっている。たとえば、高いＬＤＬコレステロール値を下げるために一般に勧められるのは、ポリ不飽和脂肪酸を多く含む食品だ。同時に、そういう食品は飽和脂肪酸が少ないのだが、これは一般によいと思われているものだ。ところで、「脳に栄養を与える――エネルギーをたっぷり」の章（百六十五頁）でも述べたように、かつて言われていた「飽和脂肪酸は健康に悪く、動脈硬化の原因となる」という説は間違いで、経済優先からの理由づけにすぎない。

現在わかっているのは、**飽和脂肪酸は動脈硬化の原因などではない**こと、対して、**ポリ不飽和脂肪酸は動脈硬化を助長する**ということだ。きっかけとしては、ポリ不飽和脂肪酸は実際に肝臓でコレステロールの生成を増大させることがあげられる。[*4] この事実に触れられないことが多いのは、それにもかかわらずポリ不飽和脂肪酸は血液中のＬＤＬコレステロール量を減らすからだ。相反するかにみえるこの二つの結果（コレステロールの生成が増えることと、血液中のＬＤＬ量が下がること）が可能になるには、ポリ不飽和脂肪酸が過剰に生成されてＬＤＬになったコレステロールを血液から効率的に排出しなければならない。どこへ排出するのか？ それが血管のなかなのである。実際、それは血管にある。動脈硬化の沈殿物のなかで発見されるのはつねに大量のコレステロールと、食品からのポリ不飽和脂肪酸で、飽和脂肪酸の痕跡はどこにもない。[*5]結論はこうだ。ポリ不飽和脂肪酸が多く含まれる食事療法で、血液中の「悪玉コレステロール」率はたぶん下がるが（グッドニュース！）、しかし同時に血管のコレステロール率は上がるのである（グッドニュースとはほど遠い！）。

二〇一六年四月、イギリスの医学誌『ブリティッシュ・メディカル・ジャーナル』はアメリカの研究チームが、結果のほとんどが極秘扱いにされていた過去の臨床研究に取り組んだ成果を出版した。一九六八年から一九七三年にかけて行われたいわゆるミネソタ研究では、ポリ不飽和脂肪酸が血液中のコレステロール値に与える影響が研究され、これをベースにした食事療法を採用することでコレステロール値が下がることが確認された。ところが、この研究の結論で公表されたのは一部だけだった。経済的利害を忖度して、コレステロール値の減少とともに、とくに心血管系による死亡率が顕著に高くなっていたことが隠されていたのだ。[*6]新しい分析を発表した著者たちはこの点についてこう指摘する。「不正確な広告によってポリ不飽和脂肪酸を過大評価させ、飽和脂肪酸の代わりにリノール酸（ポリ不飽和脂肪酸オメガ6）を多く含む植物オイルにしたほうが健康にいいと思わせた」。別の言い方をすると、当時最優先されていたのは人間の生活ではなく、植物オイルの販売で期待できる利益だった。ところで、現在になってもその状況に大きな変化はない。コレステロール値を下げる食品としてオメガ6を多く含むオイルは脚光を浴びつづけ、ココナッツオイルは飽和脂肪酸だからといって警戒されている。

結果、安価なオイルが売り上げを伸ばしている。ところが、ヒマワリ油やコーンオイルに大量に含まれるオメガ6（六十から七十五パーセント以上）は直接動脈硬化に結びつき、心筋梗塞や脳卒中のリスクを高めるのである。[*7] 同じことは肉加工品、とくにハム・ソーセージ類や脂肪の多い乳製品に含まれるアラキドン酸（やはりポリ不飽和脂肪酸オメガ6）にも言える。血液検査は学校の成績表ではない。重要なのは、長期にわたって血管を健康な状態にしておくことなのだ。

それでもLDL／HDL比には、自然な方法で最適の数値を維持する指標としては意味がある。コレステロールの代謝は食品の影響をほとんど受けないことから、私たちはほかの方法で自然な数値に戻さなければならない（ここで私があえて「正常な」という形容詞を使わないのは、現在の「正常」は自然とはほど遠く、その基準では私たちはおおむね健康とみなされるからである）。したがって、朝食に食べるはずの、ビタミンB_{12}をたっぷり含む鶏卵一個を諦めるのは、いずれにしろいい方法ではない。血管に害を与えるポリ不飽和脂肪酸を大量にのみ込むのもよろしくない。もっとも効果的な方法はおそらく、私たちが狩猟採集民族のような生活をして、自分の身体の代謝に任せることだろう。そしてそれはそう難しくないはずだ。これまで述べたことを参考に、たぶんあなたはもう実行しているかもしれない。もしまだなら、要約として、また生活習慣を変える動機づけとして、以下に十四点からなる処方箋を提示しよう。

もし、これらの措置をしても不十分で、コレステロールの代謝が改善されないようなら、珍しい遺伝子が原因の可能性がある。その場合は、いやその場合のみ、医師の管理下による薬での治療をお勧めする。

しかし、そこでもまた自然の食品を使うことができる。たとえば**ベルガモットのエキス**は、さまざまなメカニズムを通してコレステロールの代謝によい効用がある。さらに、成分のポリフェノールは果物や野菜の色の元でもある——料理に色（自然の）を添えるにはもってこいだ。ある臨床研究では、適量のベルガモットエキスを処方してわずか三十日後に、ＬＤＬコレステロール値が三十九パーセント下がり、ＨＤＬコレステロール値が四十一パーセント上がったことが報告されている。[*8]

ほかの研究でも、一般に高コレステロール血症に薬局で処方される、スタチンをベースにした薬と併合してベルガモットエキスを処方したところ、数値が顕著に下がった。[*9] だから、主治医に相談することだ。

ほかの柑橘類にも言えることだが、ベルガモットも人によってはアレルギーの原因となることもある。その場合は、やはりＬＤＬコレステロール値を下げる赤米酵母を使う。[*10] いっぽう、集中治療の六か月間に指示されるＤＨＡの量（最大二グラム）でも、コレステロールと脂質の代謝を改善するには十分のはずである。

みんなの処方箋

薬に頼らずにコレステロール値を調整するための十四ポイント

＊全粒粉の食品を食べる。その繊維は腸内で過剰なコレステロールと結合し、消化せずに排出する。とくにお勧めはオートミール。

＊トランス脂肪酸を避ける。ＨＤＬコレステロール値を下げ、ＬＤＬコレステロール値を上げる元凶となるからだ。

＊食べ物に変化をつける。キノコ類、ピーナッツ以外に、全粒穀物をベースにした食品にはビタミンB_3（ナイアシン）が豊富。ナイアシンは脂肪組織からアディポネクチン――ＨＤＬを増やし、肝臓でのＬＤＬ生成を減らすホルモン――が分泌されるのを促す。

＊必要なら体重を減らす。アディポネクチンが分泌されるのは脂肪組織からだが、腰回りが太くなるとともに、その生成量が減少する。したがって、ＬＤＬ／ＨＤＬ比は体脂肪率によって変化することになる。

＊ココナッツオイルを摂取する。アディポネクチンのように、ケトン体はビタミンB_3を活性化し、ＨＤＬを増やしてＬＤＬ／ＨＤＬ比を改善する。

＊オメガ6脂肪酸（アラキドン酸）の多い食品は食べないようにする。ハム・ソーセージ類や脂肪分の多い乳製品など。

＊コーンオイルやヒマワリ油はＬＤＬコレステロール値を下げるとしても、代わりに血管が犠牲に

みんなの処方箋

なっている。料理には絶対に使わないように。

＊精製粉をベースにした食品、砂糖たっぷりのお菓子、甘味飲料や糖分の多いフルーツジュースは避ける。血糖値が急上昇してインスリンが働き、ケトン体の生成が阻害される。ケトン体はコレステロールHDLを増やすことがわかっている。

＊身体にいい脂肪を摂取する。全粒粉の食品と組み合わせることで糖類を過剰に摂らずにすむ――糖類が少ないほど、HDLコレステロール値が上がる。[*11] アーモンドやクルミ、ブラジルナッツ、ココナッツ、その他のナッツ類は、軽食として栄養たっぷり。全粒粉のパンにアボカドやオリーブオイルを塗るのも良質の脂肪源としてはよい。

＊夜間は断食をする。断食は肝臓でのコレステロール合成を減速させ、体内で生成された飽和脂肪酸を放出し、ケトン体を生成するには理想的。飽和脂肪酸もケトン体もHDLコレステロール値を上げる働きがある。

＊果物と野菜をたくさん食べる。自然に含まれるペクチンとフィトステロールはLDLコレステロールを下げてコレステロール比を改善する働きがある。ただし、フィトステロールの摂り過ぎは危険。[*12] したがってフィトステロールを多く含むマーガリンやほかの食品は忘れること。

＊たくさん身体を動かす。年齢に関係なく、筋肉を動かすことでHDLが増え、LDLは減る。重要なのは運動の密度ではなく、毎日続けることである。

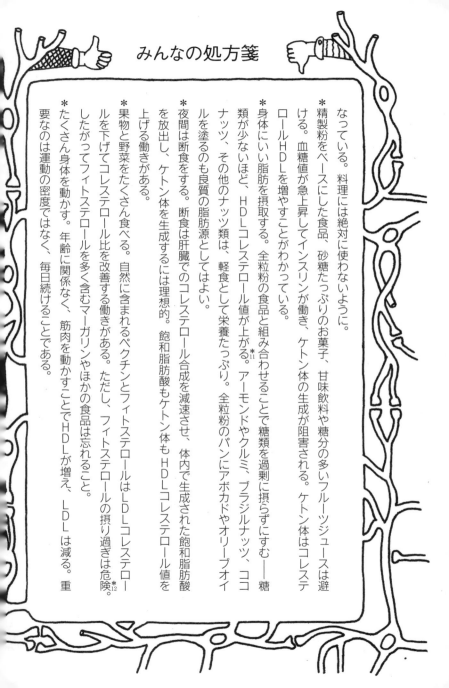

みんなの処方箋

＊食事と一緒に一杯のワインを楽しむ。一日一杯の赤ワインには予防効果があり、とくにＨＤＬコレステロール値を高める。しかし、集中治療の段階ではアルコールはすべて控えること。

＊最後に大事なポイントを。ストレスを減らせば目に見えてＬＤＬコレステロール値が下がるのはうけあい！

11　小休止——副作用を楽しむ

肉体を構築するのは精神である。

フリードリヒ・フォン・シラー（一七五九－一八〇五）
ゲーテと並ぶドイツの詩人

■目に見える変化がおこる

この短い章は、みなさんに——「副作用」のおかげで——モチベーションを与えるためのものである。普通なら、「副作用」という言葉は治療につきものの悪影響のことで、とくにアルツハイマー病の処方にはそのイメージが強い。しかし、本書の処方箋では早く、それもよい副作用があらわれる。あなたの行動が海馬の欲求に合うようになったとたん、認知能力が高まり、しかもそれが長期的に維持されることがわかるだろう。前の章で、私はすでにこれら「望ましい影響」の一つ、とくに食事面に関しては述べた。コレステロール値の最適化である。この章では、ほかの三つの影響について触れよう。

・腰回りが細くなる。すると今度は、
・血糖値が正常化する。そして、
・血圧も正常化する。

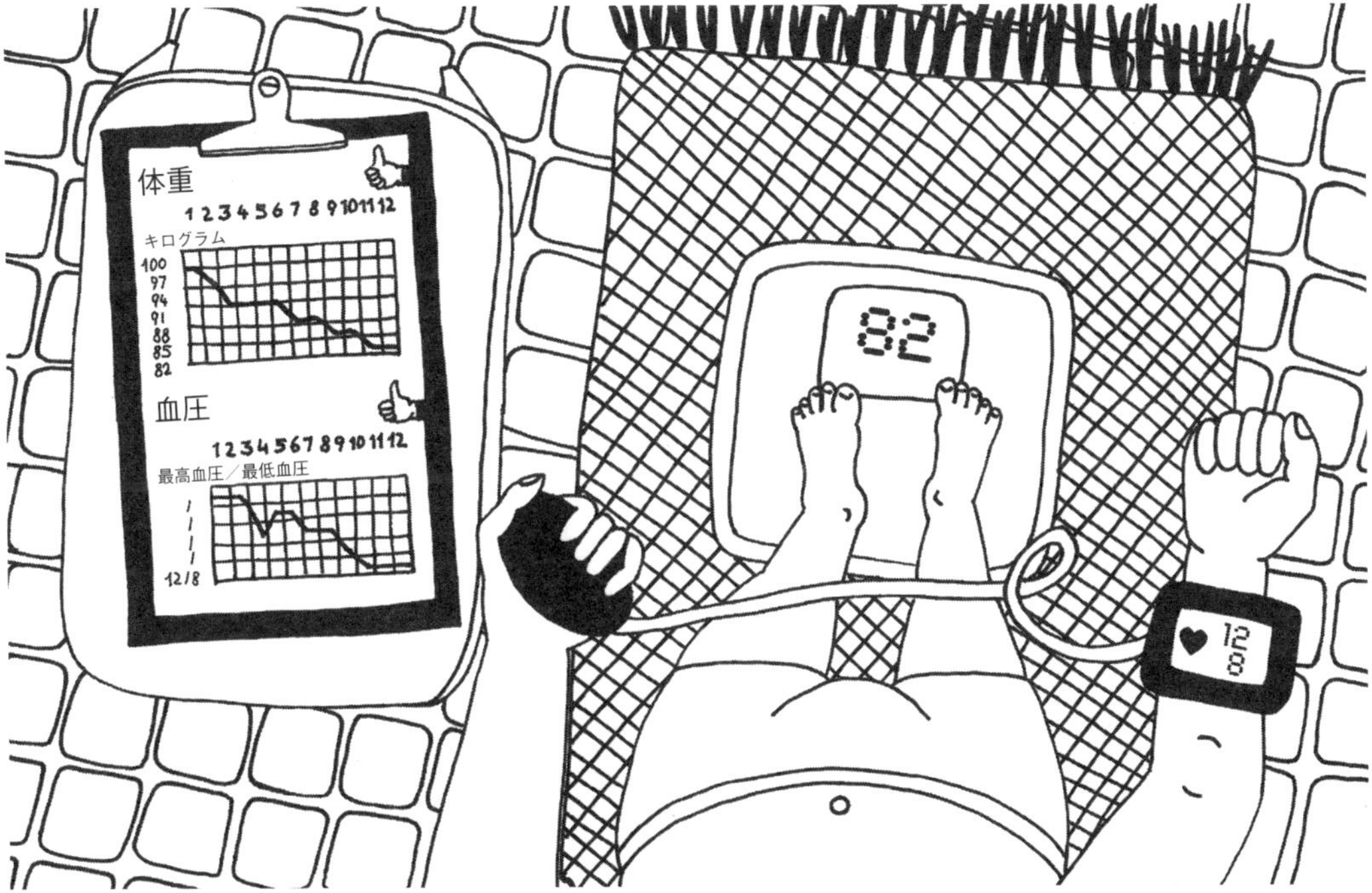
体重
1 2 3 4 5 6 7 8 9 10 11 12
キログラム
100
97
94
91
88
85
82
血圧
1 2 3 4 5 6 7 8 9 10 11 12
最高血圧／最低血圧
12/8
82

こうして、あなたはこの章で再びモチベーションを高め、提案された治療法を正しく実行する意志を確認するというわけだ。

■太鼓腹は無用の長物

長いあいだ、科学界では人の脂肪組織は単にエネルギーを貯蔵しているだけと信じられていた。しかし現在、そこで何十というホルモンや伝達物質が生成され、それらが私たちのパフォーマンスを維持する生理的なプロセスの大半で調整役をしていることがわかっている。それもある程度納得だ。たとえば、新しい神経を形成するのに貯蔵エネルギーは十分あるのか、あるいは逆に、足りずに栄養を求めているのかなど、供給する脂肪組織自身がいちばんよくわかっているはずだから。本書でもすでに述べたように、内臓と腹部の脂肪は非常に活発な内分泌腺なのである！

人類が進化してきた長い年月のあいだで、脂肪組織の内分泌腺が働きだした時期は、食べ物を十分な量、しかし多すぎることなく得られるようになったときである。しかしその状況は現在、少なくとも先進工業国では（新興国も同じで、アルツハイマーの疾患率の上昇はいまや三百パーセント）劇的に変わった。エネルギーが余分になると（運動不足と連動して）、大人でも子どもでも、腹部の脂肪組織が甲状腺腫のように膨らんでくる。そうなると、身体のほかの部分に間違ったシグナルを送るか、あるいはこのシグナルが正しく伝わらなくなる。ホルモンが正常に機能しなくなると、長期的に脳と下腹部の内臓脂肪の大きさが反比例してくることになる。*1

この現象はいたって簡単に説明できる。腹部の脂肪細胞は二つのホルモン、レプチンとアディポネクチンを分泌し、この二つはカロリー的にすべてが正常なとき、海馬の神経形成を促す。したがって当初は素直に考えて、腹部に脂肪が多いほど海馬にエネルギーがあったはずである。それがただ、腰回りが太くなるにつれてレプチンの効用が失われるのである。過剰な脂肪組織が恒常的にこのホルモンを分泌するので、脳が抵抗力を発達させるのだ。もう一つのアディポネクチンの分泌も、腰回りが太くなると（あるいはむしろ脂肪細胞に埋まる形で）減少する。結果、このホルモンも神経形成を十分に活性化させないことになる。加えて、この二つがうまく機能しなくなると同時に、脂肪組織のすべてのホルモン（しかも数が多い）がそれに同調し、海馬でのベータアミロイド代謝障害と、脳神経系のインスリン抵抗性を引き起こす。また、Ⅱ型糖尿病や高血圧症、動脈硬化の引き金にもなる。このようなメタボリックシンドロームの結果が、いわゆる「宿命の四人組」（腹部肥満、高血圧、脂質異常症、Ⅱ型糖尿病）と形容されるもので、アルツハイマーのリスクは二・五倍になる。[*2]

したがって、腹部肥満は認知症の進行を早めるが、これは男性も女性も関係ない。スウェーデンで双子を対象に行われた研究で明らかになったのは、高齢になって体重超過の人は認知能力が急速に衰えることだった。さらに、腹部の脂肪がかなり早期に精神面にも害を与えていることもわかった。[*3]こうして、現在の文化的習慣の結果として生じる太鼓腹は、アルツハイマーの発症にも関わっていることになる。

しかし、もう一つの極端な例、拒食症もまた逆に脂肪組織がエネルギー不足で十分なレプチンを分泌できず、神経形成を阻害することも知っていなければならない。したがって理想は、体脂肪率がほどほどで、狩猟採集民族では普通だったように、痩せていることだろう。だからといって、あわてて食事療法を始めても無駄。海馬の健康を目指したアドバイスに従えば、ゆっくりながら確実にこの理想に近づくはずである。ちなみにサラ・ジョーンズもベン・ミラーも、治療中は指示された健康的な生活を守っただけで体重を落としている。糖類の代謝障害も同じである。いったん私たちの行動や食習慣が変われば、おのずと正常化するだろう。

■血液中の糖を減らす

ここ何十年間と、脂肪分の少ない食事が健康的であると言われていた。当然の結果として、糖類の割合が多い食事になっているのは、どこからかエネルギーを捻出しなければいけないからだ。しかしこの状況は、私たちの器官にとって自然からはほど遠い。石器時代は甘い食べ物にありつけるのは稀で、ハチミツはおそらく貴重な楽しみだった。私たちは逆で、糖分は(ビスケットやミルクチョコレート、その他の多くのお菓子を食べることで)つねに身近にある。私たちは絶えずこの種のご褒美を「欲して」いるかのようだ。

じつはこの欲求は私たちがつくったものである。私たちが何かを食べて血糖値が急上昇するたびに、身体は危険な高血糖症にならないために、同時にインスリンを放出して血糖値を下げる。インスリンの安全弁がなければ、すべての神経は(海馬を除いて)糖を無制限に吸収する。糖分は大量の水分と結合する性質があることから、血糖値が上がると膨張して、糖尿病性昏睡や致命的な脳浮腫を引き起こすことになる。だから、インスリンの役割は私たちを守ることなのだ。インスリンのおかげで、過剰な糖は蓄積脂肪に変わり、次の欠乏に備えて脂肪細胞にストックされる。しかし、インスリンが過剰に働いて血糖値が通常以下になると、当然、私たちは「たまらない空腹感」を覚え――私たちの身体がインスリンのおかげで「脂肪を燃焼しケトン体を生成する」モードに入っていないからなおさらだ――そうしてまた甘いものが欲しくなるのである。

血糖値が上下することによる矛盾が露呈されたのがアメリカだ。アメリカ人が大々的な広告で脂肪酸が健康に悪いと叩き込まれて脂肪を控えるようになって以降、彼らの腰回りは太くなる一方だ。この太鼓腹が大きくなるにともなって、腹部脂肪のホルモン調整も乱れてくる。血糖値のピークが繰り返され、そのつどインスリンが爆発的に放出されると、長期的にインスリン抵抗性が生まれる。結果、インスリンの率は非常に高いのに血糖値は下がらないことになる。コカコーラをこぼすとテーブルや床にくっついてべたついた感じになるように、血液中の糖は接触したものにくっつく性質がある。血管壁や脳の細胞などだ。すると体内の免疫システムは糖でべたつく物質を異物とみなして闘おうとする――これは一種の勘違いなのだが、これによって脳を含むほとんどすべての器官は慢性的な炎症状態になる。さらに、このべたついた糖はベータアミロイドの凝固を促し、毒化させる。[*4] それとは別に、海馬の神経形成のために分泌される成長物質も、腹部肥満と脳の炎症の影響で働きが悪くなる。これらの要因すべてが一緒になって、長期的に血管性または海馬性認知症（アルツハイマー）の引き金となり、二つ同時に進行することが多いのだ。

甘味飲料がアルツハイマーの引き金になる分子メカニズムを理解するために、遺伝子変換で病気にしたマウスを使い、二つのグループに分けて実験が行われた。一つのグループには普通の餌に純粋な水を、別のグループには糖分十パーセントの溶液を加えた。[*5] これはコカコーラやリンゴジュースの糖分とほぼ同じ濃度である。六か月後（人の年齢に換算すると約二十年間に相当する）、甘味飲料を摂取したマウスに人にも観察できる症状があらわれた。Ⅱ型糖尿病、肥満、コレステロールの代謝障害である。これらの要因をすべて合わせ、これに多く見られる高血圧を加えると（残念ながら、マウスの実験では血圧は記録しない)、私たちがアルツハイマーを発症するリスクは六倍になる。[*6] マウスで観察できたのは、甘味飲料が原因での代謝障害で大量の毒化したベータアミロイドが生成され(ほぼ三倍の量)、記憶力に甚大な障害をもたらしたことだった。甘味飲料の消費が世界的に急上昇しているのを受け、この研究の責任者はこう結論づけた。「糖分の多い飲料をコントロールすることが、アルツハイマーのリスクを阻害するよい方法だろう」。

■血液循環を改善する

血管は慢性的にダメージ(動脈硬化)を受けているのに加え、私たちの生活様式の特徴でもある多くの欠乏が高血圧の元となり、この二つの結果は互いに悪い意味で影響しあっている。まず動脈硬化は規模の大きいのも含めて脳卒中を引き起こしやすく、それ自体が血管性認知症の原因ともなる。加えて、血液循環が阻害されることから、過剰なベータアミロイドが十分に排出されず、脳に集結して毒になる。したがって、高血圧になるとともにアルツハイマーのリスクが高まるのも不思議ではない。[*7] これは悪いニュースだ。しかし幸いなことに、よいニュースもある。アルツハイマーの原因となる欠乏に対応することで、血管も保護できるのだ。そうして海馬に酸素やエネルギー、構成物質、保護成分がうまく補給されない事態を避けることもできる。

ところで、動脈硬化や高血圧はどうして起こるのだろう? 動脈硬化についてはすでに述べたが、最初の要因は高血糖症だ。ホモシステイン率が高くなることもまた血管に悪い(「脳に栄養を与える――保護成分となるもの」の章を参照。百七十四頁)。前の章で説明したコレステロールの代謝障害も、血管の沈殿物の原因となり(そして血管が狭くなり)、弾性も失われる。これらの障害が血管閉塞（梗塞）の引き金になるのである。加えて、高血圧の要因にもなり、逆に、高血圧が動脈硬化の原因にもなりうる。高血圧の引き金となる血管収縮の原因としてはほかに、慢性的なストレス（アドレナリン）、タバコ（ニコチン）、アルコールの飲み過ぎなどがあげられる。肥満もまた高血圧の原因で、とくに——みなさんはおわかりだろう——腹部の肥満が問題だ。

現在の生活様式は結果として健康に悪い高血圧を生みだし、ますます多くの人が薬による治療を受けている。しかし、私たちは血圧の数値目標をどこに置いたらいいのだろう？　最近の研究で示されたのは、高齢（六十五歳以降）になっても認知能力を維持するのに理想的な数値は、収縮期（上の血圧）が百三十五mmHg（＊水銀柱ミリメートル＝血圧の単位）に対して拡張期（下の血圧）が八十だった。[*8]ところで医療現場では上の血圧が百二十以上の場合、軽い高血圧とみなされることが多い。しかし先の研究結果は、百歳以上の八十六人を対象に行われた新しい検査結果とも一致している。新しい検査結果で明らかになったのは、上が百四十に対して下が九十だと長寿のチャンスが多いということだった。[*9]

したがって、薬の量は必ずしも百二十と八十の数値を標準にしなくていいのである。加えて、より健康的な生活習慣にすることで、血圧も改善することが考えられる。そうなると薬は本当に必要なのだろうか？　アルツハイマー病や血管認知症の原因で改められる要因は血圧にも当てはまる。その鍵は私たち自身が持っているのである！　中負荷のトレーニング、つまり、途中で会話をしながら無理をしない運動で、高血圧は減り、したがって認知症のリスクも下がるのだ。[*10]そして血圧を調整するために、ストレスも調整しよう。それには私たちが普通に抱く満足感に勝るものはないだろう。

みんなの処方箋

新しい生活様式でゲットする「ボーナス」について

＊体脂肪、とくに腹部の脂肪が減る。最近は体脂肪を測定できる体重計がある。もう一つ、正確ではないが十分に効果のある方法として、腹部の脂肪を手でつまんで判断し、時に応じてベルトの穴を一つ締めてみる。

＊血糖値が正常になる。その見通しのもと、血糖値の調整がうまくいっていないときにあらわれるグリコヘモグロビン（＊ヘモグロビンにブドウ糖が結合した糖化物）の量を管理してもらう。ヘモグロビンは酸素の運搬物質だ。グリコヘモグロビンの割合はヘモグロビンA1c（血糖コントロールの数値）で示され、数値は一リットルあたり五・五ミリモル以下でなければならない。

＊高血圧が改善される可能性がある。したがって、高血圧の治療を受けている患者は、現在服用している血圧降下剤を減らすか、止めることができる。ただし、生活を改善しても期待通りの効果が得られない場合は、薬の治療を続けなければならない。

12　愛撫のための時間をつくる

許しは私たちを征服者にし、
優しさは私たちを勝者にする。

匿名

■愛は万能薬

私たちの精神の健康にとって、愛とセックス、優しさは一生を通していちばん重要なテーマである。そして、進化の視点で人生の意味を考えるとき、それらはきわめて重要な性格を帯びている。進化するために、私たちが生きるうえで目的にしているのは生殖、つまり私たちの全遺伝子形質を伝えることである。ところで、私たち人間は単細胞のバクテリアやキノコ、酵母のようには繁殖しない。私たちは分裂するより、異なる性のゲノムを半分ずつ結びつける。このプロセスで、生理的な面でも精神的な面でも多くのホルモンが働いている。

本書の前半で触れた「おばあさん仮説」ではっきりしているのは、生殖が成功と言えるのは、私たちが自分の子どもを助けることで、彼らもまた生物学的な役割を果たしたときだけである。別の言い方をすると、進化の視点で見た場合、私たちが成功したかどうかは、成人した孫の数でわかると言えるだろう。子どもを生むチャンスを高めるのは二人の両親の安定した関係だ。この関係は愛情と呼ばれ、両親のあいだと、また両親と子どものあいだでも築かれ、感情的な思い出のうえに成り立っている。したがって、生殖において肉体的に重要な役を果たすホルモンがまた、一緒にいる喜びを高める働きをしていることがわかっても、驚くことはないだろう。短期的にみると、セックスをしているときの喜びの元はこれらホルモンである。いっぽうで、そこで喜びを感じるからこそまた同じことを求め、それが生殖のチャンスを増やすのだ。長期的にみても、これらのホルモンは精神的な満足感の決め手となる。海馬の神経形成を促し、そのおかげで、長続きする感情的な記憶が大切な関係を築きあげるのである。

たとえば、**幸せのホルモンと言われるオキシトシン**は出産の瞬間に介入し、子宮の収縮を調整する。母親のストレスを和らげ、血圧を下げさせて、出産後の傷の治癒を早くするのもこのホルモンだ。海馬の神経形成を刺激して、母親が子どもと感情的に密な関係を築けるようにし、これが普通は一生続くことになる。オキシトシンは心遣いのホルモンだが、しかしまた、愛撫とカップル二人のホルモンでもある。肉体が密接に接触すると、二人のパートナーの神経形成を活性化させ、感情的に持続する関係を促すのである。オキシトシンはまた、人とペットの特別な関係の源でもある。[*1] 忠実な犬が飼い主を見上げる視線で、飼い主の身体に大量のオキシトシンが分泌されるのだ。[*2] これで神経形成が刺激され、ストレスが和らげられて、人はそこで再び新しいことに心を開くのである。

もう一つのホルモン、プロラクチンは脳下垂体で生成され、妊婦の授乳に備えて乳腺を整え、赤ん坊が乳を飲むときにきちんと出るようにする。それだけではない。セックスをしているときにも役割がある。オルガスムスに達するとすぐ、抗ストレスホルモンとして働き、睡魔をもよおさせて受胎しやすい環境にする。これら生理的なメカニズム以上に、**プロラクチンは海馬の神経形成を刺激して、持続的な思い出のスペースをつくり、精神的な絆も強める働きをする。**[*3]

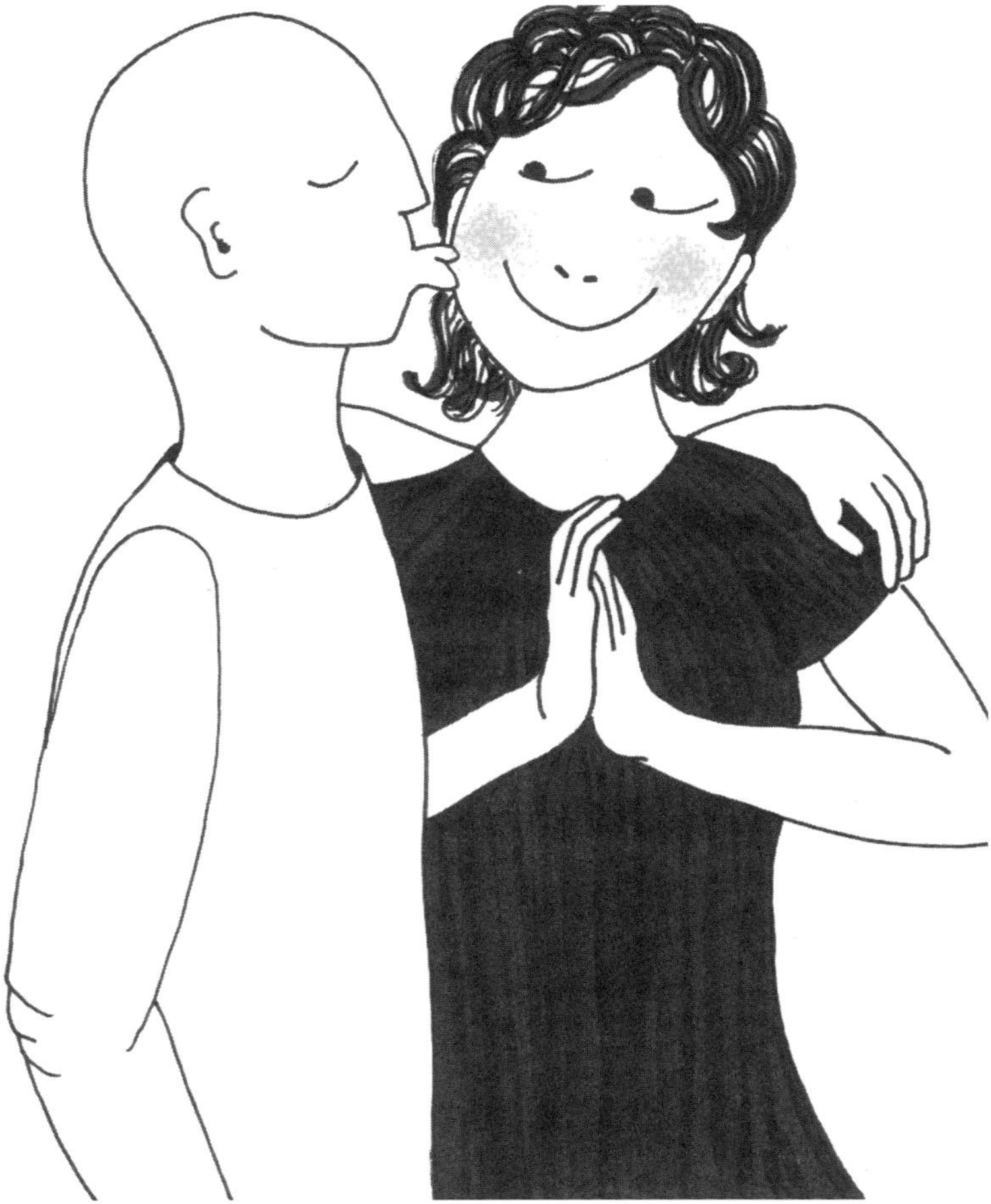

このように、私たちの精神的健康には親密な肉体関係が決定的であるにもかかわらず、現在の社会では高齢者には性欲がないとみなされている。しかし、高齢で既婚の男女の習慣を研究したドイツのロストック大学医学部と、ロンドン大学クイーン・メアリーカレッジの研究者によると、その見方はあまり事実にそぐわないことがわかった。[*4] 研究に携わったブリッタ・ミュラー博士は「七十四歳で、男性の九十一パーセントと女性の八十一パーセントは、夫婦で重要なのは優しさだと断言した」と結果を要約し、こう説明する。「かなりの数の高齢夫婦は、優しいしぐさ、愛撫、優しい言葉、朝夕に交わす儀礼的なキス、さらには散歩のときに手をつなぐことを通して、日増しに大きくなる相手の存在を確認したい欲求に応えている」。[*5] この年齢になると、性欲が何か意味を持つのは女性ではわずか二十一パーセント。男性はまだ六十一パーセントいるが、研究で明らかになったのは、セックスは夫婦の満足度やあり方、健康状態、関係の長さのいずれにとっても大きな意味を持たないことだった。この点で**基準になっているのは「優しさ」**なのである。

日本の沖縄の地元の人々のあいだでは、高齢者は多いのだが、先に触れたようにアルツハイマー患者はいない。そこではいまだに高齢者に触るといいことがあるという、「あやかる」と呼ばれる習慣が健在だ。こうして高齢者から若者へ少しの幸せと力が伝達されていく。そしてここで働くホルモンはオキシトシンだ！

■オキシトシンとエストロゲン

女性でアルツハイマーになるのは男性のほぼ二倍である。現在、男女の平均寿命はだんだん近づいているとはいえ、それでも女性は男性より五歳長生きする——病気が進行するには十分な年月だ。

しかし、この性別による不平等はことアルツハイマーに関しては当てはまらない。なぜなら計算からこの五年を差し引いても、女性の患者数はつねに男性より多いからだ。一つ説明できるのは、男女間にあるもう一つの違いである。男性に比べ、女性は早く閉経することで、以降、女性ホルモン（エストロゲンとプロゲステロン）はほとんど分泌されない。対して男性の場合、男性ホルモン（アンドロゲン）の分泌は少しずつ減っていくだけだ。ところで、性ホルモンの分泌が止まると（男性では除々に減少する）、少なからず影響がある。先にあげた三つのホルモンにはそれぞれアルツハイマーを予防する多くの効用のあることが証明されているのだ。*6 簡単に言うと、これらのホルモンには毒性ベータアミロイドの形成を抑え、すでに凝固したベータアミロイドの影響から神経を守る働きがある。加えて海馬の神経形成も改善する。*7

しかし、脳を守る性ホルモンが自然に枯渇するのに、どうしておばあさん仮説が成り立つのだろう——おかげで人間は長寿（精神的な健康をともなって）になったのに？　しかも前世紀の半ばまで、ホルモン療法というものがなかったのだからなおさら疑問だ。

ここでは二つの仮説が私には興味深い。一つは、かつてはこのホルモンが欠乏しても、私たちの精神的健康に欠かせないほかの要因で埋め合わせられていたという説だ。たとえば、昔は高齢の女性は一族に組み入れられ、大家族の中心にいて、一族の社会との関わりで重要な役を担っていた。生涯を終えるまで祖母として子孫のために働き、まわりからも必要とされ、そうして子どもや孫たちと密接な関係を維持していた。結果、高齢女性の脳下垂体からは日常的にオキシトシンが分泌され、脳を保護していたのは明らかだ。このような条件下では、性ホルモンが欠乏してもほとんど影響のないことは容易に想像できる。それとまったく逆なのが現在で、高齢者には孤独と役に立たないという感情がつきまとい、神経形成に障害を引き起こしている。[*8] それが私たちの精神の健康に悲惨な結果をもたらしていることについては、本書の冒頭、「なぜアルツハイマーになるのか？日々進化する説明」と「さまざまな欠乏が病気をひきおこす」の章ですでに述べた通りである。

男女の違いで病気になる可能性を観察したところ、同年齢の男性と比べて、女性のリスクが高くなるのは八十歳（これ以前の年齢では、男性のほうが病気になる可能性が高い）を過ぎてからということが確認できた。[*9] これは本当に閉経の影響で、それが遅れてあらわれるのだろうか？ いや、ここでは別の説明もできるだろう。普通、この年齢の女性は八、九年前から一人で生活している（平均寿命が五年長いことと、一般に夫より四歳若いことをベースに計算した）。ところで孤独はもっともストレスのある状況の一つである。そして高齢で孤独に襲われるのは突然で、手の打ちようがない。加えて、女性は配偶者の病気の世話をすることが男性より二倍多い（これはとくに夫婦の年齢の違いによるもので、夫は妻より早くアルツハイマーになる）。この余計な負担があると女性が病気になるリスクは四倍になる。[*10] ここでまた、性別による違いが要因として関わってくるのである。

八十歳以降の女性がアルツハイマーになる有病率の高さはまた「内助の功」的な役割でも説明できる。これは多くの女性が長いあいだ演じてきたもので、現在もなお、どんなに革新的な社会でも残っているものだ。アルツハイマー病は何十年もかけて発症することを忘れてはいけない。現在の病気になっている人たちは、第二次世界大戦直後に生まれている。その時代の少女たちは父親がいないか、もう二度と会えないという不安のなかで育った。当時は生活の厳しさが支配していた時代でもあった。このような環境では、オキシトシンが欠乏するとともにコルチゾールが増えていたことは想像にかたくない。女性のほうがアルツハイマーになりやすいのは、閉経で性ホルモンの分泌が止まるからなのか、それとも、むしろオキシトシンの欠乏に原因を探すべきなのだろうか？（あるいは過剰なコルチゾールか？　この状況では分泌は避けられない。）

最初の仮説は社会環境や愛情に基づいているのだが、二番目の仮説は食事に関するものである。かつての人類は、自然界の植物を採取して、エストロゲンやプロゲステロン（男性ホルモンのテストステロンの前駆体、エストロゲンからの派生物）に近いホルモン源を、現在よりはよほど多様に摂取していたはずである。有効成分に関しては、自然の植物をベースにした狩猟採集民族の食品のほうが、現在の利益優先で栽培された植物を食することの多い私たちより豊かだったことを想像しなければならない。多くの植物は、私たちの性ホルモンに近い物質をつくっている。これらはいったん摂取されると、私たちの体内のホルモンと同じ働きをするのである。変化に富んだ食事がきわめて重要だとしたら、それはおそらく、私たちができるだけ違う種類のホルモンを摂取するためだろう。植物性エストロゲンの豊富な植物としてあげられるのは、アカツメクサ、亜麻仁、木いちごの葉、ヤマノイモ（プロゲステロンの前駆体も豊富）など。大豆をベースにした食品にも同じように植物性エストロゲンの同種が多く含まれている。それでも、結局のところ変化に富んだ食品が少なく、大豆をベースにした食品の多いことが健康に悪影響を与えていると言えそうだ。現在のところ、手元にあるデータでははっきりと断定することはできないのだが。[*11]

この状況において、私がいちばんいいと思うのは、バイオ後続品（*成分の似ているバイオ医薬品）の有効成分をベースにしたホルモン療法を実施することである。もちろん医師の管理下のもと、そして一定の条件下のもとにおこなう。たとえば、ブレデセン教授がサラ・ジョーンズに指示したのは、彼女が十年前に止めたホルモン療法を婦人科の医師の管理下で再開することだった。しかし、長期間の休止を置いての治療再開の効果については、専門書では意見が分かれている。同様に、エストロゲンとプロゲステロンのホルモン療法を閉経後数年たってから始めても、効果がないことがわかっている。女性の身体がこれらのホルモンの受容体を働かなくさせているか、あるいは、長く活用されていないと違うふうに調整するということだ。これで説明できるのが、いくつかの薬の組み合わせによる治療を遅く始めると、アルツハイマーのリスクはむしろ高まることだ。[*12] 最近の研究で判断すると、ホルモン療法でアルツハイマーのリスクが下がるのは、閉経後の早期に始め、それを持続する場合だけである。[*13]

ブレデセン教授の患者でいちばん若い五十五歳の女性は、ホルモン療法を始めたおかげで、専門家の言う「治療機会の窓」――薬に対する脳の適応性がとりわけ高くなる一定期間――の恩恵にあずかったと言えるだろう。すでに四年前から記憶障害に苦しんでいた彼女は、アルツハイマー病の第三ステージに達していたが、ブレデセン教授の報告によれば、彼女もまた回復した。しかし、ほかの患者と同じように、彼女は個人的な欠乏を一時的に抑える十二の措置を組み合わせたプログラムに従っていたので、治ったからといってホルモン療法だけの効果とは言えない。それでも最近の研究で、組み合わせによるシステム治療を受けていない患者のケースでホルモン治療に効果のあったことが明らかになっている。しかし、ブレデセン教授の女性高齢患者では、ほかの治療も行われて治ったことから、ホルモン治療が本当に有効なのかどうかはやはり不明である。したがって、あとは婦人科医と相談して、自分にいちばん合った方法を決めることだろう。

重要なのは、女性がホルモン療法を長く続けるときの条件として研究者のあいだで一致している点を頭に入れておくことだ。効果があるのは、**閉経後すぐに始め、自然の周期に似せて、**

月の半分はプロゲステロンを制限する場合のみだ。[14] なぜか？ プロゲステロンを続けて摂取するとエストロゲンにある「抗アルツハイマー」の効用を弱め、逆に、周期的に摂取すると強まるからで、これはマウス実験でも証明されている。[15]

バイオ後続品によるホルモン療法は精神面の健康によい効果があるだけではない。じつは骨粗しょう症にも有効なことが確認されている。ピルによる避妊と比べ、この療法は必要な有効成分が少量ですむ。だから、周期的に、正しい形で投与するという条件で、よい影響（閉経後の更年期障害にホルモン療法で対処することで、生活の質と睡眠が改善される）が、悪い影響（ガンのリスクと、循環系障害のリスクが高まる可能性）を上回っているように思える。[16]

現代に生まれた少女の二人に一人は、平均寿命が百歳になる時代まで生きることになるだろう。平均寿命が延びると、病気に直面する年月も長くなり、しかもこのまま健康に悪い生活様式を続ければ、発症はもっと早くなる。[17] 健康的な生活で、平均寿命が百二十歳になる時代もいずれ来るだろう。[18] しかし、悲観的に考えれば、社会が根本的に変化して、社会との関わりや生活様式まで変わるのは期待しないほうがいいだろう。その場合、更年期にはホルモンを補給することが適切だろう。少なくともアルツハイマーのリスクは減らすことができる。

■男性の性機能減退

男性の性機能減退（女性の閉経に相当する）は、女性の閉経と違ってはっきりした目安がなく、徐々に進行するものである。「正常」の老化では、三十歳から四十歳以降、テストステロン（もっとも強い男性ホルモンの一つ）の分泌は一年で最大三パーセント減少する。したがって、七十歳の男性の約半分はテストステロンが不足しているか、男性の更年期になっている。

男性ホルモンは男性の生殖器だけでなく、副腎皮質でも分泌する。この内分泌腺は女性でも活発に働き、一生を通して少量の男性ホルモンを分泌する。ところでテストステロンは神経形成を刺激するのに加え、ベータアミロイドの生成を抑えるので、凝固して毒化するベータアミロイドも減る。また、神経が毒化したベータアミロイドに破壊されるのを直接的、間接的に（テストステロンがエストロゲンに変わったあと）守っている。[*19] したがって、年齢でテストステロンが欠乏するとともにアルツハイマーのリスクも高まることになる。[*20] この欠乏にはどう対処したらいいのだろう？ 女性のようにホルモン療法に頼ることもできるだろう。しかし、テストステロンの生成は前立腺のガン細胞の発達と結びついている。いっぽうでこれが理由で、抗男性ホルモン剤が前立腺ガンの治療法にもなっている。そういうわけで、前立腺ガンの有病率が高い高齢の男性の場合、ホルモン療法は現在のところ考えられないのである。ほかの可能性としては、ドイツの婦人科医で内分泌医のリムカス博士が開発したバイオ後続品のプロゲステロン（＊既出。テストステロンの前駆体）を投与する方法がある。これは身体が自分でテストステロンへの変換を調整し、量も決めるのだが、やはり医師の指示に従うのが必須条件だ。ホルモン療法に詳しい開業医に相談するのがいちばんだろう。

しかし、まったく自然なやり方でテストステロンの生成が「正常」に減少していくのに対抗することができる。たとえば、少し運動するだけでもう、男性ホルモン（脳を保護する働きがある）の分泌は増え、神経形成が改善される。[*21] 加えて、本書で紹介するアルツハイマーの予防と治療措置のプログラム全体で、「正常」とみなされる男性ホルモンの欠乏ペースは驚くほど遅くなるのである。

みんなの処方箋

ホルモンの良いバランスを維持する

◆女性は、

＊婦人科医にホルモン療法の可能性を相談する。ただし、バイオ後続品ホルモンのみにし（たとえば前述のリムカス法）、（理想は）プロゲステロンは周期的に摂取すること。

＊認知症と診断されたあとは（普通は六十五歳以降。それ以前の早期診断は普及していない）、現在はその数値によって、高齢でホルモン療法を始めるのは諦めたほうがいいことがわかる。

◆男性は、

＊テストステロンが自然に減少するようなことはすべて止める。そのためには、中程度の運動や筋肉トレーニングをたくさんし、健康的な食事で腹部の脂肪を落とし、睡眠を十分に取って、ストレスを自分で和らげるようにする。

◆男女どちらも、

＊オキシトシンを多く分泌するために、日々の生活で愛撫や優しいしぐさを心がけ、ときどきマッサージをしてもらう。

＊そこでも社会との関わりや、家族、友人との直接的な付き合いが重要になる。

＊犬を飼う。オキシトシンの分泌には最適で、ペットに対する責任感が日々の生きがいになる。

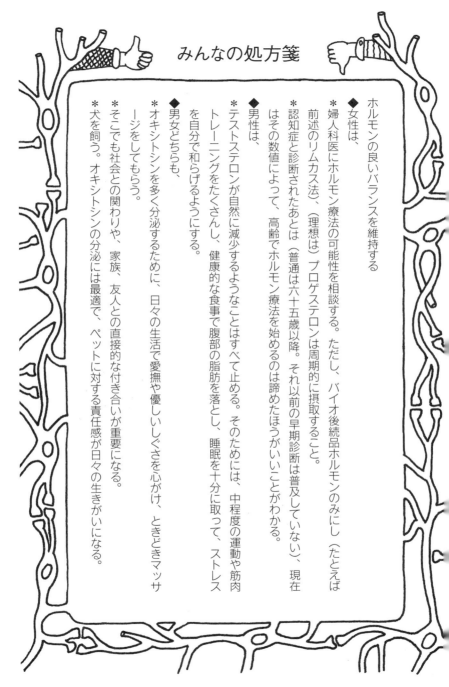

13 感染症とさようなら

精神全体が、奥歯の小さな穴に凝縮する。

ヴィルヘルム・ブッシュ（一八三二―一九〇八）

ドイツの画家、詩人

■感染症による間接的なダメージ

一般的に、身体の組織が打撃を受けると、その部分に特別な免疫システムが働く。加えて、炎症が広がることもわかっている。あたかも組織全体がより深刻な危険に備えているかのようだ。ところでアルツハイマー病のプロセスには炎症（実際に病気悪化の要因）をともなうことから、**何かに感染して炎症が始まると、その箇所が脳でなくても、間接的にアルツハイマー病の進行は加速する。**[*1]いっぽう、感染症になると、その間ずっと患者は生活様式を変えざるをえなくなることが多く、これもまた認知症の引き金となる。こうしてサラ・ジョーンズがウイルス感染症になったとき、彼女はいったん治療の中断に追い込まれ、アルツハイマーの初期症状が再びあらわれた。感染症が完治した時点で再度治療を受けたところ、症状は消えた。

同様に、手術もアルツハイマー病の進行に悪影響を与えることがある。手術で組織が傷つけられることに対して免疫システムが活性化するのに加え、このときに使用される麻酔剤もまた代謝全体を独自に活性化、病気を悪化させることがある。結果、手術が必要なときはできるだけ短く、執刀も最小限にしなければならないだろう。手術後は抗炎症の治療も想定しておかなければならない。[*2]

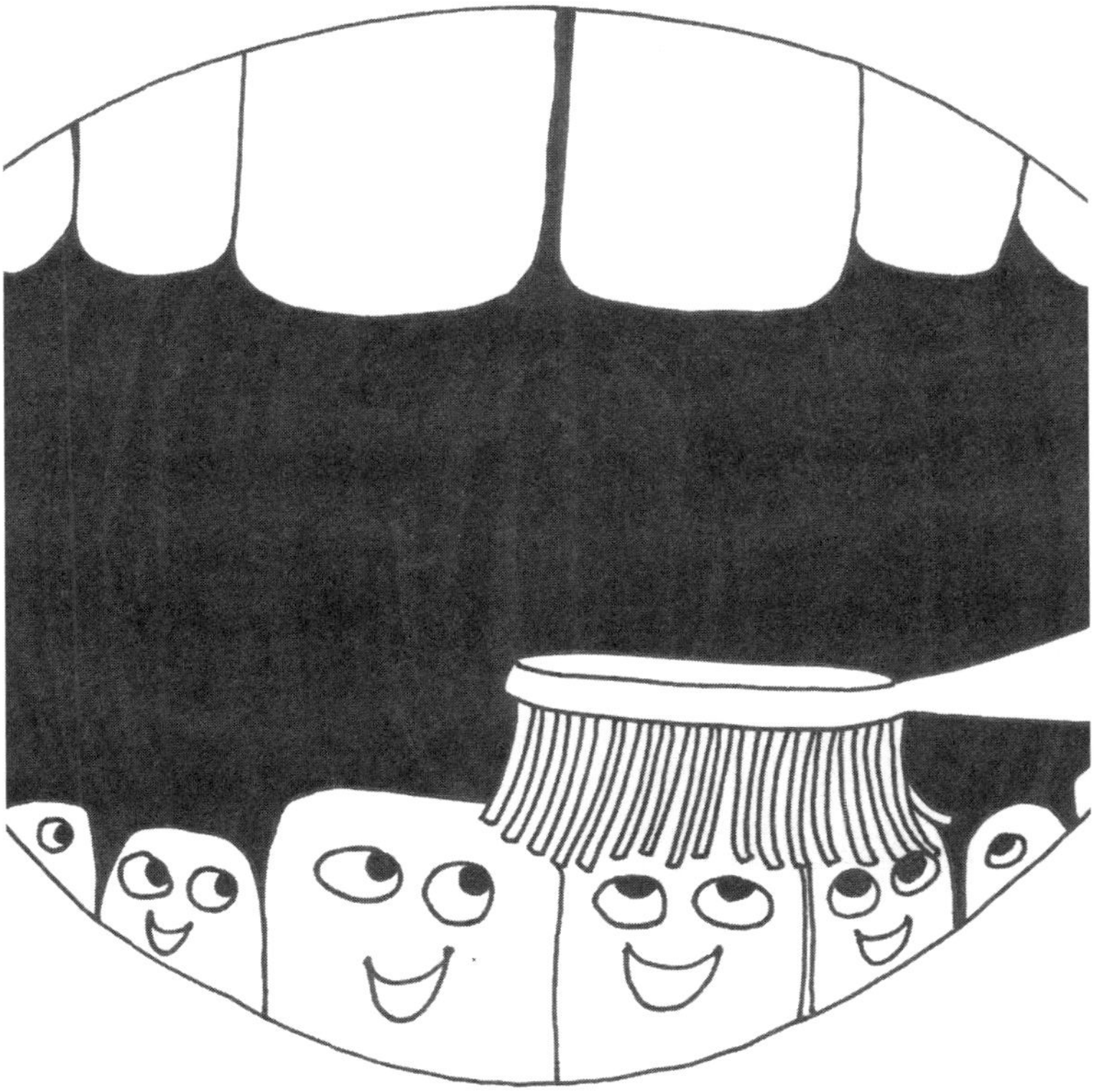

もし可能なら、手術を避け、メスを入れずに治療できる方法を探すといいだろう（しかし残念ながら、手術はお金になることから、たいていは逆のことが行われている）。

■慢性的な炎症を改善する

アルツハイマー病が進行すると、身体の衛生面、とくに歯の手入れがおろそかになることが多い。すると歯周病（歯を支える組織の炎症）のような慢性的な炎症が進行する。ところで、歯茎の炎症は間接的に脳の炎症を助長するとも言われている。[*3] それだけではない、このような感染巣《かんせんそう》があると、えてして細菌が血液中に放出されることがある。アルツハイマー病の進行にとって、これはただ事ではない。実際、病気の初期段階から海馬の入口にある血液脳関門は機能不全になっており、本来は脳を感染源から守るはずのものが、細菌を通してしまうようになる。[*4] その元凶は、すでに述べたように、毒化したベータアミロイドが非常に早期にこの部分で増えることである。[*5] 病気が進行すると、毒化したベータアミロイドも増殖し、血液脳関門の透過性は脳全体に広がっていく。

直接炎症をおこすリスクもアルツハイマーの進行とともに大きくなっていく。[*6] たとえば歯肉溝の奥に脳に感染する特殊な細菌が入り込むと、病気の進行が加速することが考えられる。これら有毒な細菌はスピロヘータ目（*真正細菌のグループの一つ）に属し、梅毒の元凶でもある。[*7]

毎年、世界では千二百万人の新しい梅毒感染者がいる。性行為で感染するこの病気の最終段階は認知症で、その症状はアルツハイマーと見分けがつきにくい。アルツハイマーの患者と同じように、この病気の患者の脳の一部にアミロイド斑（*老人斑）が観察できるのだ。フランスでは、梅毒に感染するケースは年に五百件ぐらいしかなく（それでも二〇〇〇年以降急増している）、これがアルツハイマーの原因とまでは言いきれないが（＊ちなみに日本では、二〇一七年に梅毒感染者が四十四年ぶりに五千人を突破、とくに若年層で急増している）、この病気に近い症状を引き起こす細菌が存在していることがわかる。当然の結果として、感染症はアルツハイマー病の進行を少なくとも加速させると言えるだろう。

アルツハイマー病患者の検査で明らかになったのは、うち九十パーセントの患者で、病気の特徴であるアミロイド斑にこれらスピロヘータ細菌が紛れ込んでいて、マダニで感染するボレリア病の原因となる細菌もあった。果たして細菌がアミロイド斑の土台になるのか、それとも発生を加速させるのか、さらにはその元凶なのかは、いまだにわかっていない。

私の推測は、感染は原因ではなく、むしろアルツハイマー病による結果だということだ――それでも病気の進行に悪影響を及ぼすのは確かだが。私がこの仮説にたどり着いた根拠は、きわめて正確に分析された方法で、精神的に健康な高齢者の脳や脳脊髄液に病原体はほとんど存在しないという事実である。アルツハイマー病は数十年かけて発症するのはわかっており、もし病原体が原因だとしたら、まだ健康な高齢者の脳からも検出されるはずだ。したがって、感染のリスクが高まるのはアルツハイマーが進行してからで、血液脳関門の透過性が進み、免疫システムが乱れることで病原体が居着くと考えられる。だから私に言わせると、病原体の存在はアルツハイマーの原因ではなく、結果なのである。とはいえ、危険なことに変わりはないのだが。

こうしてブレデセン教授が取り組んだのは、サラ・ジョーンズに電動の歯ブラシと歯間洗浄器を使ってもらい、口腔の衛生を改善することだった。

マダニに刺されたり、口腔の衛生状態が悪いと、慢性的な感染症の引き金になるだけではない。

脳にも有害で、アルツハイマー病の進行を促すことになる。したがって感染巣はすべて（繰り返すがすべて）排除することが重要だ。実際、病気に直接的に（弱った脳に侵入して）、または間接的に（免疫システムを活性化させて）影響を与える病原体のリストは長くなる一方だ。[*8] たとえば、胃や十二指腸潰瘍のおもな原因はヘリコバクター・ピロリ、いわゆるピロリ菌である。アルツハイマー病で、この病気にもかかっている患者の認識力の衰えは目立って高い。[*9] しかし、抗生物質で治療を行うと、投与しない患者よりアルツハイマーの進行は遅くなる。[*10]

■腸の掃除も重要

血液脳関門は、血液中の細菌や毒から脳を守るものである。しかし、自然はその前に腸に関門を置き、私たちの食べ物に含まれる細菌や毒から組織を守っている。そしてこの関門には無数の働きがある！ 栄養素を吸収する腸の表面積は並外れて大きく、細菌や毒にとっては理想的な入口でもある。小腸だけで、表面積はヒダと絨毛《じゅうもう》を含めて二千平方メートル。病変や傷害で腸壁が普段以上に侵入しやすくなると、毒素はすぐに裂け目に殺到し、精神面も含めて健康に悪影響を与える。乳蛋白質アレルギーや、乳糖アレルギー、原因不明の腹痛と言われるセリアック病などの食物アレルギーはこのメカニズムのあらわれだ。

セリアック病はグルテンの摂取と関係がある。これは小麦やライ麦など一部の穀類に含まれている蛋白質復合体で、グルテンを食べて腸の炎症を引き起こしたときは、グルテンを含まない食事療法で治療する。アルツハイマーの患者のうちひどい食物アレルギーを併発する患者は、**腸障害が治療されるとアルツハイマーの症状も改善される**ことが多い。[*11] たとえばサラ・ジョーンズもそうで、彼女はグルテンを含まない食事療法をしなければならなかった。ブレデセン教授が食べないようアドバイスしたのは、小麦とスペルト麦、ライ麦、デュラム麦をベースにしたものと、少量とはいえグルテンを含むカラス麦、大麦をベースにした食品だった。ちなみにアワやキヌア、アマランサス、そば粉の食品にはグルテンはいっさい含まれていない。

　加えて、腸は——とくに大腸は——巨大なバイオリアクター（＊生体触媒を用いて生化学反応を行う装置）で、そこには人の体細胞の約百倍以上の細菌細胞が生息している。これらは人体組織の一部に統合されており、私たちはこの腸内細菌がないと生きていけない。細胞の数でいうと、人体の九十九パーセントは細菌で構成されていると断言できる！　**腸内細菌は**ビタミン（BとKのグループ）を生成し、**成長と免疫システム機能に決定的な働きをしている**。最近の研究で発見されたのは、とくに**脳の免疫システムに影響を与えている**ことだ。[12] たとえば乳酸菌やビフィズス菌は腸内で、食品（とくにグルタミン酸を多く含む蛋白質）から摂取した神経毒性グルタミン酸を抑制性伝達物質のＧＡＢＡ（γ《ガンマ》アミノ酪酸）に変え、神経がいつまでも興奮するのを抑制する。逆に、千個以上もある細菌株と少量のウイルスのバランスが崩れると、腸内細菌は私たちを守る代わりに毒を送りだす。[13] その一つとしてあげられるのは、非特異的免疫システム（＊自然免疫＝敵を特定せず無差別に攻撃する免疫システム）を活性化させる物質で、これが脳に炎症を起こし、その蛋白複合体の構造は毒化したベータアミロイドときわめて近いことがわかっている。[14]

　腸内にある数百兆の細菌細胞と人との複雑な相互作用は、もっぱら食事に支配されている。私たちが食べるものは、当然、腸内の細菌も育てているからだ。そして人と細菌とのこの共生はおそらく、非常に長い進化の期間を経て発達したものだから、ここでもまた、石器時代の食事のほうが現代の食事より人体組織に適応していると思われる。その視点で見ると、現在の食事は一般に単糖類と悪玉脂肪が過多で、繊維質が少なく、いちばんの問題は栄養供給源がなんとも限られていることだ。そして二番目の問題は、そうやって腸内細菌にもジャンクフードを供給していることだ。逆に、もし神経形成を刺激して、アルツハイマーを予防する食事にしたら、消化はぐっとよくなり、免疫システムと――これも重要――精神の健康にも効果があるだろう。[*15] したがって、先の章で紹介した栄養を摂れば、腸は自力で大掃除できる環境になって健康が保たれ、いっぽうで脳も健康を取り戻すことになるのである。

最後に一つ、腸内細菌が働きやすくするために、セイヨウオオバコの実のパウダーを摂取する方法もある。これは古くからの薬草の一つであるオオバコの種子と種皮を混ぜたもので、このパウダーは腸壁を滑らかにし、食べ物の残留物を排出しやすくする。たとえばこのセイヨウオオバコのパウダーを（できればゼラチンカプセルのものを）、コップ二杯の水と一緒に飲んでみてはどうだろう。この治療にプレバイオティクス（＊オリゴ糖や多糖からなる身体にいい食品成分で、十の九乗個の微生物からなる）を組み合わせると、腸に善玉菌が生息するようになる。オオバコは腸内のバランスを整え、インスリン受容体の感度を早急に完全するので、糖類の代謝もよくなる。加えて、血圧と脂肪代謝にもよい効果がある。そのうえで健康的な食事を心がければ、短期的な効果がずっと続くことも確認されている。[*16] セイヨウオオバコのパウダーは一般に市販されているが、プレバイオティクスと、理想的にはプロバイオティクス（＊身体によい影響を与える微生物）をベースに腸の大掃除を始めるときは、必ず医師に相談することである。

みんなの処方箋

感染症対策のために

＊医師に感染症マーカーを管理してもらい、数値が高い場合は感染の元凶を特定して、排除する。

＊口腔衛生を改善し、歯科医で歯石を除去してもらう。

＊胃潰瘍や十二指腸潰瘍にならないよう、必要なら抗ピロリ菌の治療を受ける。

＊セリアック病に苦しんでいる人は、グルテンを含まない食事療法を受ける。しかし、グルテン過敏症のような食物アレルギーの多くは、腸をきれいにすると消える。

＊腸内細菌のために健康的で繊維の多い食事を摂ることで、アルツハイマー病の予防と治療に効果がある。治療の最初の四週間は、腸をきれいにするプログラムのおかげでこの効果が加速する。

＊スポーツをする。運動は足だけでなく、腸も動かす。そして水をたくさん飲むこと。

＊場合によっては、セイヨウオオバコによる治療に取り組み、プレバイオティクスと組み合わせる(医師に相談して実行すること)。

14　解毒する（デトックス）

すべては毒で、何一つ毒ではなく、毒にするのは用量である。
パラケルスス（一四九三—一五四一）
スイス出身の医師、化学者

アルツハイマーの予防は可能である。治療も——手遅れになる前に始めるという条件で——可能だ。それでもリスクはつねに残る。人間も含めてすべての生命は実際、果てしない偶然が続いた結果で、私たちの存在を支配しているのもやはり偶然である。しかし、偶然を制御する手だてはなくても、それでも行動を通して、起こりうる可能性のあることに影響を与えることができる。たとえば、タバコを吸わない人が肺ガンになることがある。リスクは弱いながらも存在する。しかしだからといって、タバコを吸わないと健康に悪いと考えるのは大間違いだろう。

物事に例外はあっても、それが新しいルールになることはなく、既存のルールを強固にするだけである。自然は複雑で、予測の形でしか言いあらわすことができない。百パーセント確実なことはなく、例外があることを受け入れなければならない。翌日の天気予報はある程度確実にできても、しかし空中の粒子の動きを確実に予想することはできないのである。たとえ一生飛行機に乗らなくても、飛行機事故の犠牲者になることもあるだろう。飛行機が頭上に落ちてくる可能性は低いとしても、存在する。私たちそれぞれにつねに残留リスクがあり、それも人生なのである。

アルツハイマー病の場合、この残留リスクを高めそうな要因のなかに、私たちが日々直面してい

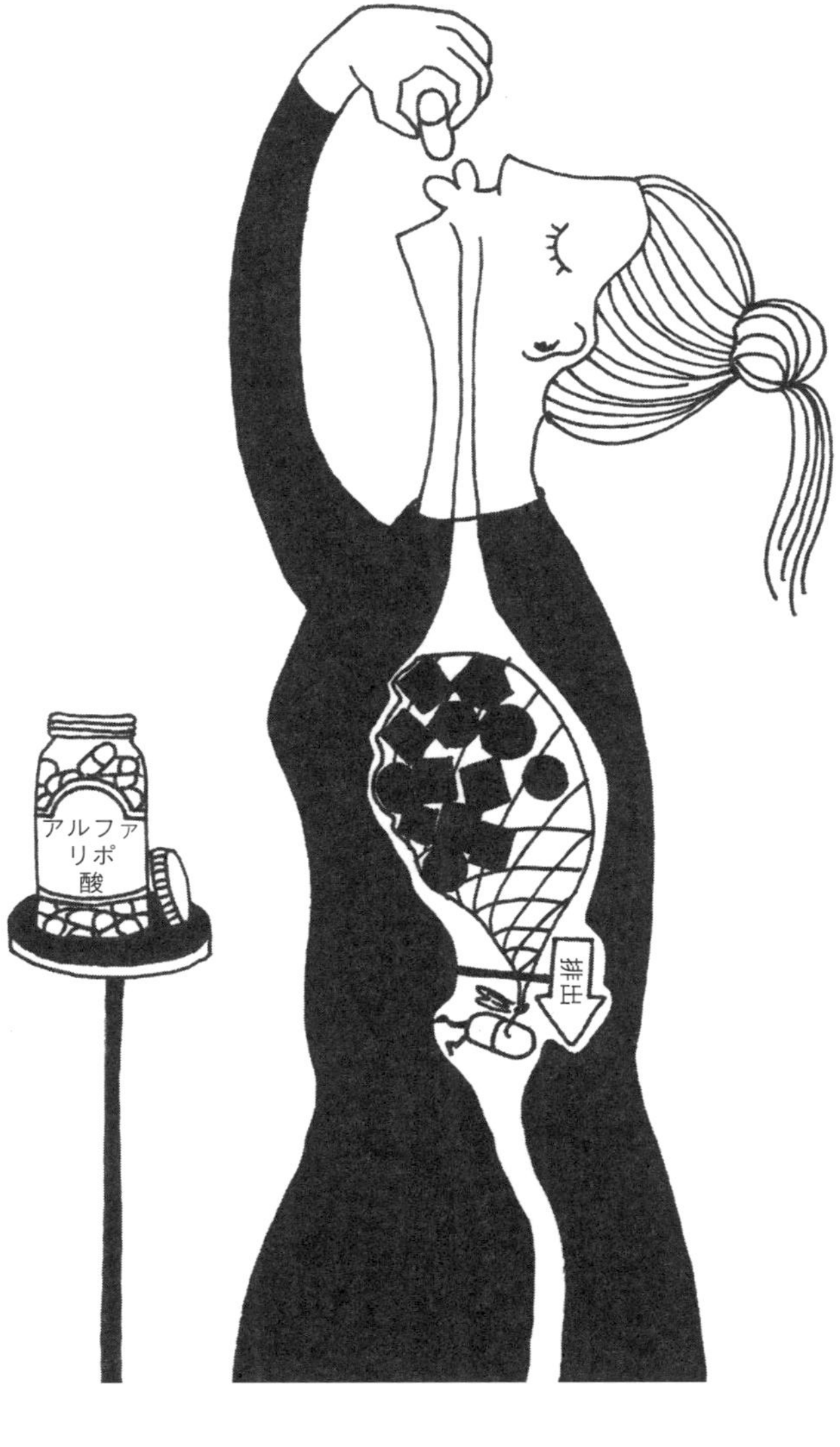

アルファ
リポ
酸
排出

る環境の毒がある。これを免れるには想像を絶する努力が必要だが、いっぽうで私は可能だと思っている。加えて、私たちはこれまでこれら毒の一部をすでに吸い込んできた。私たちが（あるいは親の世代が）その影響を知らなかったせいだ。たとえば私は子どもの頃、大変な受動喫煙者だった。広告にあおられて、父と祖父はタバコを吸うことで自由を満喫できると信じていたのだ。ほかの例もある。三十年、四十年、五十年前に、慣行農業ですでに大量に使用されていた殺虫剤や除草剤、殺菌剤を誰が健康に悪いと心配していただろう？　現在、それらの毒性についてはよく知られているのに、今なおかなりの人が使用を受け入れている。また現在は車のガソリンは無鉛になっていても、電気は相変わらず火力発電で生産され、空中に大量の神経毒の重金属を放出している。フランスだけでも、空中に放出される水銀は年に三十六トン、その十パーセントは石炭の燃焼によるものなのに[*1]、新しい発電所の建設に待ったがかけられることはない。工業製品として広く出回り、私たちが喜んでつかっているプラスチック製品についても同じだ。また、避けられない手術の前の麻酔[*2]や、ガンの化学療法を拒む人もいない。いずれも神経形成を阻害する副作用があるのにだ[*3]。

長期的には、残留リスクを受け入れるほうが脳にはストレスが少ないのは確かである。しかし、私たちが個人の可能性に沿ってそれを減らそうとしても、痛い目にあうことはない！　だから、このリスクを下げるために、骨の折れない範囲で私たちにできることを一緒に見てみよう。

■プラスチック製品

神経毒性のあることが知られているのに、ことプラスチック製品に関しては経済優先の進化から逃れることの難しさを示している。たとえば、プラスチック界では広く普及している成分ビスフエノールＡ（ＢＰＡ）は脳の発達、とくに乳幼児の段階でさらされると有害な物質である。精神障害のリスクが高まり、攻撃性や活動過多の傾向が強まるだけでなく、鬱の症状も引き起こす。[*4] このプロセスの原因となるのは、とくに脳の発達と神経形成が阻害されることである。長いあいだ、大人はこの毒から守られていると思われていた。それは肝臓の解毒作用と、とくに血液脳関門のおかげで脳に侵入できないからだとされていた。しかしいまやこの関門は、毒化したベータアミロイドに攻撃されると即、侵入可能になることがわかっている。そして、大人の海馬の神経形成も阻害し、記憶に弊害をもたらすことが動物実験で明らかになった。[*5]

[ビスフェノールAについて]

二〇〇〇年代、BPAは食品用プラスチックに広汎に使われ、とくに哺乳瓶用のポリカーボネートに使用されていた。二〇〇三年、欧州委員会は適合基準に沿って使用すれば消費者に危険はないと表明した。しかし二〇一〇年六月以降、ヨーロッパではBPAを使用する哺乳瓶の製造と輸入が禁止された。フランスでは、国民議会が法律まで可決、食品用の包装や容器、器具でのBPAの使用を禁止した（二〇一三年一月に三歳以下の幼児を対象に、二〇一五年一月にはそれ以外の人口を対象に発効）。同じ二〇一五年初頭、欧州食品安全機関はBPAにさらされたときの毒性を再検査、その時点での使用基準に沿っていれば、年齢に関係なく消費者の健康に危険はないと結論づけた。しかし二〇一六年四月、オランダ厚生省の要請を受け、欧州食品委員会は基準を再検討、BPAの安全性を再度検査すると発表した。

これを見てもわかるように、法体制や食品関連決定機関の勧告はいかにも流動的だ。消費者は翻弄され仕方なく買い物の習慣を変えているが、いっぽうの食品業界は、今度はＢＰＡを使用しない製品を宣伝している。問題は、悪評高いビスフェノールＡを単に別の種類のビスフェノールＢに代えて製造していることだ。ビスフェノールにはＡからＺまでありとあらゆる種類がある（現在の種類はアルファベット二文字まである）[*6]。これらは検査されたかぎり、すべてＢＰＡと同様に有害だ。したがって消費者は、「ＢＰＡ無使用」の検印があっても信用してはいけないのである。科学者は現在のデータをもとに警告に乗りだし、これらの物質「すべて」の食品への使用禁止を要求しているのだが[*7]、残念ながら、この要求は認められていない。したがって消費者としては、食器類やボトル、ビニール袋などのプラスチック製品は台所でいっさい使わないようにすることだろう。

■タバコ

いまやほとんどすべてのタバコの箱に「喫煙は死をもたらす」と大きく表示され、それに続いて「喫煙は緩慢な辛い死をもたらす」「喫煙は精子に有害である」などの具体例が小さい文字で掲載されている。しかしこれはあまりインパクトを与えていないようで、タバコ業界の広告の後押しもあり、喫煙しても死なないヘビースモーカーはガンや梗塞のリスク――これは現実のものだ――を過小評価して高をくくっている。タバコが原因で亡くなった無数の人々の訴えは、近年ようやく支持を集めて主流になっているが、それでもタバコは市場に広く出回っている。

喫煙者もアルツハイマーになる可能性が高く、一日一箱のタバコでリスクが三十四パーセント高くなることが大規模な研究で明らかになっている。[*8] いわゆるロッテルダム研究では、五十五歳以上の七千人が七年間にわたって観察され、参加者の二十三パーセントは喫煙者だった。観察期間中に喫煙者がアルツハイマーになった割合は、非喫煙者より明らかに高かった（五十六パーセント）。[*9] 現在は**タバコの煙が海馬の神経形成を妨げ、それによってアルツハイマーの過程を活性化させる**ことがわかっている。[*10] 血液中の酸素量が減ることで、海馬へのエネルギー供給がスムーズにいかなくなるからだ。長期的には、喫煙者の大部分で肺組織に深刻な病変が発生する。この病気は慢性閉塞性肺疾患（ＣＯＰＤ）と総称され、アルツハイマーのリスクが二倍になる。[*11] この場合、血管性認知症のリスクもきわめて高くなる。

ドイツ呼吸器学会の中心メンバー、マイケル・バルコックの指摘によると、タバコを止めるとリスクが徐々に減っていくことが期待できる。「最後の一本のあと、わずか二十分で手足の血液循環はすでによくなってくる。二十四時間後には心筋梗塞のリスクも減り、四十八時間後には味覚と嗅覚も改善する。数週間後には血液循環はすっかり安定し、肺機能もよくなることが多い。数か月後ともなると、体調はがぜんよくなり、呼吸気管はすっきり解放され、肌も引き締まってくる。さらに咳の発作も少なくなる。一年後には冠動脈疾患のリスクは減り、五年後には、心筋梗塞のリスクは非喫煙者と近くなる。十五年後にはついに、肺ガンのリスクはタバコを吸ったことのない人とほぼ同じになる」。[*12] タバコがアルツハイマー病に及ぼす影響については、先の研究の結論はいずれも楽観的である。いずれにしろ、私たちに備わった自己治癒力のおかげで、健康的な生活に戻るのが遅すぎることはないのである。

治療上の理由で、加熱式タバコ（＊電子タバコ）も止めたほうがいいだろう。成分のニコチンが脳の興奮剤のような働きをするからだ。睡眠が長続きせず、とくに夜間におこなわれる脳の掃除に重要な深い眠りが不足する。*13

■亜硝酸塩、硝酸塩、ニトロソアミン

亜硝酸塩は〇・五グラム以上吸収すると中毒になり、致死量はわずか四グラムだ！　化学工業界でもっとも重要な亜硝酸塩は亜硝酸ナトリウムで、とくにハム・ソーセージ類（一部の硬質チーズにも）に使われ、塩漬けの塩の約〇・五パーセントが亜硝酸ナトリウムである。胃のなかで、胃酸が一部をニトロソアミンに変えるが、これは発ガン性が証明されている。このプロセスは亜硝酸（塩）化と呼ばれ、熱でも助長される。たとえばタバコに火がつけられると、有機化合物はニトロソアミンになり、これがタバコの発ガン性の一部になっている。ニトロソアミンはまた、塩漬けの肉に火を通すたびに発生する。バーベキューはあまりお勧めできる調理法ではないのだが、ソーセージやベーコンを焼くのは絶対に止めたほうがいい。

亜硝酸塩と違い、硝酸塩は一見は無害である。植物は蛋白質を生成するために硝酸塩の窒素を使用するので、成長には欠かせない物質である。それが理由で、利益に目が眩んだ人間が収穫量を上げるために、田畑を硝酸塩で徹底的に肥沃にした。ドイツ北部の「水肥ベルト地帯」と呼ばれる地域ではこれが大問題になった。集約飼育の動物の排泄物には硝酸塩が多く含まれ、それが排出されると環境に害を与えないわけがない。フランスでは、ブルターニュ地方の川は硝酸塩の含有率が高く――集約飼育と肥料のせいで――藻類が急繁殖する原因になっている。

これらの地方で心配なのが地下水の硝酸塩濃度だ。実際、地中の硝酸塩は一部、細菌やカビ類で

亜硝酸塩に変化するのである。

塩漬け用の塩にも硝酸塩は多く含まれる。食品業界では保存料の硝酸ナトリウムや硝酸カリウムとして使われている。肉一キログラムあたり最大で〇・五グラムも含まれると、ハム・ソーセージや塩漬け肉の成分としてはかなりの量である。これらは口中の唾や腸で亜硝酸塩に変わり、それが今度は毒性の高いニトロソアミンになる。

すでに述べたように、**ニトロソアミンは発ガン性物質**であり、また**神経毒**でもある。[*14] 神経のエネルギー代謝を阻害し、有毒な遊離基の分泌を加速させるだけでなく、DNAの突然変異を誘発するのだ。さらに、脳神経のインスリン抵抗性を生みだし、毒性ベータアミロイドの生成を促す。したがってガン並びにアルツハイマーのリスクを減らすためにも、加工肉（保存料の含まれるチーズ類も）は止めたほうがいいのである。[*15] フランスでは集約飼育は早くから広く行われ、二〇一四年の国内家畜総体（牛類、羊類、山羊類、豚類を含めて）の九十五パーセント以上は企業の農場で飼育されている。肉を食べず、有機栽培の食品だけを消費していてもやはり危険にさらされている。土と地下水が硝酸塩で汚染されていると、状況は受動喫煙より悪いことになる。というのも、タバコの煙を避けることはできても、こと飲料水となるともっと難しいからである。

■重金属

鉛、カドミウム、水銀は、人体では何の役にも立たず、濃度に関係なく毒である（極限値が示されているのは私たちへの安心材料にすぎない）。いっぽう、ほかの重金属の銅、鉄、亜鉛は少量でも人体には欠かせないものである。これらは「微量元素」と呼ばれ、しかし量が多いと毒になる。体内で過剰になると、たとえば銅や鉄、亜鉛から遊離した金属イオンがベータアミロイドの凝固を促進し、すでに見たように毒になる。だから、これらの微量元素を含む食用サプリメントを服用するのは欠乏した場合のみに限られ、それも医師の管理のもとで行わなければならない。

工業の発達にともない、有毒の重金属は空中にも地中、水中にも増えている。有機農業でもカビ対策に銅が使われているが、それでも慣行農業の食品よりは影響が少ないと言える。また、食品を選ぶときはメチル水銀の量にも最大限の注意を払ったほうがいい。これはとくに大型の魚に含まれる(「脳に栄養を与える——脳を構成する要素」の章を参照。百四十七頁)。

しかし、もっとも心配な水銀源はじつは私たちのからだのなかにある——それは**歯科用アマルガム**(*歯科修復材料)で、五十パーセントが水銀だ。食べる物(酸っぱくてもそうでなくても)とアマルガムの数によって、口中に放出される水銀の量は二十マイクログラムほどにもなる。ところで水銀はアルツハイマー病を促し[*16]、海馬の神経形成に悪影響を与えると推定されている[*17]。脳の慢性的な水銀中毒に終止符を打つには、これらのアマルガムを取り出すしかない。この工程自体、水銀を放出することになる。腕のいい歯科医に、必要な保護措置をしてやってもらうべきである。理想としては歯の治療に、淡水藻類のクロレラによる解毒を(*重金属と結合して体外に排出する)組み合わせることだろう。そして歯の修復にはもっと優しい金属を使用することだ。

慣行農業の食品とは別に、飲料水でも重金属にさらされることがあり、これは水質を売り物にする水も同じである。一般に、重金属の汚染でいちばん多いのはじつは「自家製」である。かつて、家庭の水道管は鉛や亜鉛メッキの金属が使われていた。現在は一般には銅製である。家庭の湯沸かし器や蛇口を通るだけで、飲料水に鉄や亜鉛、銅、鉛、カドミウムなどが含まれることになる。飲料水が酸性であるほど、つまりPHが低いほど、重金属に汚染される可能性が高くなる。いっぽう、集約農業の地方でよく見られるのだが、飲料水に含まれる硝酸塩が一リットルあたり三十ミリグラムで、亜鉛メッキの水道管がやられることがある。ヨーロッパでは飲料水の硝酸塩極限値は一リットルあたり五十ミリグラム／リットルに設定されているのだが、これを超えるケースが増えている。

■アルミニウム

じつはアルミニウムはアルツハイマー病の原因の一つ（または、少なくとも加速させる要因）と見られている。そう思われる第一の要因は、**アルツハイマー患者にアルミニウムのイオンが存在し、病気の深刻度に合わせて量も増える**ことだ。[*18] アルミニウムが簡単に血液脳関門を通過して脳に侵入するのは、本来は鉄を運ぶためのメカニズムのせいで、[*19] 保護役のベータアミロイドが毒性のベータアミロイドに変わるのを加速させる。[*20] アルツハイマーの症状がくすぶっている状態としたら、その種火を吹いて火を起こすのがアルミニウムや先に述べた重金属のイオンである。

いちばん大きな問題は、アルミニウムがいたるところにあることだ。水道水供給センターでは原水の洗浄に硫酸アルミニウムが使用されるし、私たちはアルミニウムの台所用品を使う。焼き菓子を作るのによく利用されるのはアルミホイルだ。[*21] 乳幼児も危険にさらされている。というのも、生後二年間は二十種類以上のワクチンが勧告されているのだが、ワクチンの九十パーセントには補助薬としてアルミニウムが含まれているからだ。最近、スズメバチの毒の脱感作療法薬としてワクチンを打たなければならなかった私は、自分でアルミニウムのないワクチンを探し、それを使ってくれるように頼んだ。ところが医療スタッフは、そんなワクチンは使ったことがないということで断られてしまった。それはそれとして、免疫措置はアルミニウムがなくてもちゃんと機能した。

市販されている食品にも、「食品添加物」の名でアルミニウムが使われていることが多い。たとえば着色料、安定剤、また固化防止剤として使用されるアルミニウム入りの珪酸塩もそうだ。このことからも料理は自分でしたほうがいい。同様に、クエン酸アルミニウムにも大きな問題がある。これはクエン酸とアルミニウムが接触してできる物質で、果物をアルミホイルで包むだけで生じる。

加えて、多くのデオドラントクリームにアルミニウムが含まれている。だったらなぜ自分で自然素材のクリームを作らないのだろう？　作り方はとても簡単。五十グラムの炭酸水素ナトリウム（＊重曹）とコーンスターチ（＊または片栗粉）五十グラム、コーヒースプーン四杯の有機ココナッツのバージンオイルを混ぜ、それに十五滴のエッセンシャルオイル（レモン、オレンジなど）を加えてさらに混ぜ、ガラスの容器に入れておくだけでいい。それをクリームとして使用する。

■慣行農業の毒

アルツハイマーの罹患率が緊急事態を告げるにつれ、現在の効率優先の環境や生活様式がいかに脳にダメージを与えるかについて、少しでも理解を深める必要がある。たとえば、現在の慣行農業は海馬の神経形成に直接ダメージを与える毒を使用している。そのいい例がピレスロイド系（＊除虫菊に含まれる有効成分の総称）の殺虫剤だ。[*22]　これはドイツだけで毎年五十トンも使用されており、しかも殺虫剤全体のわずか一パーセントなのだ。ちなみに二〇〇〇年には、家庭菜園と園芸のためだけにこの種の殺虫剤が二・七トンも売られていた。

二〇〇七年以降、欧州連合では農薬のカルボフランがミツバチを殺すというので禁止されている。[*23]

代わって別の農薬が使用されているのだが、その危険性についてはまだ不明である。おそらく元が取れたところで明らかにされるのだろう。こうして、神経毒でありながら植物を守るとして分類されている殺虫剤のリストは枚挙にいとまがない。したがってできることはただ一つ、有機栽培のものを買って食べることである——自然と次の世代を守るために。

■麻薬、アルコール

合成麻薬に救いを求めても、海馬の神経形成をブロックするだけなので無意味である。[24] また、アルコールの飲み過ぎ——ワイン四分の一リットル相当——も新しい神経の形成を阻害する。[25] 過剰の飲酒、つまり酒宴のあとは、神経形成自体が数週間ブロックされる。[26] アルコールをしょっちゅう大量に飲むことは、アルツハイマー病の加速器のペダルを踏むのと同じである。[27] そこでアドバイスを。二杯目を忘れ、量より質を楽しむことだ。ちなみに次の第3部のテーマである集中治療の段階では、禁酒が適当とされている。

■食べ物で自然な解毒を

毒の多い環境から離れることができないとなれば、私たちはそれを前提としてできるだけよい部分を引きださなければならない。できることは二つ。一つは、汚染した食品を避けることで、もう一つは、仕方なく摂取する毒は体内で吸収されないように心がけることだ。それには健康的で変化に富んだ食事をすることが助けになるだろう。

たとえば繊維質は食品の毒と結合し、腸壁を通過させなくするので、体内には吸収されない。この繊維質のおかげで、肝臓の胆汁で排出された毒素も再び吸収されることはない。繊維質の豊富な食品は効果的な解毒作用も行ってくれるのである（胆汁酸の形で腸に送られる過剰なコレステロールの排出を促すのも同じプロセス）。さらに、腎臓もまた尿を介して毒を排出する優れた役を担っている。したがって、解毒にはこれらの器官が完全に機能することが必要不可欠となる。肝臓と腎臓の適切な機能は医師に管理してもらうべきだろう。

栄養価の高い食品には繊維が多く含まれ、環境中にある毒に慢性的にさらされるリスクを減らしてくれる。加えて、健康的な食品からは**ペクチン**（柑橘類やリンゴ、その他多くの果物の成分）も摂取できる。これはゼラチンのような働きをし、重金属や毒を包み込んで排出を促してくれる。[*28] 硫黄成分を含む食品も同じで、ニンニクやタマネギ、ニラ、さらにはブロッコリー、ショウガなどがそうである。これらもまた毒性の重金属と結合して、解毒を促すのである。それらに加えられるのが、ウコンや緑茶、完熟トマト（ポリフェノールが豊富）……、以下は省略するが、素晴らしいものはたくさんある。植物を起源とする無数の有効成分が、さまざまな方法で毒素と結合し、体内から排出してくれるのだ。[*29]

■解毒を一押しする

解毒を促すため、さらには歯科用アマルガムを取りだすさいの併用策としてアドバイスできるのが、やはり経験を積んだ医師の指導を受けながらの藻類パウダーをベースにした治療である。たとえば淡水藻類のクロレラは、吸収した重金属の排出に効果のあることが証明されている。[*30] ゼラチンカプセルのものは簡単に摂取でき、パウダー状のものだとアマルガムを取りだす際のうがい薬として使用できる。医師のなかにはキレート剤（＊重金属と結合して体外に排出する解毒方法の一つ）のDMPSやDMSAを使用し、肝臓（解毒のおもな器官）の強壮剤と組み合わせるケースも多い。肝臓機能改善のサプリメントとしては、マリアアザミ（＊傷ついた肝細胞を修復する働きがある）による治療がある。ここでもまた、この分野に詳しい医師に相談することである。

同様に、クロレラをベースにした調合剤を何でもいいからと軽い気持ちで服用しないことである。一般に広く市販されているとはいえ、どのクロレラにするかは医師の判断をあおぎ、質のよいものを選んだほうがいい。質の悪い藻類はそれ自体が毒になる可能性もある。

腸内で、毒は藻類のパウダーに定着し、簡単に排出される。長期的には、脳にたまっていた毒素も徐々には排出されていく。実際、人体の物質は永続的にバランスが取れたものになっている。末端（この場合は腸）のある物質を取り除くと、もう一つの末端（脳）のこの物質の量も減っていく。それでも即効の解毒には、脳に局部的な治療を施すのも必要と思われる。たとえば次に説明するアルファリポ酸をベースにした解毒である。

■脳の解毒

アルファリポ酸（ALA）は長いあいだビタミンと思われていたのだが、現在は体内でも生成できることがわかっている。食べ物に含まれるのは限られた量だが、たとえばモツ類（レバー、心臓、砂ぎもなど）や牛肉、ホウレンソウやその他の野菜に含まれている。

[アルファリポ酸（ALA）について]

ALAは補助因子として働く分子で、生命維持に重要なエネルギー供給時に介入し、このプロセスに欠かせないものである。[*31] これは体細胞のエネルギー供給センターと言ってもいい細胞小器官、ミトコンドリアのなかで行われる。エネルギー供給では当然の結果として遊離基が発生する。そこで自然はよくしたもので、ALAに遊離基を引きつける素晴らしい能力を与えたのだ。加えて、ALAと、その自然代謝による還元型ジヒドロリポ酸は、水銀や鉛の神経毒化合物と結合しやすく、[*32] また、脳内でベータアミロイドの凝固と毒化を促進する過剰な銅や鉄、亜鉛の遊離金属イオンとも結合する特性がある。[*33]

先の藻類に比べて、アルファリポ酸とジヒドロリポ酸には優れた点がたくさんある。前者は腸の関門を通過し、後者はさらに血液脳関門を楽々と通過、神経系の中枢に侵入する。これをふまえて証明できたのは、危険な遊離金属イオンがこれら二つの物質と結合して安定した複合化合物となり、そのまま胆汁を経由して排出されることである。結果、**アルツハイマーの治療にアルファリポ酸を使用するとよい効果がある**と断言できるのである。[*34]

集中治療の段階（第3部を参照）では、アルファリポ酸を六か月間、一日に〇・六グラムから、多くて一・八グラムを服用することになるだろう。もちろん医師の処方に基づいてだ。重金属やアルミニウムの中毒の程度によって、一日の投与量は二・四グラムまで増やすことができる。治療の初期には、解毒効果を高めるためにアルファリポ酸の点滴を勧めることもできる。

アルファリポ酸の治療効果は解毒機能だけではない。第3部で述べるように、集中治療の段階ではきわめて重要な要素になる。

■神経毒の電波

これは繰り返し議論されていることだが、携帯電話から発信される電波は長期的に、神経学的なダメージを与える公害になる可能性があるだろう。どこもかしこも接続された世界になった現在、私たちはこの種の電波をもう避けることはできない。私たちに決断できることはただ一つ、携帯電話をゴミ箱に捨てるかどうか？　アルツハイマーとの関わりについて専門家が分析したいちばん最近の結果は明らかに矛盾している。アルツハイマーの動物には無害なのに[*35]、以前健康だった動物には悪影響があり[*36]、しかし、病気のマウスの脳にあった毒のベータアミロイドの分解が進んで症状の改善も見られたのだ[*37]。おそらくこの結果をもとに、一部の専門家はアルツハイマー病の患者に電磁波による治療を提案している[*38]。しかしいまのところこのシナリオは仮説の段階で、実際に効果があるのはもっとも進行した患者にだけであるのは確実である。

効果はあっても非常に特殊なケースとなれば、携帯電話が治療に使えるとはまだ言いきれない。いずれにしろ、現段階では携帯電話を処分しても無意味だろう。しかし、遠方の相手と対話するより、直接接して話したほうが人間関係を構築できるのではないだろうか。

みんなの処方箋

毒を避けるために

＊まわりからできるだけプラスチック製品をなくし、決して温めないこと（食器洗い機に入れるのもダメ）。とくに冷蔵や冷凍で食品を保存するときはガラス容器に入れる。

＊禁煙する！　受動喫煙も避ける。

＊ハム・ソーセージ類や塩漬け加工品は食べないようにする。

＊飲料水の質に注意を払う。硝酸塩の含有量が高すぎ、PHが低すぎると、飲料水に重金属が多くなる。代わりに、ガラス瓶容器の水を購入し、あるいは水道管の掃除か改修を検討する。

＊歯の歯科用アマルガムを取り除いてもらう。

＊水をたくさん飲む（医師の反対があれば別）。亜硝酸塩、硝酸塩の含有量が少ないものを選ぶ。

＊集中治療の期間中は（第3部を参照）、アルファリポ酸を一日に〇・六グラム（一・八グラムまでにするとより効果がある）、原則として朝食三十分前に服用する。用量と投与法は必ず医師の指示に従うこと。この分野に詳しい医師なら、治療の初期には一日二・四グラムまで処方し（アルミニウムや重金属の中毒の程度による）、さらに数値が非常に高い場合は、解毒を速めるためにアルファリポ酸の点滴の措置もしてくれるだろう。

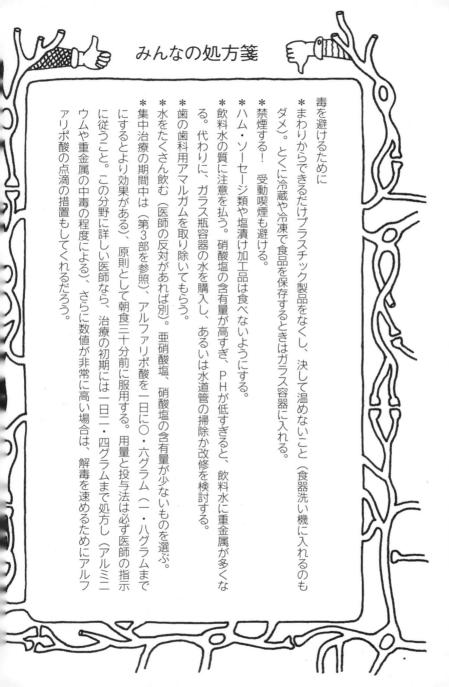

第3部　集中治療とその効果

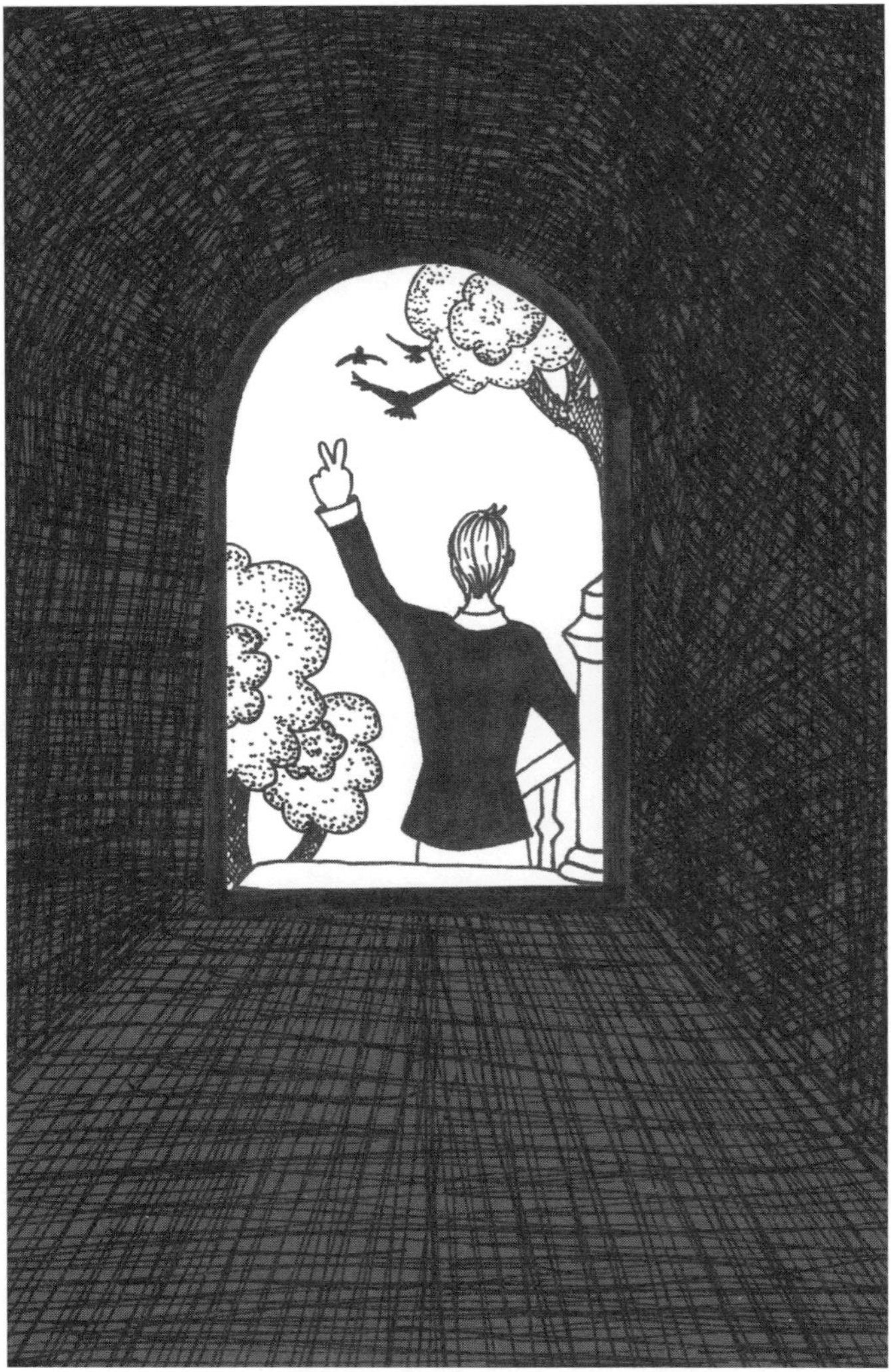

1　抗アルツハイマーにシステム治療を

健康はすべてではないが、しかし健康がないとすべては無である。
アルトゥル・ショーペンハウアー（一七八八—一八六〇）
ドイツの哲学者

親愛なる読者のみなさん、抗アルツハイマーのこの治療を成功させるためには、みなさんが生活習慣を問い直し、忍耐強く規律を守る覚悟が必要なのだが、しかしまた——これは欠かせないのだが——症状だけでなく、原因も治療するシステム的な措置をしてくれる医師の支えも必要である。この章は、約六か月間の集中治療の私のコンセプトを紹介するもので、おもに医師を対象にしたものである。しかし、介護者や家族、患者自身にとっても、どういう理由でどのような措置がこのシステム治療で施されるのかを知っておくのは重要だ。ちなみに、このコンセプトが生まれた科学的な裏づけを希望する人は、インターネットで私の論文が掲載された医学誌『ジャーナル・オブ・モレキュラー・サイカイアトリー Journal of Molecular Psychiatry』を閲覧できる。[*1]

アルツハイマーの予防に関しては、私たちの生活様式を本当の自然の欲求に適応させることで、期待した結果は得られるはずである。いっぽう、いったん病気が発症すると、この過程はもちろん必要だが、それだけでは不十分だ。病気の進行にともなって代謝のプロセスや信号の伝達は多くの点で深く変化しており、もはや抑えがきかなくなっている。例をあげよう。ベータアミロイドから毒化した物質はただの感染粒子ではなく、害のない前駆体のベータアミロイドにまで働きかけて毒化している。これは悪循環で、生活様式の修正だけでは断ち切れない。病気を治すには、システム的なコンセプトが必要で、それには各個人に合わせて病気の本当の原因を排除するのと同時に、相互に依存するこのメカニズムを断ちきる適切な生活様式を受け入れることが絶対必要になる。

それだから私は、システム治療に理解を示す医師の元で治療を行うことが必要だと何度も強調するのだが、これは簡単なことではない。[*2] というのも、現在の医学はきわめて専門分野に分断されているからだ。結局のところ、医学が実践的に行っているのは研究だけで、しかもその視点はますます細分化されている。しかし、拡大した細部に焦点を合わせると、全体像を見失うことになる。

複雑な疾患にはグローバルな対策が必要で、それは各分野にまたがった専門家による入念な措置を施すことではじめて可能になる。たとえばアルツハイマー病の患者に必要な専門家をあげてみると、少なくともシステム治療に理解のある医師に加え、スタート時の各個人の状況によって、問題に対処できる栄養士、運動療法士、心理療法士などがいる。一分野に限った措置（たとえば、睡眠の改善で新しい神経を形成させ、毒化したベータアミロイドを血液脳関門から排出する）だけで、ほかの分野も変える措置がなされていなければ（食事や運動）、実際ほとんど効果があらわれない。睡眠中に活性化するはずの神経形成はおそらく、構成する物質や、そのプロセスに必要な神経伝達物質が不足していれば失敗するだろうし、あるいは、ただ単に血液脳関門が睡眠中に排出すべき毒のベータアミロイドを通過させないために失敗するかもしれない。

この治療では全員が――医療の専門家だけでなく、患者も介護者も――宿命説など忘れ、アルツハイマーの新しいコンセプトを発展させなければならない。そして、生物学的に複雑なプロセスではあっても、しかし、私たちの力が及ぶことを理解しなければならないのである。

人間を体系的に複雑な生き物と見なすグローバルなアプローチはしかし、新しいものではない。すでに一九四六年、世界保健機関は健康を次のように定義している。[*3] 健康とは「肉体的、精神的、および社会的に完全に良好な状態であり、単に疾病または病弱の存在しないことではない」（*厚生労働白書より）。ここで新しいのは、これまで治療法がないとされていたアルツハイマーにこの視点を適応した点である。

■まずアルツハイマーかどうか診断を

「治療を発明する前に、神々は診断というものを発明した！」。診断の重要性についてのこの諺は二千五百年前、現代医学の父ヒポクラテス（紀元前四六〇─三七〇頃）も否定しなかっただろう。現在にこそ通じる諺でもある。というのも、誤った診断で患者に不利益を与えるケースがきわめて多いからである。お金のかかる治療で患者に迷惑をかけてはならないというのは、ヒポクラテスの誓詞（*医師の職業倫理綱領）の重要な一部であり、医師にはつねにその義務がある。

最大限の信頼度で「アルツハイマー」を診断するために、現在私たちが使っている一連の手段は、画像診断（ＰＥＴスキャン＝ポジトロン断層法）と神経心理テスト、そして最後の要因として欠かせない詳しい病歴である。患者の健康歴を観察することもまた診断の基本なのだ。掘り下げて問診するあいだに、医師は現在の問題と進展具合を把握する。認知症が疑われる場合は家族に聞いてみるのもまた重要だ。というのも、患者は病気の経過を正確に覚えていないのと、さらに、家族は患者自身が意識しない症状に気づいていることもあるからだ。もちろん、実際に治療を始める前に、症状を説明することでほかの病気の可能性を排除するのは適切だ。

診断が下されるのは、早ければ早いほどいい。この点では、患者と介護者は事実を知らされなければならないだろう。欠乏の排除を目的とした生活様式の適応で治る可能性はあるが、しかし、それはおそらく病気の第一ステージから第三ステージまでということだ（「病気の五つのステージ」の章を参照。七十一頁）。第四ステージ以降になると、残念ながら現在の限られた知識では最低限、症状の改善と病気の進行を遅らせることしか期待できないことだ。この評価は今後変わる可能性はあるが、しかし現段階では、間違った希望を与えないほうがいいだろう。

前半の「なぜアルツハイマーになるのか？　日々進化する説明」と「さまざまな欠乏が病気をひきおこす」の章で説明したように、アルツハイマー病を発症するおもな引き金は、私たちの行動の結果として神経形成が慢性的に阻害されることだ。病気を加速させる遺伝子異変があっても、治療法は変わらない。いずれの場合も、治療プログラムの基本は自然治癒力を活性化させること、つまり、海馬の神経形成を自然に再活性化させることで、これは一生可能である。そのためにいちばんに優先すべきは、病気の原因となるすべての欠乏に対策を講じることだ。したがってここでの病名は、神経形成障害や過剰なベータアミロイドの排出障害を引き起こす行動を再構築することでなければならない。睡眠不足、身体に悪い食事、運動不足、社会からの孤立……などである。

完全な血液検査では、炎症が慢性か急性か、感染があるかどうかがわかるだろう。さらに、代謝障害（糖、脂肪、コレステロールなど）や器官の機能不全（肝臓、腎臓、甲状腺など）の有無も判断できる。また、体内の重金属を測定するテストは、これらの中毒の度合いを知るにはいい方法だ。この方法は自然の解毒や、アルファリポ酸の治療効果を測定するさいにも使われる。同様に、ビタミンやミネラル、微量元素について総合的に判断することも必要だろう。

■六か月の治療計画

集中治療が続くのは約六か月間である。期間を六か月にしたのはブレデセン教授の研究から得た体験値に基づいている。加えて、この期間はアルツハイマー病の説明とも一致する。神経形成障害の病気の治療には、海馬での新しい神経の生成率を高めるだけでは不十分だ。鬱病の治療と同じで、新しい神経が組織に組み入れられなければならず、それには時間がかかる――数週間、さらには数か月。経験や思い出、将来の可能性、さらには思考体系など、この期間中に体験して新しい神経によってコード化されたことは、治療の成功にとって決定的だ。別の言い方をすれば、回復後に病気が再発しないためには、思考の仕方を持続的に復習、点検する必要があるのだ。

この治療段階ではさらに、神経形成を阻害する元凶となった悪循環も断ち切らなければならない。なぜなら、生活様式の変化で欠乏は回復できても、これら悪循環がそのまま続いていれば、病気は維持され、確実に進行していく。それだから、六か月の集中治療期間中はセイヨウオトギリ、アルファリポ酸、イチョウ葉エキス、微量のリチウムなどの服用が奨励されるのだ。これらの薬についてはあとで詳しく説明しよう。

病気と、それに伴う疾患の深刻度によっては、治療の初期は各分野の専門家スタッフ（医師、運動療法士、心理療法士、栄養士）に移動してもらうより、入院したほうがいいだろう。理想は、移動治療を行う組織と病院、医院のあいだで綿密に連携することだ。

正常に回復しているとすればおそらく、血圧や糖、脂肪、コレステロール代謝の改善が見られるはずだ。これらのパラメーターによっては、かなり早期に一部の薬の投与量が変わり、一部は不要になるだろう。治療初期に徹底した措置を施したあとは、スタートから一か月後、三か月後に完全な臨床検査を予定しておこう。生活様式を修正したことによっておそらく代謝の改善が見られるだろうから、薬の投与量も違ってくるはずだ。患者と定期的に会話をすることで、治療がどの程度受け入れられているかや、問題点、改善点が推し測れるだろう。もちろん、使用している有効成分がきちんと効いているかも確認できる。

各個人の治療計画によって、患者には副作用の可能性についてもきちんと伝えることだ。たとえば食生活を根本的に変え、繊維質の少ない食事から多いものにした患者は、腸内細菌が適応できずに腸に不調（ガスがたまる鼓腸など）を覚えることがある。一般にこれらの問題は数週間後、腸内細菌が新しい食事に適応した時点で消えていく。このプロセスはプロバイオティクス（＊腸内環境を改善する微生物。二百二十四頁）の服用で乗り切ることができるだろう。

私が強く勧めるのは、三か月後に再度神経心理テストを行い、治療による改善が検出できるかを確認することだ。改善が見られない場合は、理由を究明し（診断ミス、別の原因による障害、患者が治療に対して真摯でない……など）、治療措置を調整する必要があるだろう。

集中治療の段階が終わったら、スタート時に行ったのと同じ全体の検査をしよう。患者は再び神経心理テストを受けることになるのだが、ここでは目的としていた記憶力の評価に加え、患者と家族の主観的な感情も重要なカウントになる。注目したいのは、とくに患者が援助なしに日常を管理できる能力で、普通は取り戻しているはずのものである。画像診断については、治療による各器官の改善が客観的に確認できる。選んだバイオマーカーによって、蓄積されたベータアミロイドの減少や、側頭部でブドウ糖の吸収が改善されたことなどがはっきりと確認できるはずである。六か月後には、海馬が目に見えて大きくなっている可能性も大いにあり得る。ブレデセン教授の結果では、海馬が最高で十二パーセントも成長した記録があり、この仮説が正しいことを立証している。*4 科学的な視点で言えば、これらの分析を集中治療の一年後、二年後、五年後に繰り返し行うことにとくに興味がある。また、治療後も引き続き修正した生活様式を守っている患者と、以前の生活に戻った患者を検査すれば、治療にとって重要な比較もできるだろう。

ブレデセン教授と個人的にやり取りしたなかで彼が私に指摘したのは、海馬のインスリン抵抗性の治療がことさら難しい要素の一つということだった。その説明として、症状がすぐに再発する患者は夜の断食を止めたり、あるいはココナッツオイルをもう使っていないことがあげられた――いずれもケトン体の生成を阻害する要因だ。この状況では、海馬は再びエネルギー不足に苦しみ、機能不全になるのは確実だ。しかし、これもブレデセン教授が強調したことだが、これらの患者が再び治療を受けると、症状はあっという間に消えていく。神経形成はすでに復活しているので、改善を確認するのに数か月も待つ必要がないのである。要約すると、もっともいいのはおそらく、予防に軸を置いた生活様式を導入することで、インスリンの分泌を抑えてケトン体の生成を促進し、それを長期間、少なくとも海馬や側頭部のインスリン抵抗性の有無が確認されるまで続けることだろう。

すでに述べたように、アルツハイマー病は欠乏の結果として生じるものである。「最小律の法則」に従うと、なんであれ治療計画から外れると（欠乏を見落とすなど）、治療目的が危うくなり、それは六か月の集中治療を終えたあとも同じである。だから私は、患者が「自由を取り戻した」あとも、六か月ごとの医療チェックを勧めるのである。

いったん治療が成功裏に終わると、患者は続いてアルツハイマー病を予防する段階に取り組むことになる。私が思うのは、ブレデセン教授も指摘するように、それを理想的な形で一生続けなければいけないということだ。そのためには、集中治療の段階から、助け合いのグループのなかで支援者を見つけておくことだ。つまり、同じ病気になった人やその家族と接触し、結果や治療の難しさについて意見を交換するのである。

■大変だからこそ、まわりの助けと理解が最重要！

これまで何度も言及しているように、この治療のコンセプトを理解し実行するのは、患者にとって容易だとは断じて言いきれない。大変な病気で苦しんでいるのに、そのうえに生活様式を変えるなどとてもできないことだ。アルツハイマーの場合、状況はもっとデリケートだ。というのも、病気は数十年かけて発症しており、原因と結果がそれぞれ強固に絡み合って悪循環に陥っているからだ。加えて、神経形成が悪くなっているせいで（ここが身体的な疾患といちばん違う点だ）、治療のために新しい生活を取り入れるときにまさに必要な見識が欠けている。神経形成の悪さに苦しみ、したがってストレスへの抵抗力も減少している患者が、どうして生活様式やものの見方を根本から変える決意ができるだろう？　身体自体は健康で、新しい挑戦など避けたいのに？　それだから、アルツハイマーになった患者が治るためには、システム治療の期間中を支援し、一歩一歩付き添ってくれる医療スタッフが必要なのである。

この挑戦は鬱病の治療と似ている。この病気でも神経形成を活性化させるために行動を変えることが重要になる。もしこれが運動不足で阻害されているとしたら、長期的には、抗鬱剤よりまずはスポーツをしたほうが効果的で、なにより健康的だ。[*5] 加えて問題の原因を取り除くにはこれが唯一の方法でもある。しかし、鬱病の患者がスイッチを入れたかのように、突然森のなかを陽気に跳ねまわるなど期待できないのはもちろんだ。たとえ理性的な視点で、患者自身には運動がいちばんいい方法とわかっていても、医師のほうは一般に、少なくとも治療を始めるときは、抗鬱剤を完全に無視することはできない。だから医療スタッフは患者に精神療法を勧めながら、まずは受け身になっている感情の「泥沼」から引きだそうとする。そしていったんこの段階を終えた時点でようやく、問題の原因となる欠乏に対処することができるのだ。また、鬱が再発するのを避けるためにも、ここでも抗鬱剤より運動のほうが効果的なことがわかっている。

さてアルツハイマー病の治療に戻ろう。病気を加速させるおもな要因、私が「アルツハイマーの悪循環」と名づけて五十八—五十九頁のイラスト⑤で紹介した悪の連鎖を破壊するために、最初から**セイヨウオトギリ**——「千の効用のある薬草」とも呼ばれる——の治療を受けることをお勧めする。治療の目的に到達するには、ほかの悪循環も断ち切ることが重要で——それにはセイヨウオトギリが大いに役立つのである。

■千の効用のある薬草セイヨウオトギリ

セイヨウオトギリは夏至の頃、ちょうど聖ヨハネ（＊英語でセント・ジョーンズ）の日（六月二十四日）あたりに咲くことから、聖ヨハネの草＝セントジョーンズワートとも呼ばれている。学名「ハイペリカム・パーフォラタム」、黄色い花の咲くこの薬草は、何百年も前から不安障害や鬱病に効く治療薬として処方されており、また、睡眠障害や神経過敏症の治療薬としても使われている。

気分を改善し、モチベーションを高める効用があるのだ。軽度の鬱病に効果のあることは臨床実験で実証され、科学分析ではいまやアルツハイマー病の患者にもよい効果のあることが強調されている。[*6]

セイヨウオトギリには有効成分として、フラボノイド（花の色素。抗酸化作用やホルモン促進作用がある）に加え、やはり抗炎症作用のある別の化合物、ハイパフォリンも含まれている。実験で明らかになったのは、ハイパフォリン――より正確にはこの誘導体のテトラヒドロハイパフォリン――には健康なマウスでも、人工的にアルツハイマーにしたマウスでも、その神経形成を促進させる効用があるということだ。後者のマウスでは、長期的な時間と場所の記憶（断片的な）も改善された。[*7]加えて、異なるやり方で重要な二つの神経伝達物質の働きも調整する。アセチルコリンとグルタミン酸だ。その結果、一方ではベータアミロイドの量が減少し、もう一方ではすでに毒として存在していたベータアミロイドがきちんと排出されるようになる。[*8]

さらに、マウスを使った別の研究では、セイヨウオトギリの有効化学物質が伝達のメカニズムを活性化させ、過剰なベータアミロイドを血液脳関門から脳の外へ排出することも明らかになった。[*9]この過程で毒化したベータアミロイドの排出も進み、病気のマウスの記憶が正常化する。したがって、これらの知識をベースに私がお勧めするのは、セイヨウオトギリの有効物質をすべて（！）含むエキスを服用することである。

これらの結果がマウスの研究だけで得られていることから、内容の質に疑問をはさみたくもなるだろう。しかし、**セイヨウオトギリが人にも抗鬱剤として効く**ことは一致して証明されており、このことは有効物質が脳まで到達し、そこで神経形成を促進することを意味している。幸せのホルモン、セロトニンは神経形成を刺激するホルモンだが、[10] これまで明らかになっているのは、セイヨウオトギリによってそのセロトニンの量が増え、それが毒性ベータアミロイドの排出に深く関わっていることだ。いっぽう、人のアルツハイマー病に重要なこの効用は、抗鬱剤の一つ、選択的セロトニン再取り込み阻害薬（ＳＳＲＩ）でも確認されている。[11]

選択的セロトニン再取り込み阻害薬は、すでに放出されて神経伝達物質として働くセロトニンが再び脳細胞に取り込まれて、排出されるのを防ぐ薬だ。こうして有効な神経伝達物質の量が増えると、モチベーションもすぐに向上するというわけだ。セイヨウオトギリと同じように、抗鬱剤としてのＳＳＲＩ系の効用は海馬の神経形成がセロトニンによって促進されることに基づいている。しかしこの効果があらわれるのは数週間後である。[12]

セロトニンの分泌を増やすことで、ＳＳＲＩは毒性ベータアミロイドの生成を阻害する。このことから、一部の専門家のあいだではこの薬がアルツハイマーの進行を抑制する決定的な方法とみなされている。[13] しかし、鬱病の治療現場では多くの医師が化学物質ＳＳＲＩよりセイヨウオトギリでよい効果を得ており、深刻なケースでも自然の有効成分を選んでいる――ちなみにこのことは多くの臨床研究のメタ分析でも裏づけされている。[14] それによると、セイヨウオトギリの不快な副作用は――治療を放棄する患者の割合から見て――合成した薬より明らかに低いのだ。要約すると、鬱病とアルツハイマー病に対するＳＳＲＩとセイヨウオトギリの治療効果は非常に似ているが、しかしセイヨウオトギリの副作用はきわめて稀だということだ（おまけに効用は幅広く、しかも効率的）。結果、セイヨウオトギリはアルツハイマー病システム治療の重要な要素として扱うべきと言えるのだ。

アルツハイマーに対して多くの効用があるのを考慮して、耐用量は可能なかぎり多くしていいだろう。しかし要注意！　セイヨウオトギリはいろいろな形で広く市販されているとはいえ、ここでもやはり自己流の処方は絶対にお勧めしない。確かに副作用は稀である（一日〇・九グラムの摂取で副作用があらわれるのは千人に一人以下、一万人になると一人以上）。それは皮膚反応や消化不良、疲労感、イライラなどで、白色人種では、長時間太陽にさらされていると稀に光過敏症を起こすことがある。皮膚がちくちくし、赤い斑点とともに火傷のような痛みが増していく症状だが、これは簡単に抑えることができる。皮膚を隠すか、サンプロテクションファクター（ＳＰＦ）の高い日焼け止めクリームをつけるだけで十分だ。このとき尿の色が鮮やかな黄色になることもある。これはセイヨウオトギリに含まれる自然の成分、リボフラビン（ビタミンB_{12}）によるもので、危険なものではない。ただし、セイヨウオトギリはほかの薬と相互作用を起こすことがある。これは肝臓の解毒作用を促すのだが、ほかの薬の効力を限定することもある。したがって、セイヨウオトギリによる治療は処方箋に沿って行うべきなのである。

■アルファリポ酸

私がアルツハイマーのシステム治療でアルファリポ酸（ＡＬＡ）の使用を強く勧めるのは、解毒の特性からだけではない（「解毒する」の章を参照。二百四十頁）。この病気に特有の悪循環の多くを断ち切ってくれるからである。

・アルファリポ酸は抗酸化剤である。前の章で説明したように、アルファリポ酸とその還元体ジヒドロリポ酸は、毒性のベータアミロイドの生成を阻害し、金属イオンを固定して、すでにあった毒を分解する。そのうえ、ジヒドロリポ酸は金属イオンの悪影響から神経を直接保護する働きもある。加えて、ＡＬＡは伝達物質の終末糖化産物受容体（既出。六十一頁）をブロックするので、血液脳関門を通って脳へ逆戻りするベータアミロイドの量が減少する。[15]

・アルファリポ酸は抗糖尿病剤である。インスリンの感度を高めて、海馬のインスリン抵抗性に逆らう働きをする。後者はすでに見たように、アルツハイマーに特有の機能不全だ。ＡＬＡのこの特性は、先の章で触れたミトコンドリアのエネルギー代謝で果たす重要な役割との組み合わせで、アルツハイマー病の場合、エネルギー不足に苦しむ神経にとってきわめて重要なことが明らかになっている。ＡＬＡは化学合成のあいだに二つの鏡像異性体、Ｒ体とＳ体になる。抗糖尿病の効用があるのはＲ体だけでＳ体にはない。したがってアルツハイマーの治療では、製法が少し複雑だがＲ体を選ぶことが重要になる。[16]

　繰り返すが、これも医師の指示に従うことが必要だ。アルファリポ酸は血糖値を下げるので、糖尿病の薬の効果をさらに強める可能性がある。したがって、とくに治療の初期は血糖値によく注意して処方することが求められる。もし必要なら、主治医の指示に従って抗糖尿病の薬の服用量を減らすほうがいいだろう。血糖値が正常な患者では、「非常に稀」（一万人に一人以下）ではあるが、めまい、発汗、頭痛、視力障害などの低血糖症が確認されている。医師はそれに加えて、ビタミンＢを定期的に管理しなければならないだろう。というのもＡＬＡによる治療を長期間行うと、ビタミンＢの吸収や代謝が変化するおそれがあるからだ。

・アルファリポ酸は抗炎症剤である。アルファリポ酸とジヒドロリポ酸は、過剰な遊離基をもっとも効果的に捕捉する物質の仲間である。これらの「化学兵器」を排除することで、ミトコンドリアを保護し、最終的には私たちの身体の全細胞を守ってくれている。その強い働きのおかげで、私たちの体内組織にはやや弱いほかの抗酸化物質（ビタミンCやE、コエンザイムQ10、グルタチオンなど）が再生され、細胞内の量が減っても補充されるようになっている。*17

・アルファリポ酸は神経伝達物質のアセチルコリンを増やす。セロトニンと同じように、アセチルコリンの欠乏はアルツハイマーが発症するうえで重要な要因になっているようだ。そこで薬品業界は、脳のなかでの悪化を抑えるため、薬でアセチルコリン濃度を上げようとしている。そうして商品化されたのが、アセチルコリンエステラーゼ阻害剤（AchE 阻害剤）――アセチルコリンを分解する酵素アセチルコリンエステラーゼの働きを阻害する――で、機能的な視点で見ると、毒性の強い殺虫剤Ｅ６０５（＊パラチオン）と非常に近く、こちらはアセチルコリンエステラーゼの働きを修復不可能な方法で阻害する。アルツハイマーの対症療法（原因ではなく、症状に焦点を当てた治療）で使用される AchE 阻害剤にはドネペジル、リバスチグミン、ガランタミンなどがあり、これらはアセチルコリンエステラーゼの働きを修復可能な方法で阻害する。使用が許可されているのは、アルツハイマー型の軽度の認知症の治療である。しかし、軽い健忘症のケースでも効果はわずかであるのに対し、副作用は大きい。吐き気、嘔吐、下痢、過食症、頭痛、失神などで、これらによって治療の中断率が高くなっている。ちなみに二〇一三年に行われた体系的な研究でも、副作用は無視できないことが証明されている。*18 アセチルコリンには多くの機能があるのだが、薬に頼って濃度を上げても深刻な副作用のあることが多く、それによって治療が中断されることも多い。

動物実験でも、アルファリポ酸とジヒドロリポ酸は海馬のアセチルコリンの濃度を上げ、記憶を改善することが証明されているのだが、しかしそのメカニズムはいまだ解明されていない。[*19] 考えられるのは、AchE阻害剤を使用するより人体の生理学的なメカニズムに近いということだ。というのも、人のＡＬＡ治療では不快な副作用はほとんどないからだ。いずれにしろ、プラシーボ（*偽薬）と比較した臨床テストでは、一日一・八グラムを六か月間服用しても副作用はなかった。[*20]

いっぽうで、肯定的な効果が得られるのも明らかになった。アルツハイマー病患者から得た結果を元にしたドイツのハノーファーの研究家グループの発表によると、ＡＬＡ治療を受けた患者の認知能力の衰えは、「治療を受けなかった患者や、AchE阻害剤の治療を二年間受けた患者の報告に比べて、目に見えて低いことは明らかだった」[*21]。アルツハイマー患者を対象にした別の研究では、一年間の治療でＡＬＡ（一日〇・六グラム）とオメガ3脂肪酸（一日約二グラム）の相乗効果が明らかになっている。しかしこの治療は、私が本書で紹介するようなシステム治療プログラムではなかった。そのため認知能力の衰えを遅らせることは可能でも、完全な回復には至らなかったのだと私は考えている。[*22] 同じくアルツハイマー病対策にＡＬＡが使用された（一日〇・六グラム）研究では、Ⅱ型糖尿病も抱えている患者の四十三パーセントに明らかな認知能力の改善が見られた。[*23]

これらすべての理由から、私はアルツハイマー病治療のベースとして、少なくとも集中治療の六か月間はアルファリポ酸の服用を勧めたい。同じ理由で、現在一般に処方されているAchE阻害剤は排除したいのだ。ただしいちばんよく吸収されるために、ＡＬＡの服用は朝食の三十分前でなければならないだろう。また、ＡＬＡは金属イオンを捕捉するので、必要なミネラルを摂取するのは夜がいいと思われる。そのうえで、治療中は血液中のマグネシウムやカルシウム、亜鉛の含有率をチェックしてもらうことが必要だろう。

ちなみにブレデセン教授もまた患者にアルファリポ酸の服用を勧めていた。ベン・ミラー氏に処方された用量は（一日に〇・一グラム）おそらくは予防のためと思われるが、私には少なすぎるようにみえる。多くの臨床研究で治療に投与される用量は〇・六から一・八グラムである。重金属の中毒が重いケースの場合、私なら治療初期でも一日最高二・四グラムまで勧めるだろう（前の章を参照）。この用量は相対的にみて高いが、入手できる限りのデータでは副作用はほとんどない。

■イチョウ葉

イチョウ葉（ギンコ）は循環器系に効用があることから、エキスの形で血管性認知症に使用されている。このエキスにはさまざまな効用があり、それがアルツハイマーに特有の悪循環のいくつかを断ち切っていると思われる。[*24] とくにEGb-761と呼ばれるエキスは、ベータアミロイドの生成と凝固、神経毒化を抑える効用があるようだ。それに加えて炎症を阻害し、ミトコンドリア（すでに二百四十頁で見たように、体細胞の小さなエネルギー供給センター）の働きを改善するのもわかっている。また高齢のマウスの実験では、神経形成を活性化することも確認された。最近の研究でも、アルツハイマーの原因となる欠乏は改善されなかったものの、よい効用のあることが明らかになっている。[*25] したがって、このエキスの使用を勧告するのは世界保健機関だけではない。二〇一六年以降、ドイツ専門医団体は「認知症S３のガイドライン」で、とくに軽度の認知症でEGb-761の使用を勧めている。製造工程によって、イチョウ葉エキスには違いがあり、治療に使うなら成分が

EGb-761に相応するものでなければならない。この種のエキスには不快な副作用はほとんどないのが普通だが、しかしセイヨウオトギリと同様に、医師はほかの薬との相互作用に注意しなければならない。ちなみに肝臓では解毒作用が強まり、代謝が加速する可能性がある。

■微量のリチウム

躁鬱病の人は、同様の精神障害のない同年齢の人に比べてアルツハイマーを発症する人が約三倍になる。加えて、一過性疾患の数とともに認知症のリスクは高くなる。リチウムの投与は（治療の一環として）最初にかかった病気に有効なだけでなく、認知症のリスクも低くする。これはほかの措置とプラシーボを使った治療との比較研究で明らかになっている。[*26] さらに、以前は支持されていた仮説も払拭された。それはリチウムの予防効果は間接的でしかなく、単に一過性疾患の数を減らすだけというものだ。[*27] 実際は、**リチウムはアルツハイマー発症の鍵となるプロセスを直接ブロックする**。毒化したベータアミロイドが自己増殖するメカニズムを断ち切るのである。このメカニズムこそが神経原繊維を変質させる張本人で（三十三頁のイラスト②を参照）、リチウムはこれも阻害することから、私にはこの微量元素の投与が治療の成功には決定的なものに思える。[*28] すでに実証されている作用のメカニズムを考慮すると、用量は躁鬱病の治療の千分の一で十分だ。十五か月間の臨床研究では、治療期間中、この微量摂取でアルツハイマー患者の認知能力の衰えは完全にストップされた。[*29] 対して、三百マイクログラムのリチウムに代えてプラシーボを投与された対照グループの患者は、認知能力が明らかに衰えた。このグループのフォルスタイン・テスト（認知機能と記憶力を算定するテスト）の結果は、平均のスコアが十八から十四（満点三十）へと悪化したのである。

最近の動物実験で明らかになったのは、リチウムの治療効果は酸化還元補酵素ピロロキノリンキノン（ＰＱＱ）を併用することでさらに強化されることだ。[*30] この併用治療のおかげで、マウスの認知障害を治すことができている。それとともに、マウスの脳にあった毒性のベータアミロイドも減少している。専門家の推測では、この二つの物質にある抗アルツハイマーのメカニズムに加え、組み合わせによる相乗効果が生じているということだ。

このメカニズムがはっきり解明されるのは将来のことになるとしても、私は今日からでも使用すべきだと考えている。一日二十ミリグラムのＰＱＱと、微量のリチウムでは不快な不作用が起こるはずもないのでなおさらだ。リチウムは食用サプリメントとしては認可されていないが、一日〇・三ミリグラム（「脳に栄養を与える――保護成分となるもの」の章を参照。百七十八頁）を摂取するには、リチウム入りのミネラルウォーターを飲むだけで十分だ。

■ミネラル、ビタミン、微量元素

患者の栄養状態によっては、ビタミンや微量元素の処方もやはり必要になるだろう。とくにビタミンＥ（トコフェノールとトコトリエノールの化合物）やB_1からB_{12}、Ｃ、Ｄ、Ｋである。食用サプリメントで補給するなら十分な量を摂取すべきである。しかし、食事を変えることで自然に、持続的に供給できるようになった時点ですぐに量を減らすか、止めるほうがいいだろう。

同じことはミネラルや微量元素、そして集中治療期間中は毎日最高二グラムを摂取しなければならないＤＨＡ（＊青魚のドコサヘキサエン酸）にも当てはまる。

2　全体的な治療効果

最初に、本書で言及したアルツハイマーのメカニズムについて簡単にまとめてみたい。イラスト⑤（五十八―五十九頁）で紹介したのは、私が「アルツハイマー病を引き起こす直接の原因」とする悪循環で、私たちの行動によって神経形成が悪くなるまでを図にしたものだ。ストレスへの抵抗力が弱くなると、ストレスのホルモン、コルチゾールの分泌が高まる。これが慢性化すると、神経形成は持続的に阻害され、その繰り返しになるのである。コルチゾールが慢性的に過剰になると、ベータアミロイドの生成量も慢性的に高くなる。ところで、神経形成障害の原因となる行動はまた、血液脳関門の掃除機能も阻害し、過剰なベータアミロイド（使われなかったものは余分になる）は脳から排出されず、したがって、肝臓で自然に分解されることもない。ベータアミロイドの生成が増え、分解される量も低下すれば、必然的に海馬のなかでの濃度は高くなる。結果、ベータアミロイドは凝固し、そして毒になる。このプロセスに、私たちのまわりにあるアルミニウムや重金属などの毒、さらには慢性的な炎症や感染、質の悪い食生活、その他多くの要因がそろって加わり、火種を大きくしていくのである。

第二部で紹介した治療法と、個人に合わせた生活様式を適用することで、私たちが自然の欲求に応えれば、アルツハイマーの発症へと導いた原因となる鎖の輪をすべて修正できるだろう。神経形成は再び活性化し、ストレスへの抵抗力も高くなる。そうして新しい経験や挑戦への興味が再びわいてくるのだが、これこそ新しい神経が組織に同化し、治療が長期的に成功するための重要な条件の一つなのだ。よいストレスは生きるうえでの妙薬となり、悪循環だったものが逆に好循環（二百六十六―二百六十七頁のイラスト⑥を参照）になるのである。

このシステム治療において成功の鍵を握るのは、疾患のすべてのメカニズムをさまざま異なる措置を介して、同時に攻撃することである。たとえば脳神経のインスリン抵抗性は（海馬へのエネルギー供給を悪くする要因の一つ）、以下の治療を一緒にすることで修正され、さらには解消できるだろう。

・ココナッツオイルの摂取、夜間の断食、単糖類を減らす……などで、ケトン体が生成される。
・アルファリポ酸、ＥＧｂ（イチョウ葉）、ＰＱＱ、リチウム、微量元素の多い食品の摂取、運動……などで、ミトコンドリアの働きと保護が強化される。
・トランス脂肪酸を含まない食品、アルファリポ酸の効用、運動量を増やす、体重を減らす、悪いストレス（コルチゾール）と毒化したベータアミロイドを減らす……などで、インスリン抵抗性が解消される。

これらさまざまな措置を実行に移すことで、私たちのまわりにある毒素が、長い一生のあいだに積み重なったものも含めて排出されていくだろう。加えて、毒性のベータアミロイドは分解され、再生した血液脳関門のおかげで排出されていく。患者一人ひとりの欲求に合わせたシステム治療が目指すのは、複雑な原因の鎖の輪一つ一つをいかに見きわめ、それに対して一つ二つではなく、多くの変化にとんだ措置で攻撃し、そうして相乗効果を生みだすことである。それこそが病気を治す唯一の方法である。

治療のベースとして、アルファリポ酸の服用を推奨する私は（すでに述べた私の説明に基づいている）、ブレデセン教授の治療計画からはあえて距離を置いている。セイヨウオトギリによる治療を勧めるのも同様で、この治療の目的は神経形成を促し、その有効成分にあるほかの抗アルツハイマー効果を生かすことである。同様に、微量のリチウムの摂取を、とくにPQQとの組み合わせで勧めたい。そのうえで、ブレデセン教授が奨励する食用サプリメントのいくつかは使用しないことをお勧めする。たとえばアシュワガンダ（＊インドの伝統医学で使用されてきたハーブ）や、「ヤマブシタケ」と呼ばれるキノコ、バコパ・モニエラ（＊インドの伝統医学で使用されてきたハーブ）などだ。現在わかっているところによると、これらの働きのメカニズムは私が提案する措置ですでにカバーされている。さらに、成分も製造法も管理もよくわかっていない調合品は、治療医も患者も使用すべきではないと思うからだ。もう一つ、私がブレデセン教授の勧める治療と距離を置くのは、CDPコリン（シチジン二リン酸コリン）とアセチル-L-カルニチン（ALCAR）の使用である。私の考えでは、その効用はまだはっきりせず、副作用のリスクをおかすほどではないと思われる。[*1] 同様にユビキノール（コエンザイムQ10）も使わない。この物質は血液脳関門を通過することができず、したがって治療法として有効かどうかははなはだ怪しい。それでも、新しい発見はすべて受け入れることも大切だ。

アルツハイマー患者の治療に、このシステム治療のコンセプトを取り入れて実行する医師の体験が増えていくことで、私が本書で提案した治療法は発展し続けていくだろう。加えて、新たな進歩や、研究環境の好転も期待しなければならない。しかしそれでも、「たった一つで治療できる」奇

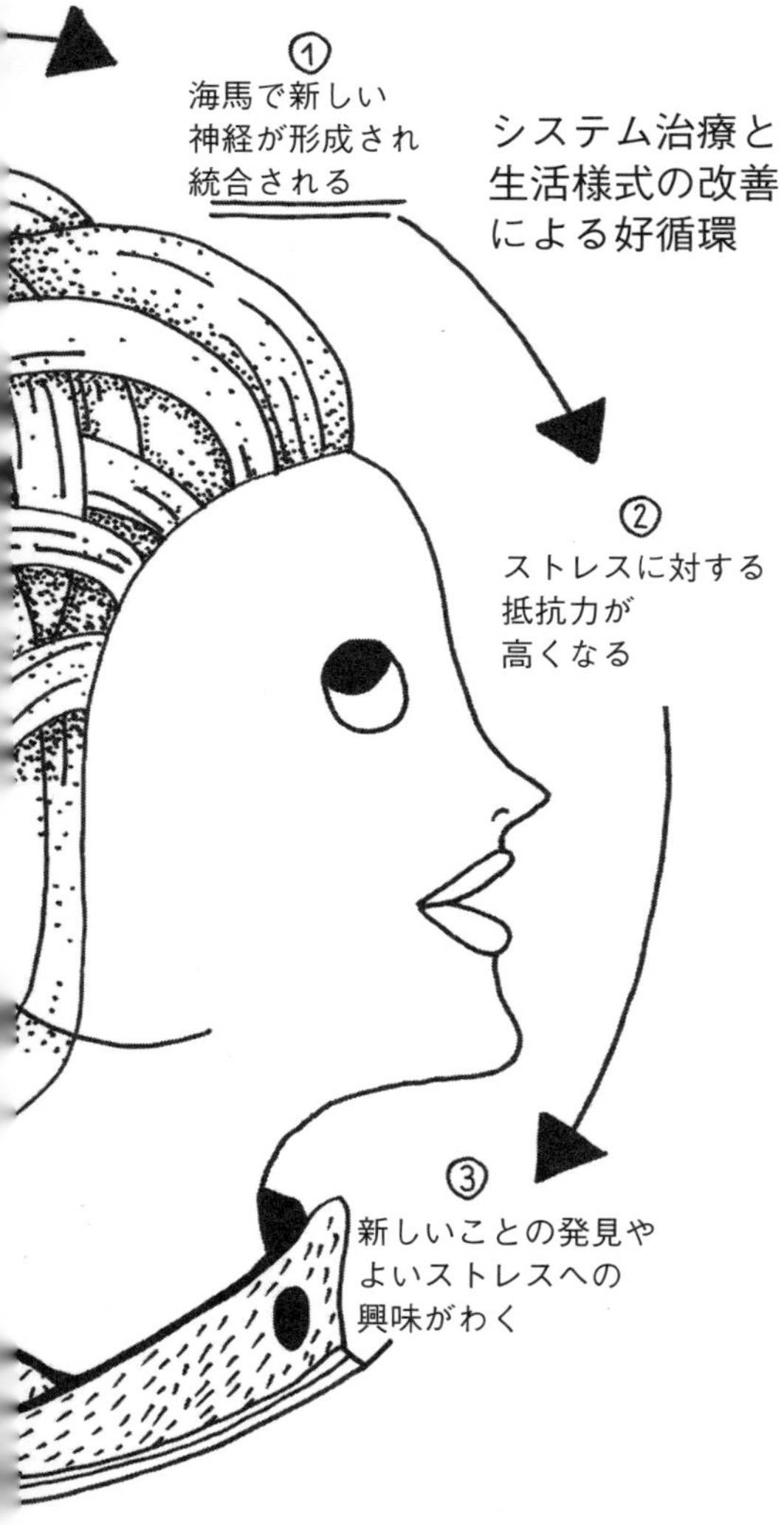

システム治療と
生活様式の改善
による好循環
①
海馬で新しい
神経が形成され
統合される
②
ストレスに対する
抵抗力が
高くなる
③
新しいことの発見や
よいストレスへの
興味がわく

⑥よいストレスが生きるうえでの妙薬となる

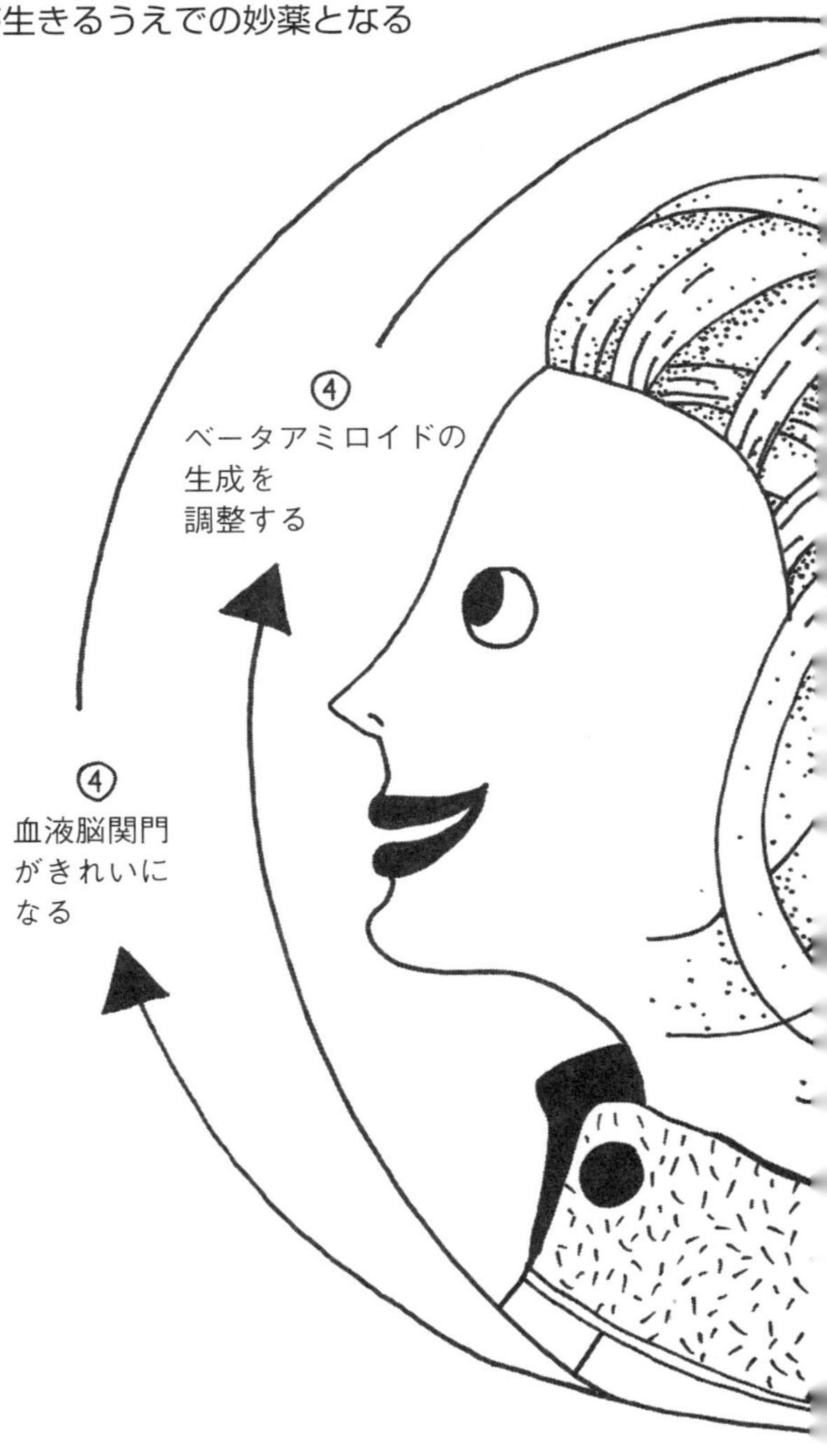

跡の薬はこれからも存在しないということを前提にしなければならない。私たちの（悪い）習慣を変えずにアルツハイマーを治療できる一個の薬などないのである。その代わりに私たちにできるのは、新しい発見や、治療の可能性のあるものはすべて、このシステム治療プログラムに組み入れることである。

だから私はとりわけ政治、医療保険業界、医師団体、患者たちに訴えたい。もはや奇跡の錠剤を待つ時ではない。そんな薬はおそらく決して存在しないだろう。その代わりに決定的なのは、早期の診断である。**病気が早く見つかるほど、治療は予防にもなる。**このことはニュルンベルク大学経済学特任教授、ハーマン・シャールが強調したことでもある。「すでに認知症になった人にとって、この複雑で厳しい治療プログラムを持続して守るのが難しいことは言うまでもない。それよりは予防的な見通しのもと、生活様式の修正を奨励したほうが［……］、よほど簡単なのは明らかだ[*2]」。

第4部

「私はアルツハイマーだった」と言える日

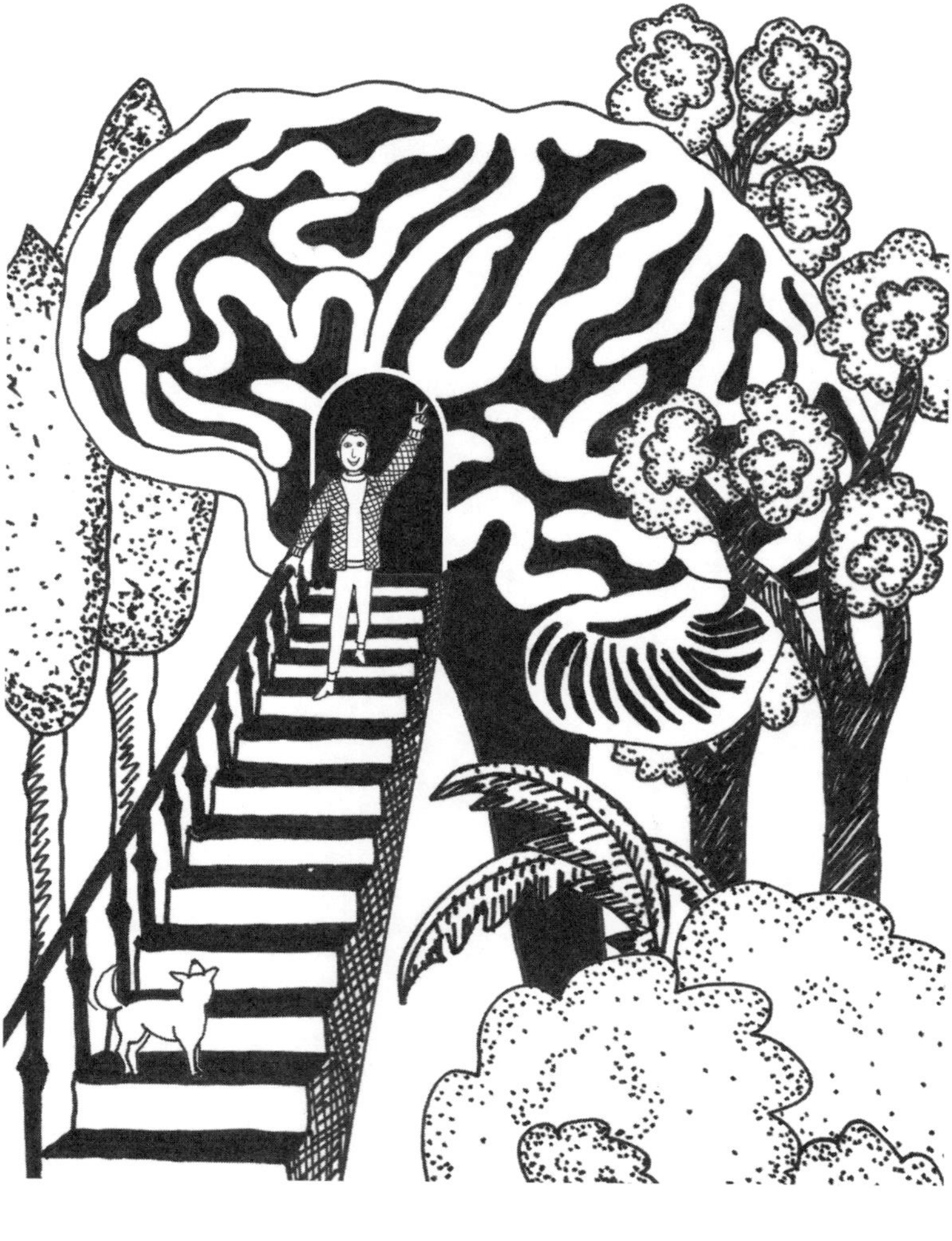

1　科学的な根拠

真実はすべて三つの段階を乗り越えたものである。最初は、笑いものにされる段階。次は、強い反対を受ける段階。そして最後は、以前から明白な事実だったと思われる段階である。

アルトゥル・ショーペンハウアー（一七八八―一八六〇）
ドイツの哲学者

一九九四年から、毎年九月二十一日は「世界アルツハイマーデー」とされ、患者と家族が見舞われる試練について、世論を引きつけるためのさまざまな提案が発表される機会になっている。この日は、とりわけ薬品業界の大企業や、研究に関連する大学が舞台の前面に立つ。二〇一五年のこの日は再び、アルツハイマーは避けられない病気で、いまもなお治療不可能だということを全世界の人々の頭に叩き込むことに時間が使われた。しかし、ちょうどこの日にドイツで出版されたのが本書の第一版で、まさに正反対の事実を証明する内容だった。アルツハイマーは避けることができる病気で――十分に早期に検出されるという条件で――治る可能性もあるというものだ。

それから一年、最初の総括をして、重要な問題に答えるときが来た。もし本書で繰り広げた知識が正しかったら、なぜアルツハイマーはまだ過去の病気になっていないのか？　このテーマに関する専門家の立ち位置はどこにあり、彼らが広めていることに反するこの理論にどう対処しているのだろう？　本書で提案したコンセプトは資格のある一般医なら誰でも、内科医でも自然療法医でも実行できるのに、なぜ患者や家族は造詣の深い治療医を見つけるのに苦労しているのだろう？

本書では全編を通して、アルツハイマー問題の根底にある神経生理学の多くの疑問に対して基本的な答えを探ってきたが、ここでそれに関する社会生物学的な問題の答えを見つけなければならない。そこにも基本的な問題が潜んでいるからだ。加えてこの問題は、現在のアルツハイマー病が置かれた特殊な状況と密接に結びついている。昔は稀で散発的にしか見られなかった病気が、社会的大問題になっているという事実だ。答えを探すなかで、最初に引用した哲学者アルトゥル・ショーペンハウアーの言葉が、私にはぴったりと当てはまるように思える。それをよくあらわす最近のエピソードを紹介しよう。あるアルツハイマー病患者のパートナーが私に話してくれたことだ。私のコンセプトによる治療を受けたいと望んだカップルがある医師に相談したところ、その医師は、もしこの方法でアルツハイマーが本当に治るなら、ネールス博士はずっと前にノーベル賞をもらっているはずだ、そうでないとしたらネールス博士は間違っているのだと言い、それを理由に患者の治療を断ったという。この話からわかるのは、現在処方されている薬は全体的に効果がないにもかかわらず、一部の臨床医はこれまでの治療法を変えるのを拒んでいるということだ。

この医師にとってもほかの医師にとっても、古い信条を捨てるのは簡単なことではない。それがよい結果をもたらさないものであってもそうなのだ。こう見ると、科学界のこの姿勢は矛盾に満ちていると言える。科学界の大いなる目的は、新しい知識を樹立するために全力を尽くし、廃れた信条を飛び越えることではなかったのか？　残念ながら、科学と経済が密接な関係を維持し、お互いが援助し合うようになって以来、科学界は経済優先の力に押し流されることが非常に多い。

ギリシア語を語源とする「ヒエラルキー」（＊上下関係）は、「聖なる」を意味する「ヒエロス」

と、「命令」を意味する「アルケー」からなっている。最近、私はこのテーマをあるレポートで読んだ。それは海馬の神経形成と上下関係には密接な関係があるとする、ある実験報告だった。その実験で、研究者はラットのグループにしっかりとした上下関係を植えつけ、そのあとで上下関係が危うくなるようにした。すると、上下関係が崩壊しているあいだ、海馬の神経形成が数週間中断したことが確認され、しかもグループのラット全部がそうだったという。[*1] これは人にも当てはまると言えるだろう。こうして上下関係のトップにいる者は、確立された秩序を維持するために権力を振りかざすようになる。なぜなら神経形成が阻害される（不幸で鬱になる）恐怖に加え、権力と威信を失う危険性があるからだ。手にした権力を維持するための道具として、学説は理想的で、「聖なる命令」として積極的に使われている。撤回不能といわんばかりの基本的情報として、不動の立場を確保する。学説は宗教のように見なされるのが普通で、それは科学界もご多分に漏れない。

例をあげよう。スペインの神経解剖学者で一九〇六年にノーベル生理学・医学賞を受賞したラモン・イ・カハール（一八五二―一九三四）が一九二八年に樹立した古い学説が、半世紀以上も維持されていた事実である。この学説は各神経、つまり脳の運命を定義したもので、「一度死んだ神経は再生されることはない」というものだ。[*2] こうして一九六五年、新しく発見された成体神経新生（＊成人の脳でも神経幹細胞からの神経新生が続く）は、支配的な理論に反し、多方面から懐疑的に受け止められた。このときに提示された科学的な証拠は、何十年間も、誰からも「信用」されず、一九八〇年代に私が学んだ医学部でも変わらずラモン・イ・カハールの学説を教えていた。しかし一九七〇年代後半、ある独立系研究グループが成体神経新生の存在を確認した。当時、この新しい知識はショーペンハウアーが言う受け入れの第二段階にいた。凄まじい反対にあったのだ。猛攻撃の対象になったアメリカ人生物学者、マイケル・S・カプラン(一九五二―)は、彼が発見した成体神経新生についての本を厳しい状況で出版するしかなかった。彼は当時のことに言及し、革命にたとえてこう書いている。「政治であろうが科学、十字軍、戦争であろうが関係なく、勝者は誰もいない。革命の真っ最中は、わが道を選ばなければならない。一九六〇年代から七〇年代、成体神経新生の存在理論を擁護する一派は無視されるか、沈黙させられていた[*3]」。

ほかでもない。これは私が神経形成こそがアルツハイマー病の理解と予防と治療の鍵であると発表したときの反応でもある。最終的に研究者としてのキャリアを終えるところまで追い込まれたカプラン教授は、それでも支配的だった学説が放棄されるのを見届けることができた。二〇〇〇年、彼の研究と、彼の発見をもとにしたその他多くの研究者の仕事が受け入れられたのである。これについて彼はこう宣言する。「古い学説は死に、パラダイムの変化が起きたのは明らかだった」。この瞬間に、ショーペンハウアーが予言したように、成体神経新生は第三段階に入り、ついに明白な事実として受け入れられたのである。しかし、この新しい真実が確立するのに、この発見をした科学者たちは大きな代償を払ったことになる。たしかに当時は、成体神経新生は人にも当てはまるのか、あるいは研究室の動物だけなのかはわかっていなかった。しかし最初の独断的な障害は乗り越えられた。カプラン教授はアルツハイマー病のシステム的な説明の道しるべを置いてくれたのだ。

ドイツで、アルツハイマー病の研究を支配する学説の見直しを提案している私は、したがって、何が私を待ち受けているかを知るべきだっただろう。しかし私は、それを自分で経験してあらゆることに立ち向かわなければならなかった。

2　システム治療の七つの根拠

この章では、私が提案する治療法のおもな根拠の要点をまとめてみる。これを読めば、患者と家族は心強い気持ちで理解ある医師を探すことができるだろう。というのも残念ながら、私の同僚の多くはいまだ薬品業界の言説に影響を受け、アルツハイマーは不治の病と思っているからである。

■①アルツハイマーは「人間の自然の姿」ではなく、老化によるものでもない

人の進化はシンプルなコンセプトを基本にしている。それは人類としては子孫を確保することであり、多彩な遺伝子構造のおかげで子孫が生き延びるチャンスを高めることだ。そうすることで遺伝子もまた生き残っていくことができる。このような状況を考えると、長老の経験や、それによって老いそのものが、淘汰の視点で見ると進化に有利に働いているように見える。現在、人類の例外的な長寿を説明するには、そう仮定するといちばん納得がいく。そしてこのいわゆる「おばあさん」仮説は現在、科学的な裏づけもあり、一部の国では学校で教えられているほどである。したがって、人が進化してきた基本の原則は、ただ長く生きることではなく、年長者を優先して尊敬することで——これは老人性認知症は全員の定めという、広く信仰されている考えに反するものだ。またいっぽうで、現代ほど人間が長生きしたことはなく、だからアルツハイマーになっても仕方がないという、根拠に乏しい主張も反駁されている。昔の社会では、平均寿命は第一に乳幼児の死亡率に左右されていた。幼児の段階を無事に乗り越えると、アルツハイマー病になりやすい年齢に到達

する可能性は、狩猟採集民族でも多かったのだ。私たちの長寿は進化の賜物で、私たちに備わっているゲノムもまた、人が一生を通して経験し、分析したことを、知恵と知識の形で次世代に伝えるために進化してきたのだ。別の言い方をすると、私たちは知的に健康でいるようにプログラミングされているのである。その証拠には、海馬では毎日、何千という新しい神経が形成され、その量は高齢までほとんど変わらない。これらの事実は現在、すべて認められ、きちんとした裏づけもある。

■②欲求に合わせた生活様式で神経形成を促すことができる

私たちの生活様式は、海馬での新しい神経の形成と熟成に継続して影響を与えている。海馬は記憶の中枢だ。一九七〇年代、前述した支配的学説の犠牲者となったカプラン教授は、当時すでに、社会生活と肉体面で刺激を与えると神経も増加することを明らかにしている。現在、私たちにわかっているのは、身体を動かすと、多数の神経伝達物質を介して海馬に信号が送られ、神経をもっとつくる必要があると伝えるということだ。なぜか？　動いている人は（動いていない人より）新しい経験に直面する確率がずっと高く、それを覚えておかなければならないからだ。同じことは社会活動にも当てはまり、やはり神経形成を促進する。もう一つ決定的な要素は睡眠だ。すでに述べたように、私たちの記憶の器官、海馬が成長するのは一日で唯一その段階にあるときだけだ。加えて、効率的な神経形成のためにはミネラルや必須ビタミンが必要で、これらは脳に適応した食品である。その反対に、多くの毒素が（なかには多くの薬も）直接的、間接的に新しい神経の生成を阻害する。前者のどれか一つでも欠乏する「たびに」、成体神経新生の障害になって「アルツハイマーのリスクは上昇し」、逆に、私たちの生活様式が海馬の成長を促す「たびに」、「リスクは減少する」。このことは臨床で得られた知識とも一致する。現在わかっているのは、アルツハイマーの始まりはエピソード記憶（*出来事に付随する記憶）が徐々に失われていくことで、知的能力や社会的能力の衰えはそのあとに来ることだ。アルツハイマーが最初に発症するのは海馬ということで、したがって、神経形成障害が病気を説明する鍵というのは理にかなっているのである。ここでもまた、これら原因と結果の関係は証明されている。

■③欠乏の原因は遺伝ではなく文化からくるもの

人類が経験を記録し、知識として伝達する能力で、私たちが文化と呼ぶものも進化してきた。技術的な改革に後押しされ、文化の発展は現在、目覚ましい変化をもたらしている。それに比べて、私たちのゲノムの進化はいたって緩慢で、文化の急激な変化に順応できないでいる。それもずっと前からだ。結果、現代の生活様式と石器時代との開きは大きくなる一方なのだが、しかし私たちの生理的な機能（したがって脳の機能も）はすべて石器時代の生活様式に合わせたままで、しかもそれは人が何万年もかけて最適化したものだ。この乖離の結果としての欠乏が生みだしたさまざまな文明病に、現代人の多くが苦しみ、死んでいる。そしてこれまで述べたように、アルツハイマーは文明病以外の何ものでもないのである。この件に関しては、回避することは可能である。

■④「最小律の法則」は生物学の既知事項、各個人それぞれ異なる理由で病気が発症する

鉢植えの植物の世話をするには目で見ているだけで十分だ。自然界では、成長は「最小律の法則」に従っており、成長には多くの要素が必要なのだが、一つでも欠けると成長が止まってしまう。

こうして植物に水が足りないとそれを補給しないかぎり、ほかでどんな世話を施しても枯れて死んでしまう。海馬の成長も同じで、なんであれ何かが欠乏して直接的、間接的に害を与えると、それがアルツハイマー病のリスク要因になることは知られている。そしてここでは、一般に言われていることと違って、年齢はその要因ではない。

この「最小律の法則」をアルツハイマー病に適用してはじめて、私たちはすべてのリスク要因に一貫した関係を樹立することができる。加えて、本当のリスク要因（生活様式による欠乏）と、症状を加速する要因（遺伝子の傾向など）を見分けることもできる。私がこの考えを元に行った研究結果を二〇一六年六月、医学誌『ジャーナル・オブ・モレキュラー・サイカイアトリー Journal of Molecular Psychiatry』で発表したのだが、その内容は現在明らかになっている科学の知識とすべて合致している。[*1] ちなみに、この種の論文は発表前に「ピアレビュー」（＊査読）と呼ばれるものを受けなければならない。つまり同僚の研究者（ピア）によって妥当性の評価（レビュー）が科学的にチェックされるのだ。私の場合、うち三人の同僚が形式上の問題を指摘したが、内容的に発表に異議をとなえる意見は一つもなかった。

「最小律の法則」はまた、アルツハイマーになるまでの要因がさまざまであることの裏づけにもなる。一見して、元スポーツ選手、哲学者、主婦、経営者の患者に共通するのは高齢者ということだけで、そこから長いあいだ老化がおもなリスク要因と見られていたのだが、それは間違いだったことが現在は確認されている。実際は、この病気は数十年をかけて発症するものだから、ある年齢に達した人に多く見られるのは当然なのである。

■⑤一つだけの措置では治療の効果はごくわずか

さらに「最小律の法則」では、これまで行われてきた単独治療がことごとく失敗しているのも説明できる。なにしろこの社会には欠乏が無数にある。運動不足や睡眠不足、栄養に富んだ食品や微量元素、社会とのつながりの不足……など、欠乏のリストをあげればきりがない。興味深いことがある。それは私が提案する措置のなかから「一つだけの措置」を取り上げてアルツハイマーの治療を試み、私が主張する理論の反駁に使われていることだ。単独の措置に興味を抱かれるのはいいのだが、そういう試みは私が展開するシステム治療の例としては間違っている。ここでも「最小律の法則」に従うのは当然で、システム治療法に疑問を投げかけはするものの、効果がないとわかった時点で失敗するのは目に見えている。

たとえば、二〇一五年八月三十一日付けのドイツの医療ジャーナル『ツァイトゥング新聞』では、「運動とオメガ3は脳にほとんどよい影響を与えなかった」という記事が堂々と掲載された。[*2] この記事の執筆者は、予防措置の一つか二つだけをテストした研究を元にしている。たとえば、故障して動かない車の修理を頼まれた車の技術工が、毎回、ほかの問題を故意に無視してガソリンだけを入れて終わりにするのを想像してみよう。こんな技術工をあなたは信用できるだろうか？　できるわけがない。しかし、彼らはこの程度の根拠を元に反駁しているのだ。それから約一年後の二〇一六年八月十五日、同じ医療ジャーナル（医師によい治療法を紹介するのが目的の雑誌で、医療界のオピニオンリーダーとされている）がついに掲載したのは、魚油には少量でも認知症の予防効果があるということだった。[*3]

このシステム治療で紹介された治療法は、それぞれ単独に措置されて激しく拒否され、賛同の声はわずかである。しかし——思い起こそう——このコンセプトの目的はまさに異なる措置を「組み合わせる」ことにあり、それは個々人の欠乏「すべて」に対処することだから、あくまでも「ケースバイケース」なのである。すでに見たように、神経形成を再び活性化させ、そうしてアルツハイマー病を治療するには（予防も）、個々人のリスク要因（つまり欠乏）をすべて取り除くことでしか道はないのである。

⑥若返りの泉は私たちのなかにある

現在は薬が治療の鍵と思われている。この考えが広く普及したことで（この分野の初心者だけではなく）、抗生物質の時代になった。しかしより詳細に検討すると、薬の有効成分は病気の原因の数を減らすことはできても、治療のプロセスはつねに人体組織の機能にかかっていることを忘れてはならない。重要な点は、病気が治るとしたら、それはただ単に私たちに自然の治癒力が備わっているからである。たとえば骨折の場合、骨が結合するのは医師がギブスを当ててくれたからではなく、私たちの遺伝子プログラムが自力で治せるように仕組まれているからだ。もしそうでなかったら、ギブスは役に立たないだろう。十八世紀の啓蒙時代、そのことをすでに理解していたフランスの哲学者ヴォルテールは、こう言っていた。「医術とは、病気が自然に治癒するあいだ病人に気晴らしをさせることである」。もちろん、いくつかのケースでは抗生物質が気晴らし以上の効果をもたらすこともあり、同様に、現代の医師はヴォルテールの時代よりはるかに優れているはずだ。とくにアルツハイマーの治療でそれが言えるのは、現代の医師なら、患者個人個人においてそれぞれの生活様式からくる欠乏と病気の原因を検出し、ターゲットを絞って治療して患者を助けられるということだ。そうすることでのみ自然の治癒力が全開して働くことだろう。

■⑦システム治療はすでに結果を出している

本書の冒頭で詳しく触れたように、ＵＣＬＡの神経学教授デール・ブレデセンは、二〇一四年に発表した科学研究で、システム的な治療法を初めて確証した。十人の患者を対象にした小規模な臨床テストで、まだ病気の初期段階にいた八人の患者において認知能力の衰えの進行をストップさせ、回復させたのだ。[*4] そしてこれはただ単に、海馬の成長を妨げる個々人の欠乏に対処するだけのものだった（ブレデセン教授自身はこれほどの結果が得られるとは思っていなかったとしても）。この治療の成功は医療の革命だ！　理論面においても、また誰もが同じようにできるという意味においても、

アルツハイマー病はいまや治せることが――進行のある程度の段階までだが――明らかになったのである。

3　パラダイムの変化をどう起こしていくか？

■情報を発信する

ここに紹介した根拠はすでに認められた事実から来ている。にもかかわらず、支配的な学説からの反駁にあっている。それは、生活様式はアルツハイマー病の発症にあまり影響しないというものだ。これは過去においてもほかの文明病に言われていたことで、タバコや排気ガスが一部の疾患の原因だと認められるまで長い時間がかかった。ヒエラルキーを守りたい人の視点から見たら、このこと自体は理解できる。権力と威光を固め、メディアでの存在感を発揮するにはそのほうが得だからだ。しかしアルツハイマー病になった人にとっては、そんなことは余計な障害にすぎない。実際、支配的な学説の普及につとめる専門家たちは、メディアを使っての派手なキャンペーンを通して、生活様式を変えることで効果があがるのかと疑問を呈している。彼らはこうして私たちの社会に広がった考え（薬品業界の主張を鵜呑みにする多くの医師にも）にしがみついている。それは、何をしても病気の進行と認知力の衰えを止めることはできず、できるのは唯一、一個の新薬だけだという考えだ。しかし、生活様式からくる数々の欠乏にどうして一個の薬で対処できるだろう？

幸いにも、医師や研究者のあいだでこの学説を見直す動きは出ており、私自身も本の出版を通して、目的に達するよう、情報を発信して努力している。というのも、アルツハイマー研究の前線を観察すると、すでに述べたように、研究者たちは行き詰まっているからだ。二〇一五年春、スイスの新聞『ノイエ・チュルヒャー・ツァイトゥング』に「アルツハイマー病の研究者は道を誤っているのではないか」というタイトルの記事が掲載され、イギリスの神経科医でアミロイド仮説の父と言われるジョン・ハーディがこう指摘している。[*1]「私たちが現時点で気づいているのは、アミロイド蛋白質とはどういうもので、どんな働きをするのか何もわかっていないということだけだ」。そして懐疑的に「たとえ私たちがアミロイドの分泌を止めることはできても、認知症が消えるとは思わない。しかしもっと有効な方法を提案できるはずだ」とつけ加えている。

少なくとも原因の見直しが始まったと言えるだろう。

矛盾した考えは著名な科学者のあいだでも見受けられる。私が本書の「はじめに」で紹介し、数年前に個人的にも会ったことのあるアメリカの専門家、ハーバード大学のデニス・セルコー神経学教授は当時、アルツハイマー病の分野では薬品業界で大きな力を持つアドバイザーの一人だった。一般の人に向けての講演で、彼はアルツハイマーに対しては何も打つ手がないと説明している（彼いわく、早く死ぬ以外は）。しかし名門ハーバード大学の教授として、遺伝子的にアルツハイマーにしたマウスを使っての多くの研究成果を発表し、たとえばマウスを自然に近い生活をさせるだけで病気から守ることができたことを明らかにしている。また、すでに病気が発症しているマウスに運動のための車輪を与えただけで治った報告もある。

支配的な学説はいまだ力をふるっているとしても、それでもこの本がドイツで出版されて以来、システム治療に興味を示すサインは増えている。こうして、私も国際的に権威のある科学誌で自分の理論を紹介することが可能になったのだ。

■独立した研究を続ける

いま現在の中心問題の一つは、ほかの臨床研究に着手してブレデセン教授の研究結果を確認し、裏づけをすることだ。

二〇一六年六月、デール・ブレデセンはアメリカで同僚と共同で行った二度目の研究を発表した。この研究でも、最初の研究で明らかになった治療法をほかの患者に当てはめて成功した。加えて確認されたのは、私が推測したように、もっとも多い遺伝的素因（ApoE4）はアルツハイマー病の原因ではないということだった。私の理論的な分析によると、ApoE4はむしろ生活様式が適切でない場合に症状を加速させる働きをする。だから、ブレデセン教授の二度目の臨床研究では、この全遺伝形質の持ち主（ヨーロッパ人の約十五パーセントがこれにあたる）でも脳の欲求に合わせた生活様式にすることでよい結果が引きだされていた。[*2]

人類の歴史のなかでApoE4があらわれたのは、ほぼ人類が祖先の動物と違う点として例外的に長寿になった時期である。おそらく最初の人間はベジタリアンだったのではないだろうか？　いずれにしろ、ベジタリアンのような鉄分の少ない食事では、ApoE4遺伝子は貴重な鉄分を脳に運ぶのを促し、そこで重要な機能を果たすようになっているからだ。いっぽう、現在のように肉の多い食事だと、この遺伝子的な特性は問題になる。というのも、鉄分が過剰になり、脳に炎症を引き起こすからだ。こうして不適切な食事は脳の慢性的な炎症の原因になり、それが引き金となって神経形成が阻害され、いっぽうでApoE4はそのプロセスを加速するのである。逆に、アルツハイマー患者でApoE4遺伝子の持ち主は、肉が少なく野菜の多い食事でいいことがあるというわけだ。

ブレデセン教授の新しい研究はまた、もう一つの私の仮説を確証してくれた。私の考えでは、効果的な治療であればそれに伴って海馬が大きくならなければならない。すでに見たように、病気を乗り越えたブレデセン教授の患者の一人は、十か月の治療で海馬が約十二パーセントも成長した。私が病気のメカニズムで説明したように、この特殊なケースはおそらくもっと普通の現象である可能性が強く、これは今後の臨床研究で体系的に考慮されるべきである。もし神経形成障害と海馬の萎縮が病気の始まりを示すものだとしたら、神経形成の回復と海馬の成長は効果的な治療のサインになるはずだ。ところでこれは簡単に確認でき、治療前と後にＭＲＩで海馬の大きさを測定するだけである。

私が期待するのは、もっとほかでも多くの研究が行われ、国際的なネットワークができることだ。そのためにもこの本が何かの役に立つことを願っている。ブレデセン教授のもとに集まった専門家たちは、二〇一七年にアメリカとニュージーランドで新たに臨床研究を行う予定にしている。重要なのは、研究が薬品業界やメディアから金銭的に独立して行われることと、臨床研究が進歩していくことだ。というのも、私は何度も試練を受けているからで、大手のメディアはまだシステム的な方法を普及させるのに消極的である。そのいい例がある。二〇一五年の末、この本の初版がドイツで出版された数か月後、ある女性誌が私にインタビューを申し込んだ。そのとき私が頼まれたのは、脳の欲求に合わせた食事では精製糖の悪影響について話さないようにということだった。なぜなら、雑誌のその号ではクリスマス用のお菓子のレシピを特集していたからだ。私の話が読者の食欲に——本の売り上げにも——打撃を与えてはいけなかったのだろう。

それでも事態は変わりつつあるように見える。二〇一六年九月の世界アルツハイマーデーに、ドイツのジャーナリスト、マルグリット・ブラザスはラジオで情報発信のための討論会の司会をつとめ、各分野の専門家が未来についての意見を戦わせた。[3] さらに、一部の新聞でも徐々に現在のアルツハイマー治療に批判的な記事を掲載するようになっており、私たちのシステム治療についての討論も企画されている。[4]

■「文化の連鎖」を断ち切る

社会学的な側面で考察すると、アルツハイマー病はシステムに固有の問題で、結果として、システムそのものでは解決できないものである。そうなると私たちの考え方に革命が必要となり、システムそのものも見直さなければならなくなる。というのもかなり以前から、アルツハイマーは単に科学的な問題ではなく、社会文化的な要因もからんできているからだ。政治や経済に関しては、支援を期待しても無駄だろう。当事者間で目的論争に明け暮れているだけだからだ。経済界のいちばんの気がかりは経済成長で、政治はそれを政策面で支援、高齢化社会を目的達成の補助的な推進力になると見て、とくに医療分野の発展に力を入れている（「さまざまな欠乏が病気をひきおこす」の章で、アンゲラ・メルケル首相が演説で指摘しているように。六十四頁）。そしてメディアに露出する専門家たちは相も変わらず旧来の理論を守りつづけている。ショーペンハウアーと同じ考えで、ドイツの物理学者マックス・プランク（一八五八―一九四七。一九一八年ノーベル物理学賞）はすでにこの原則について回想録で触れ、こう書いていた。「科学の新しい真実は、反対派を納得させ、スポットライトを浴びて勝利を得ることは決してなく、それよりはむしろ反対派が死に絶え、次に生まれる新しい世代によってやっと受け入れられる[5]」。この言葉は私に希望をくれた。マックス・プランクの立場がわかるように思えるのは、いくつかの大学で好意的に迎えられているからで、そこで私は若い世代の学生たちにこのシステム治療のコンセプトを講義している。

専門家のほうも事態は動いている！　二〇一六年の世界アルツハイマーデーでは、エッセン大学老人病学主任教授に転任した前述のリチャード・ドーデルが、ドイツ神経学学会の年次大会を次の言葉で始めている。「アルツハイマー病もほかの認知症も進行を抑えることができ、さらには避けられると考えていいだろう」。そしてこうつけ加えた。「手元にある信頼できるデータでは、**健康な生活様式と運動でアルツハイマー病を予防できることがわかっている**[*6]」。別の言い方をすると、私たちはショーペンハウアーの言う、受け入れのプロセスの三段階目に来たようだ。こうなればあとは一般向けによいニュースを広めていくだけだ。何十年も歪曲された情報がまかり通っていたあと、いま重要なのはできるだけ早急に私たちのものの見方を変えることだ。

情報が超特急で普及する時代なら可能だろう。現在はお互いに情報を交換して、自分の意見を構築するのは難しくもなんともない。そしてそれはいまこそ必要なのだ。実際に経験からわかったのは、本書で紹介した治療コンセプトの成功は一にも二にも、患者の姿勢と習慣を変える意志にかかっていることだ。またこの治療は、主治医や介護者、家族が患者を支えず、治療の邪魔をするようなことがあったら（私がすでに出会った状況）、失敗に終わる可能性もある。支配的な学説が浸透している社会では、大半の人がこの治療がどんなものなのかよくわかっていないのも確かである。そのため、患者の家族や友人のなかにはこれを信用せず、生活様式を変えるために膨大な努力をするなど無駄で馬鹿げていると思う人は必ずいる。だから、治療ができるだけ多くの患者に（数人ではダメ）効果的であるためには、私たちの思考を縛っているこれら「文化の連鎖」を一人ひとりが断ち切らなければならないのだ。

私としては、アルツハイマーと診断されたときの苦しみと、治療の見通しがないなかで、なぜこの革命がこんなにも難しいのかと自問せざるをえない。どうして多くの患者は、せっかく提供されたこの治療のチャンスをつかめないのだろう？　なぜ家族や身近な人は、この治療を試みるためだけにでも団結しないのだろう？

この答えになりうる一つの要因が、一人の女性読者から私にもたらされた。それはアルツハイマー病患者の介護にあたる看護師で、ある新聞に掲載された公開状で彼女は、アルツハイマー病の原因は欠乏だとする私の説明に反旗をひるがえし、それは不当で患者が可哀想だといって私を非難した。患者は病気で苦しんでいるうえに、私の主張では患者に責任があると言わんばかり。私に、恥を知れ！　というのだ。

それに対する私からの返事は同じ新聞に掲載されたのだが、ここに許可を得てその抜粋を引用する。[*7]

「二〇一五年十月十七日付けの読者からの手紙で、確たる証拠もあげずに、アルツハイマー病の進行についての私の説明は——それは過去数十年間に行われた研究を見直したものである——間違いだと断言する人がいた。加えて、この病気を欠乏病だとする私を非難し、それは何の役にも立たず、逆に、患者は病気を自分たちの責任にされて重荷をすべて背負うことになる、というのである。

長い航海中に壊血病で死んだ何百万人という水夫を、果物や野菜を食べなかったせいだといって人は非難しただろうか？　その当時は、ビタミンCの欠乏がこの恐ろしい病気の原因だとは誰もわかっておらず、のちに医師によって水夫の食事にこれが不足していたことが突き止められている。しかしだからといって、医師はその発見を黙っていたほうがよかったのだろうか？　そうすれば、亡くなった水夫に罪を着せたといって批判されず、悪く言われなかったのだろうか？［……］

アルツハイマーから私たちの社会を守るには、情報とコミュニケーションが何より重要だ！その場合、私が普及させようとしている新しい知識は何の役にも立たないと言うのだろうか？逆に、アルツハイマーになった人にとっては真っ先に知らなければいけない重要なことではないのだろうか？　なぜなら、少なくとも病気の早期の段階では、原因となる各個人の欠乏に対処することで治療に向き合うことが可能になるからである」

この読者からの非難で私が考えるに至ったのは、大多数の人はたぶん、自分に責任があるとは思いたくないということだ。それはそうだろう、多くの点で自分が関わらなければならなくなるからだ。そしてこの行動を進化の視点で見ると、驚くことは何もない。というのも、習慣や快適さを守ろうとする性向は生まれつきのもので、それはエネルギーを節約するためだからである。

いっぽうで、高齢者を介護する看護師がこのようなやり方で非難を表明するのは珍しいことではなく、私が受けた批判はこの部門からのものが多い。アルツハイマーは欠乏病という理論はまた、高齢者介護の現場の難しさも浮彫りにしたと言わなければならない。この問題を克服するには、さらなる予算と取り組みが必要である。そうしてはじめて家族はアルツハイマー病の予防、または治療措置を要求できる。その意味で本書は介護システムにも問題を提起することになるだろう。

4　どのようにして専門医を見つけるか?

毎日のように、患者の家族から（早期の段階のアルツハイマー病患者からも）聞かされるのは、私が主張する原因に軸を置いた治療を主治医やかかりつけの神経科医に頼んでも断られるという話である。そこでもまた、医療界のシステムと古い学説が幅を利かせている。こういう状況で私にできるのは、患者や介護者に私が発表した科学的な研究をネット上からプリントアウトしてもらい[*1]、本書とともに彼らが選んだ専門医にあてて紹介状を書くことだけである。家族は先にあげた根拠の要約を利用して相手を説得すれば——そうすることを期待する——その専門医は提案された簡単な医療措置を検討してくれるだろう。というのも、それらは私が同僚の厳しいチェックを受けて医学雑誌に発表し、私の根拠をほかの専門家も納得しているからだ。加えて現在、アメリカで同様のシステム治療を受けた二十人ほどの患者が治っているのがわかれば、良識ある専門医なら必ずや患者のために偏見のないところを示し、このテーゼに興味を抱いてくれるはずである。

■医学は改めて医術の師ヒポクラテスが推奨したシステム的なアプローチを採用すべき

私はこのコンセプトを紹介するのに、あえて「システム的」という概念を使っている。一つは、アルツハイマー病の進行を支配する「最小律の法則」や複雑な悪循環に対処するには——生物学的な面で——、システム的なやり方を選ぶことが重要だからである。もう一つは、この形でアルツハイマーと闘うには、「公式な」医学と切り離してはならないからである。こういうやり方は自然の治癒力を原点に置いて全的な健康管理を行うホリスティック医学だと言う人もいるだろう。しかし、そこまでいくと公式な医学からは外れると言われそうだ。ところで、科学的な視点で見ると、このやり方は「外れている」とは言えず、そう見るべきでもない。従来の教育を受けた医師は、病気の原因をターゲットにする治療のコンセプトから距離を置いてはいけないのである。たしかに、医療行為といえばいまだに症状を薬で治療する方法が大半で、それは現代社会を成り立たせているシステムが望む形でもある。したがってこの治療を行う専門家の多くは、既定された考え方を断ち切り、事実をシステム的に理解する方法を発展させることが不可欠である。一般に、文明病の原因は私たちの生活様式にあり、本当に治癒するには唯一、習慣を修正するしかないのである。私としては、アルツハイマー病の治療がそのきっかけとなり、新しい考え方の先導になることを願うだけである。

社会保険の面でも、いろいろと変えなければならない。たとえば、新しい生活様式を実行するために相談した医師からの助言には、正当な評価で報酬を与えられるべきだろう。微量元素やビタミンなどの定量検査で生じる費用も、社会保険で負担されるべきだろう。欠乏が多くの病気の引き金になっているにもかかわらず、現在、これらの分析にかかる費用は保険でまかなってもらえない。その点が改善されるまでは、システム治療にかかる費用の一部を、患者や介護者が必要に応じて自己負担することになる。しかし、ここで紹介した知識のベースにあるのはただ一つ、治療への「希望」である。そして現在の算定では、六か月間の集中治療にかかる全費用はほぼ、アルツハイマーの最終段階の患者の世話にかかる一か月分の費用に相当する。この費用でまさに病気を予防し、最後の苦しみを避けられるのである。

5　結論

本書では、進化と神経生理学の考察を通して、アルツハイマー病の本当の原因に光を当ててきたが、この段階は病気の予防か、治療かの分岐点でもある。現在、アルツハイマーは早期に、容易に診断でき、この病気の今後は社会にとって新しい挑戦となっている。これを乗り越えるには、時代遅れの学説を捨てる覚悟と、奇跡の薬という考えを放棄するしかない。病気の本当の原因を取り除く薬など、いまもこれからも存在しないのはわかっている。現在私たちに重要なのは、新しい知識を受け入れ、自然とは相いれないことが明らかになった生活習慣を問い直し、それを元に、私たちの脳が欲求するものに合わせた生活を送ることだ。別の言い方をすると、人としての尊厳を尊重する生活である。

私としては、アルツハイマー病は自然が私たちに責任は自分で負うようにと送った警告と思っている。人間が原因のその他多くの災害と違って、これは世界の果てで起こるものではなく、私たちが身体のもっとも深いところで影響を蒙るものだ。アルツハイマー病が私たちに突きつけているのは、もう言い訳などせず、解決法を探るようにせよということだ。もはや私たちを悩ます真実を無視して時間稼ぎをしている時ではない。もし将来も思考力を保っていたいのなら、いまこそ考え方を変えなければならない。私の願いは、多くの患者がこのまたとない機会をつかみ、いずれ近い将来に「物語はハッピーエンドで終わった」と言えることである。そしてその物語の始まりの言葉は「私はアルツハイマー病『だった』」……である。

原註

●はじめに

1. 28.4.2010,www.nih.gov/news-events/news-releases/independent-panel-finds-insufficient-evidence-support-preventivemeasures-alzheimers-disease.
2. Handel, S., "Volkskrankheit Demenz : Allianz gegendas Vergessen", Suddeutsche *Zeitung*, 13.12.2015 ; www.sueddeutsche.de/muenchen/volkskrankheit-demenz-allianz-gegendas-vergessen-1.2780522.
3. James, B. D., "Contribution of Alzheimer disease to mortality in the United States", *Neurology*, vol. 82, 2014, p. 1045-1050, www.ncbi.nlm.nih.gov/pubmed/24598707.
4. Luthi, T., "Alzheimer : Sind die Forscher auf dem Irrweg ?", *Neue Zurcher Zeitung*, 21.2.2015, www.nzz.ch/nzzas/nzz-amsonntag/gegen-alzheimer-gibt-es-noch-immer-kein-medikament--weil-die-forscher-auf-dem-irrweg-sind-1.18483526.
5. Gebhardt, U., "In der Sackgasse", *Gehirn und Geist*, vol. 5, 2016, p. 72.
6. *Ibid.*, p. 71.
7. Nehls, M., "Unified theory of Alzheimer's disease (UTAD) : implications for prevention and curative therapy." *J. Mol. Psychiatry*, 2016, www.ncbi.nlm.nih.gov/pubmed/27429752.

第 1 部　アルツハイマー病研究の現状

● 1　ついに希望が見えてきた！

1. McConnell, S. et Riggs, J., "Alzheimer's research : Can it help save our nation's entitlement programs ?", *Alzheimer's & Dementia*, vol. 1, 2005, p. 84-86, www.ncbi.nlm.nih.gov/pubmed/19595830.
2. Bredesen, D. E ., "Reversal of cognitive decline : a novel therapeutic program", *Aging*, vol. 6, 2014, p. 707-717, www.ncbi.nlm.nih.gov/pubmed/25324467.
3. *Ibid.*
4. *Ibid.*
5. Raichlen, D. A. et Alexander, G. E., "Exercise, APOE genotype, and the evolution of the human lifespan", *Trends Neurosci.*, vol. 37, 2014, p. 247-255, www.ncbi.nlm.nih.gov/pubmed/24690272.
6. Verghese, P. B. *et al.*, "Apolipoprotein E in Alzheimer's disease and other neurological disorders", *Lancet Neurol.*, vol. 10, 2011, p. 241-252, www.ncbi.nlm.nih.gov/pubmed/21349439.
7. Nehls, M., "Unified theory of Alzheimer's disease (UTAD)...", art. cité.
8. Bredesen, D. E. *et al.*, "Reversal of cognitive decline in Alzheimer's disease", *Aging*, vol. 8, 2016, p. 1250-1258, www.ncbi.nlm.nih.gov/pubmed/27294343.
9. Bredesen, D. E., "Reversal of cognitive decline : a novel therapeutic program", art. cité.
10. Bredesen, D. E. *et al.*, "Reversal of cognitive decline in Alzheimer's disease", art. cité.
11. Nehls, M., "Unified theory of Alzheimer's disease (UTAD)...", art. cité.
12. Ngandu, T. *et al.*, "A 2 year multidomain intervention of diet, exercise, cognitive training, and vascular risk monitoring versus control to prevent cognitive decline in at-risk

elderly people (FINGER) : a randomised controlled trial", *Lancet*, vol. 395, 2015, p. 2255-2263, www.ncbi.nlm.nih.gov/pubmed/25771249.

●2　この病気について現在わかっていること
1. James, B. D. *et al.*, "Contribution of Alzheimer disease to mortality in the United States", *Neurology*, vol. 82, 2014, p. 1045-1050, www.ncbi.nlm.nih.gov/pubmed/24598707.
2. Lopera, F. *et al.*, "Clinical features of early-onset Alzheimer disease in a large kindred with an E280A presenilin-1 mutation", *JAMA*, vol. 277, 1997, p. 739-799, www.ncbi.nlm.nih.gov/pubmed/9052708.
3. Bickel, H., "Die Epidemiologie der Demenz", *Informationsblatt der Deutschen Alzheimer Gesellschaft*, 2012, www.deutschealzheimer.de/fileadmin/alz/pdf/factsheets/infoblatt1_haeufigkeit_demenzerkrankungen_dalzg.pdf.
4. Savva, G. M. *et al.*, "Age, neuropathology, and dementia", *N. Engl. J. Med.*, vol. 360, 2009, p. 2302-2309, www.ncbi.nlm.nih.gov/pubmed/19474427 ; Gunten, A. von *et al.*,"Brain aging in the oldest-old", *Curr. Gerontol. Geriatr. Res.*, 2010, www.ncbi.nlm.nih.gov/pubmed/20706534.
5. Crimmins, E. M. et Beltrán-Sánchez, H., "Mortality and morbidity trends : is there compression of morbidity ?", 374 *J. Gerontol. B. Psychol. Sci. Soc. Sci.*, vol. 66, 2011, p. 75-86, www.ncbi.nlm.nih.gov/pubmed/21135070.
6. Cf.www.inserm.fr/thematiques/neurosciences-sciencescognitives-neurologie-psychiatrie/dossiers-d-information/alzheimer.
7. Boyd, W., *A Text-Book of Pathology : An Introduction to Medicine*, Lea and Febiger, 1938.
8. Grant, W. B., "Trends in diet and Alzheimer's disease during the nutrition transition in Japan and developing countries", *J. Alzheimer's Dis.*, vol. 38, 2014, p. 611-620, www.ncbi.nlm.nih.gov/pubmed/24037034.
9. "Warten auf den Aha-Effekt", *Börse Online*, vol. 31, 2014, p. 20-21.
10. "Memory loss associated with Alzheimer's reversed for first time : small trial from UCLA and Buck Institute succeeds using systems approach to memory disorders", *Newswise UCLA Health System*, 30.9.2014,www.newswise.com/articles/memoryloss-associated-with-alzheimer-s-reversed-for-first-time.
11. Norton, A., "Alzheimer's Disease Health Center report : Success treating Alzheimer's memory loss", *WebMD News from Health Day*, 6.10.2014, consumer.healthday.com/senior-citizeninformation-31/misc-aging-news-10/report-claims-successtreating-alzheimer-s-memory-loss-692387.html.
12. Neubauer, K., "Sport und gesunde Ernährung können Gedächtnisverlust bremsen", *Spiegel Online*, 12.3.2015, www.spiegel.de/gesundheit/diagnose/demenz-vorbeugen-sportund-gesunde-ernaehrung-bremsen-schwund-a-1023117.html.
13. Nehls, M., "Unified theory of Alzheimer's disease (UTAD)...", art. cité.

●3　なぜアルツハイマーになるのか？　日々進化する説明
1. Junker, T., "Was sagt die Biologie zum Sinn des Lebens", 2010, "Der Darwin-Code und der Sinn des Lebens", 2009, www.thomas-junker-evolution.de/Evolution-des-Menschen.
2. Lahdenperä, M. *et al.*, "Fitness benefits of prolonged post-reproductive lifespan in women", *Nature*, vol. 428, 2004, p. 178-181, www.ncbi.nlm.nih.gov/pubmed/15014499.
3. Brent, L. J. *et al.*, "Ecological knowledge, leadership, and the evolution of menopause in killer whales", *Current Biology*, vol. 25, 2015, p. 746-750, www.ncbi.nlm.nih.gov/

pubmed/25754636.
4. Merlot, J., "Alte Orca-Weibchen : Wer Hunger hat, fragt Oma", *Spiegel Online*, 6.3.2015, www.spiegel.de/wissenschaft/natur/orcas-alte-schwertwal-weibchen-fuehren-familie-zumfutter-a-1021356.html.
5. Gurven, M. et Kaplan, H., "Longevity among huntergatherers : a crosscultural examination", *Population and Development Review*, vol. 33, 2007, p. 321-365.
6. Spalding, K. L. *et al.*, "Dynamics of hippocampal neurogenesis in adult humans", *Cell*, vol. 153, 2013, p. 1219-1227,www.ncbi.nlm.nih.gov/pubmed/23746839.
7. Wang, H. *et al.*, "Consequences of inhibiting amyloid precursor protein processing enzymes on synaptic function and plasticity", *Neural Plasticity*, 2012, www.ncbi.nlm.nih.gov/pubmed/22792491.
8. Dong, X. *et al.*, "Molecular mechanisms of excitotoxicity and their relevance to pathogenesis of neurodegenerative diseases", *Acta Pharmacologica Sinica*, vol. 30, 2009, p. 379-387, www.ncbi.nlm.nih.gov/pubmed/19343058.
9. Du, X. et Pang, T. Y., "Is dysregulation of the HPA-axis a core pathophysiology mediating co-morbid depression in neurodegenerative diseases ?", *Front. Psychiatry*, 2015, www.ncbi.nlm.nih.gov/pubmed/25806005.
10. Dranovsky, A. et Leonardo, E. D., "Is there a role for young hippocampal neurons in adaptation to stress ?", *Behav. Brain Res.*, vol. 227, 2012, p. 371-375, www.ncbi.nlm.nih.gov/pubmed/21621559.
11. Eckerström, C. *et al.*, "High white matter lesion load is associated with hippocampal atrophy in mild cognitive impairment", *Dement Geriatr. Cogn. Disord.*, vol. 31, 2011, p. 132-138, www.ncbi.nlm.nih.gov/pubmed/21293123 ; Braak, H. et Braak, E., "Evolution of the neuropathology of Alzheimer's disease", *Acta Neurol. Scand. Suppl.*, vol. 165, 1996, p. 3-12,www.ncbi.nlm.nih.gov/pubmed/8740983.
12. Tu, S. *et al.*, "Oligomeric Aß-induced synaptic dysfunction in Alzheimer's disease", *Mol. Neurodegener.*, 2014, www.ncbi.nlm.nih.gov/pubmed/25394486.
13. Walker, L. C. *et al.*, "Mechanisms of protein seeding in neurodegenerative diseases", *JAMA Neurology*, vol. 70, 2013, p. 304-310, www.ncbi.nlm.nih.gov/pubmed/23599928.
14. Csernansky, J. G. *et al.*, "Plasma cortisol and progression of dementia in subjects with Alzheimer-type dementia", *Am. J. Psychiatry*, vol. 163, 2006, p. 2164-2169, www.ncbi.nlm.nih.gov/pubmed/17151169.
15. Raz, N. *et al.*, "Regional brain changes in aging healthy adults : general trends, individual differences and modifiers",*Cereb. Cortex*, vol. 15, 2005, p. 1676-1689, www.ncbi.nlm.nih.gov/pubmed/15703252.
16. Jack, C. R., Jr, *et al.*, "Steps to standardization and validation of hippocampal volumetry as a biomarker in clinical trialsand diagnostic criterion for Alzheimer's disease", *Alzheimer's Dement.*, vol. 6, 2011, p. 474-485, www.ncbi.nlm.nih.gov/pubmed/21784356.
17. Bredesen, D. E. *et al.*, "Reversal of cognitive decline in Alzheimer's disease", art. cité.
18. Sagare, A. P. *et al.*, "Impaired lipoprotein receptormediated peripheral binding of plasma amyloidß is an early biomarker for mild cognitive impairment preceding Alzheimer's disease", *J. Alzheimer's Dis.*, vol. 24, 2011, p. 25-34, www.ncbi.nlm.nih.gov/pubmed/21157031.
19. Erickson, M. A. et Banks, W. A., "Blood-brain barrier dysfunction as a cause and consequence of Alzheimer's disease", *J. Cereb. Blood Flow Metab.*, vol. 33, 2013, p. 1500-1503, www.ncbi.nlm.nih.gov/pubmed/23921899.
20. Lin, T. W. *et al.*, "Running exercise delays neurodegeneration in amygdala and hippo-

campus of Alzheimer's disease (APP/PS1) transgenic mice", *Neurobiol. Learn Mem.*, vol. 118,2015, p. 189-197, www.ncbi.nlm.nih.gov/pubmed/25543023.
21. Herring, A. *et al.*, "Environmental enrichment counteracts Alzheimer's neurovascular dysfunction in TgCRND8 mice", *Brain Pathol.*, vol. 18, 2008, p. 32-39, www.ncbi.nlm.nih.gov/pubmed/17924982.

●4　さまざまな欠乏が病気をひきおこす

1. Cf. www.cosmopolis.ch/politik/d0185/volltext_von_merkels_parteitagsrede_d0000000185.htm, 9.11.2014.
2. Snyder, J. S. *et al.*, "Adult hippocampal neurogenesis buffers stress responses and depressive behaviour", *Nature*, vol. 476,2011, p. 458-461, www.ncbi.nlm.nih.gov/pubmed/21814201.

●5　病気の五つのステージ

1. Burgmans, S. *et al.*, "The prevalence of cortical gray matter atrophy may be overestimated in the healthy aging brain", *Neuropsychology*, vol. 23, 2009, p. 541-550, www.ncbi.nlm.nih.gov/pubmed/19702408.
2. Jessen, F. *et al.*, "A conceptual framework for research on subjective cognitive decline in preclinical Alzheimer's disease", *Alzheimer's & Dementia*, vol. 10, 2014, p. 844-852, www.ncbi.nlm.nih.gov/pubmed/24798886.
3. Lim, Y. Y. *et al.*, "Effect of amyloid on memory and nonmemory decline from preclinical to clinical Alzheimer's disease", *Brain*, vol. 137, 2014, p. 221-231, www.ncbi.nlm.nih.gov/pubmed/24176981.
4. Mosconi, L., "Brain glucose metabolism in the early and specific diagnosis of Alzheimer's disease. FDG-PET studies in MCI and AD", *Eur. J. Nucl. Med. Mol. Imaging*, vol. 32, 2005, p. 486-510, www.ncbi.nlm.nih.gov/pubmed/15747152 ; O'Brien, J. T. *et al.*, "18F-FDG PET and perfusion SPECT in the diagnosis of Alzheimer and Lewy body dementias", *J. Nucl. Med.*, vol. 55, 2014, p. 1959-1965, www.ncbi.nlm.nih.gov/pubmed/25453043.
5. Eckerström, C. *et al.*, art. cité.
6. Reisberg, B. *et al.*, "Outcome over seven years of healthy adults with and without subjective cognitive impairment", *Alzheimer's Dement*, vol. 6, 2010, p. 11-24, www.ncbi.nlm.nih.gov/pubmed/20129317.
7. Desai, K. A. et Schwarz, L., "Subjective cognitive impairment : When to be concerned about ≪ senior moments ≫", *Current Psychiatry*, vol. 10, 2011, p. 31-44.
8. Mayer, K.-M., "Der lange Weg zur Diagnose", *Focus*, vol. 9, 2015, p. 79.
9. Galvan, V. et Bredesen, D. E ., "Neurogenesis in the adult brain : implications for Alzheimer's disease", *CNS Neurol. Disord. Drug Targets*, vol. 6, 2007, p. 303-310, www.ncbi.nlm.nih.gov/pubmed/18045158.
10. Bredesen, D. E. *et al.*, "Reversal of cognitive decline in Alzheimer's disease", art. cité.
11. Diniz, B. S. *et al.*, "Diagnosis of mild cognitive impairment revisited after one year. Preliminary results of a prospective study", *Dement. Geriatr. Cogn. Disord.*, vol. 27, 2009, p. 224-231, www.ncbi.nlm.nih.gov/pubmed/19225236.
12. Boyle, P. A. *et al.*, "Mild cognitive impairment : risk of Alzheimer's disease and rate of cognitive decline", *Neurology*, vol. 67, 2006, p. 441-445, www.ncbi.nlm.nih.gov/pubmed/16894105.
13. 福祉国家ではないアメリカでは、多くの高齢者が仕方なく働いている。それでも、ブレデセン教授の治療を受けに集まったグループは、高齢でも厳しさを要求される仕事につく人の数が相対

的に高く（アメリカ人の条件にかんがみても）、これはおそらくあまり典型的とはいえないだろう。しかし、たぶんそれだからこそ、参加者は厳しさと忍耐力が要求される治療を始める気持ちになったのだと思われる。
14. Larson, E. B. *et al.*, "Survival after initial diagnosis of Alzheimer's disease", *Ann. Intern. Med.*, vol. 140, 2004, p. 501-509, www.ncbi.nlm.nih.gov/pubmed/15068977.

第２部　アルツハイマーと診断されたらどうするか？

●１　正面から病気と向き合う

1. Karp, A. *et al.*, "Mental, physical and social components in leisure activities equally contribute to decrease dementia risk", *Dement. Geriatr. Cogn. Disord.*, vol. 21, 2006, p. 65-73, www.ncbi.nlm.nih.gov/pubmed/16319455.
2. Ertel, K. A. *et al.*, "Effects of social integration on preserving memory function in a nationally representative US elderly population", *Am. J. Public Health*, vol. 98, 2008, p. 1215-1220,www.ncbi.nlm.nih.gov/pubmed/18511736.
3. Drew, L. J. *et al.*, "Adult neurogenesis in the mammalian hippocampus : why the dentate gyrus ?", *Learn Mem.*, vol. 20, 2013, p. 710-729, www.ncbi.nlm.nih.gov/pubmed/24255101.
4. Rosenthal, L. *et al.*, "The importance of full-time work for urban adults' mental and physical health", *Soc. Sci. Med.*, vol. 75, 2012, p. 1692-1696, www.ncbi.nlm.nih.gov/pubmed/22858166.
5. Eckerström, C. *et al.*, art. cité.
6. Neumann, B., "Leben mit Alzheimer : Opa, da ist wieder dein Alzheimer !", *Gehirn und Geist*, vol. 5, 2012,p. 76-78.
7. Lindstrom, H. A. *et al.*, "The relationships between television viewing in midlife and the development of Alzheimer's disease in a case-control study", *Brain Cogn.*, vol. 58, 2005, p.157-165, www.ncbi.nlm.nih.gov/pubmed/15919546.
8. Cf. www.insee.fr/fr/themes/document.asp?ref_id = ip1437.
9. Neumann, B., art. cité.
10. Taylor, R., *Alzheimer's from the Inside Out*, Health Professions Press, 2006.
11. Snyder, J. S. *et al.*, art. cite ; Wilson, R. S. *et al.*, "Chronic psychological distress and risk of Alzheimer's disease in old age", *Neuroepidemiology*, vol. 27, 2006, p. 143-153, www.ncbi.nlm.nih.gov/pubmed/16974109.
12. Johansson, L. *et al.*, "Common psychosocial stressors in middle-aged women related to longstanding distress and increased risk of Alzheimer's disease : a 38-year longitudinal population study", *BMJ Open*, 2013, www.ncbi.nlm.nih.gov/pubmed/24080094.
13. Johansson, L. *et al.*, "Midlife personality and risk of Alzheimer's disease and distress : a 38-year follow-up", *Neurology*, vol. 83, 2014, p. 1538-1544, www.ncbi.nlm.nih.gov/pubmed/25274849.
14. Hughes, T. *et al.*, "Engagement in reading and hobbies and risk of incident dementia : the MoVIES project", *Am. J. Alzheimer's Dis. and Other Demen.*, vol. 25, 2010, p. 432-438, www.ncbi.nlm.nih.gov/pubmed/20660517.
15. Banas, R., "Aging expert on can we prevent Alzheimer's ?", BMA Blog, 15.5.2012, www.bma-mgmt.com/blog/?p = 2299.
16. Piet, J. et Hougaard, E., "The effect of mindfulnessbased cognitive therapy for prevention of relapse in recurrent major depressive disorder : a systematic review and meta-analysis", *Clin. Psychol. Rev.*, vol. 31, 2011, p. 1032-1040, www.ncbi.nlm.nih.gov/

pubmed/21802618.
17. Newberg, A. B. *et al.*, "Meditation effects on cognitive function and cerebral blood flow in subjects with memory loss : a preliminary study", *J. Alzheimer's Dis.*, vol. 20, 2010, p. 517-526, www.ncbi.nlm.nih.gov/pubmed/20164557
18. Innes, K. E. *et al.*, "The effects of meditation on perceived stress and related indices of psychological status and sympathetic activation in persons with Alzheimer's disease and their caregivers : a pilot study", *Evid. Based Complement Alternat.Med.*, 2012, www.ncbi.nlm.nih.gov/pubmed/22454689 ; Marciniak, R. *et al.*, "Effect of meditation on cognitive functions in context of aging and neurodegenerative diseases", *Front. Behav.Neurosci.*, 2014, www.ncbi.nlm.nih.gov/pubmed/24478663.
19. Hölzel, B. K. *et al.*, "Mindfulness practice leads to increases in regional brain gray matter density", *Psychiatry Res.*, vol. 191, 2011, p. 36-43, www.ncbi.nlm.nih.gov/pubmed/21071182.

●2　一緒にアルツハイマーを克服する

1. Wilson, R. S. *et al.*, "Loneliness and risk of Alzheimer's disease", *Arch. Gen. Psychiatry*, vol. 64, 2007, p. 234-240, www.ncbi.nlm.nih.gov/pubmed/17283291 ; Fratiglioni, L.*et al.*, "Influence of social network on occurrence of dementia : a community-based longitudinal study", *Lancet*, vol. 355, 2000, p. 1315-1319, www.ncbi.nlm.nih.gov/pubmed/10776744.
2. Jahn, A. et Zeibig, D., "Alzheimerforschung : « Alzheimer wird uns immer begleiten »", *Gehirn und Geist*, vol. 5, 2012, p. 68.
3. Neumann, B., art. cité.
4. Albers, R. *et al.*, "Leben mit Alzheimer", *Focus*, vol. 9, 2015, p. 70-76.
5. Fritsch, T. *et al.*, "Participation in novelty-seeking leisure activities and Alzheimer's disease", *J. Geriatr. Psychiatry Neurol.*, vol. 18, 2005, p. 134-141, www.ncbi.nlm.nih.gov/pubmed/16100102.
6. Jackson, S. E. *et al.*, "The influence of partner's behavior on health behavior change : the English Longitudinal Study of Ageing", *JAMA Intern. Med.*, vol. 175, 2015, p. 385-392, www.ncbi.nlm.nih.gov/pubmed/25599511.
7. Schulz, R. et Martire, L. M., "Family caregiving of persons with dementia : prevalence, health effects, and support strategies", *Am. J. Geriatr. Psychiatry*, vol. 12, 2004, p. 240-249, www.ncbi.nlm.nih.gov/pubmed/15126224.
8. Norton, M. C. *et al.*, "Greater risk of dementia when spouse has dementia ? The Cache County Study", *J. Am. Geriatr. Soc.*, vol. 58, 2010, p. 895-900, www.ncbi.nlm.nih.gov/pubmed/20722820.
9. Pinquart, M. et Sörensen, S., "Differences between caregivers and noncaregivers in psychological health and physical health : a meta-analysis", *Psychol. Aging*, vol. 18, 2003,p. 250-267, www.ncbi.nlm.nih.gov/pubmed/12825775.
10. Tremont, G. *et al.*, "Unique contribution of family functioning in caregivers of patients with mild to moderate dementia", *Dement. Geriatr. Cogn. Disord.*, vol. 21, 2006, p. 170-174, www.ncbi.nlm.nih.gov/pubmed/16397397.
11. Jahn, A. et Zeibig, D., art. cité, p. 69.
12. Tremont, G., "Family Caregiving in Dementia", *Med. Health R. I.*, vol. 94, 2011, p. 36-38, www.ncbi.nlm.nih.gov/pubmed/21456372.
13. Lavretsky, H. *et al.*, "A pilot study of yogic meditation for family dementia caregivers with depressive symptoms : effects on mental health, cognition, and telomerase

activity", *Int. J. Geriatr. Psychiatry*, vol. 28, 2013, p. 57-65, www.ncbi.nlm.nih.gov/pubmed/22407663.

●3　身体を動かす

1. Fabel, K. *et al.*, "VEGF is necessary for exercise-induced adult hippocampal neurogenesis", *Eur. J. Neurosci.*, vol. 18, 2003,p. 2803-2812, www.ncbi.nlm.nih.gov/pubmed/14656329 ; Ransome, M. I. et Turnley, A. M ., "Systemically delivered Erythropoietin transiently enhances adult hippocampal neurogenesis",*J. Neurochem.*, vol. 102, 2007, p. 1953-1965, www.ncbi.nlm.nih.gov/pubmed/17555554 ; Yau, S. Y. *et al.*, "Fat cell-secreted adiponectin mediates physical exercise-induced hippocampal neurogenesis : an alternative anti-depressive treatment?", *Neural. Regen. Res.*, vol. 10, 2015, p. 7-9, www.ncbi.nlm.nih.gov/pubmed/25788905 ; Phillips, C. *et al.*, "Neuroprotective effects of physical activity on the brain : a closer look at trophic factor signaling", *Front. Cell. Neurosci.*, 2014, www.ncbi.nlm.nih.gov/pubmed/24999318.
2. Erickson, K. I. *et al.*, "Exercise training increases size of hippocampus and improves memory", *Proc. Natl. Acad. Sci. USA*, vol. 108, 2011, p. 3017-3022, www.ncbi.nlm.nih.gov/pubmed/21282661.
3. Abbott, R. D. *et al.*, "Walking and dementia in physically capable elderly men", *JAMA*, vol. 292, 2004, p. 1447-1453, www.ncbi.nlm.nih.gov/pubmed/15383515.
4. Smith, J. C. *et al.*, "Physical activity reduces hippocampal atrophy in elders at genetic risk for Alzheimer's disease", *Front. Aging Neurosci.*, 2014, www.ncbi.nlm.nih.gov/pubmed/24795624.
5. Colcombe, S. et Kramer, A. F., "Fitness effects on the cognitive function of older adults : a meta-analytic study", *Psychol. Sci.*, vol. 14, 2003, p. 125-130, www.ncbi.nlm.nih.gov/pubmed/12661673.

●4　太陽と仲良く！

1. Rajakumar, K., "Vitamin D, cod-liver oil, sunlight, and rickets : a historical perspective", *Pediatrics*, vol. 112, 2003,p. 132-135.
2. Zhu, Y. *et al.*, "Abnormal neurogenesis in the dentate gyrus of adult mice lacking 1,25-dihydroxy vitamin D3 (1,25-(OH)2-D3)", *Hippocampus*, vol. 22, 2012, p. 421-433.
3. Anglin, R. E. *et al.*, "Vitamin D deficiency and depression in adults : systematic review and meta-analysis", *Br. J. Psychiatry*, vol. 202, 2013, p. 100-107.
4. Briones, T. L. et Darwish, H., "Vitamin D mitigates age-related cognitive decline through the modulation of proinflammatory state and decrease in amyloid burden", *J. Neuroinflammation*, 2012, www.ncbi.nlm.nih.gov/pubmed/23098125.
5. Dursun, E. *et al.*, "A novel perspective for Alzheimer's disease : vitamin D receptor suppression by amyloid-ß and preventing the amyloid-ß induced alterations by vitamin D in cortical neurons", *J. Alzheimer's Dis.*, vol. 23, 2011, p. 202-219.
6. Annweiler, C. *et al.*, "Higher vitamin D dietary intake is associated with lower risk of Alzheimer's disease : a 7-year follow-up", *J. Gerontol. A. Biol. Sci. Med. Sci.*, vol. 67, 2012, p. 1205-1211.
7. Littlejohns, T. J. *et al.*, "Vitamin D and the risk of dementia and Alzheimer disease", *Neurology*, vol. 83, 2014, p. 920-928, www.ncbi.nlm.nih.gov/pubmed/25098535.
8. Durup, D. *et al.*, "A reverse J-shaped association between serum 25-hydroxyvitamin D and cardiovascular disease mortality – the CopD study", *J. Clin. Endocrinol. Metab.*, vol. 100, 2015, p. 2339-2346, www.ncbi.nlm.nih.gov/pubmed/25710567.

9. Ingraham, B. A. *et al.*, "Molecular basis of the potential of vitamin D to prevent cancer", *Curr. Med. Res. Opin.*, vol. 24, 2008, p. 139-149, www.ncbi.nlm.nih.gov/pubmed/18034918 ; Garland, C. F. *et al.*, "Vitamin D for cancer prevention : global perspective", *Ann. Epidemiol.*, vol. 19, 2009, p. 468-483, www.ncbi.nlm.nih.gov/pubmed/19523595.
10. Holick, M. F. *et al.*, "Evaluation, treatment, and prevention of vitamin D deficiency : an Endocrine Society clinical practice guideline", *J. Clin. Endocrinol. Metab.*, vol. 96, 2011, p. 1911-1930.
11. 国際条約によって定義された物質量の単位。ここでは１UI＝0.025マイクログラム（１マイクログラム＝100万分の１グラム）のビタミンD_3。
12. Giovannucci, E. *et al.*, "Prospective study of predictors of vitamin D status and cancer incidence and mortality in men", *J. Natl. Cancer Inst.*, vol. 98, 2006, p. 451-459.
13. Takeda, T. *et al.*, "Psychosocial risk factors involved in progressive dementia-associated senility among the elderly residing at home. AGES project – three year cohort longitudinal study", *Nihon Koshu Eisei Zasshi*, vol. 57, 2010, p. 1054-1065, www.ncbi.nlm.nih.gov/pubmed/21348280.

●第２部　５　脳を刺激する

1. Drew, L. J. *et al.*, "Adult neurogenesis in the mammalian hippocampus : why the dentate gyrus ?", *Learn Mem.*, vol. 20, 2013, p. 710-729, www.ncbi.nlm.nih.gov/pubmed/24255101.
2. Braun, S. M. et Jessberger, S., "Adult neurogenesis : mechanisms and functional significance", *Development*, vol. 141, 2014, p. 1983-1986, www.ncbi.nlm.nih.gov/pubmed/24803647.
3. Hall, C. B. *et al.*, "Cognitive activities delay onset of memory decline in persons who develop dementia", *Neurology*, 387 vol. 73, 2009, p. 356-361, www.ncbi.nlm.nih.gov/pubmed/19652139.
4. Dahlin, E. *et al.*, "Transfer of learning after updating training mediated by the striatum", *Science*, vol. 320, 2008, p. 1510-1512, www.ncbi.nlm.nih.gov/pubmed/18556560.
5. Smith, G. E. *et al.*, "A cognitive training program based on principles of brain plasticity : results from the Improvement in Memory with Plasticity-based Adaptive Cognitive Training (IMPACT) study", *J. Am. Geriatr. Soc.*, vol. 57, 2009, p. 594-603, www.ncbi.nlm.nih.gov/pubmed/19220558.
6. Kueider, A. M. *et al.*, "Computerized cognitive training with older adults : a systematic review", *PLoS One*, 2012, www.ncbi.nlm.nih.gov/pubmed/22792378.
7. Unverzagt, F. W. *et al.*, "ACTIVE cognitive training and rates of incident dementia", *J. Int. Neuropsychol. Soc.*, vol. 18, 2012, p. 669-677, www.ncbi.nlm.nih.gov/pubmed/22400989.
8. Brodziak, A. *et al.*, "Guidelines for prevention and treatment of cognitive impairment in the elderly", *Med. Sci. Monit.*, vol. 21, 2015, p. 585-597, www.ncbi.nlm.nih.gov/pubmed/25708246.
9. Almeida, O. P. *et al.*, "Older men who use computers have lower risk of dementia", *PLoS One*, 2012, www.ncbi.nlm.nih.gov/pubmed/22937167.
10. Saczynski, J. S. *et al.*, "The effect of social engagement on incident dementia : the Honolulu-Asia Aging Study", *Am. J. Epidemiol.*, vol. 163, 2006, p. 433-440, www.ncbi.nlm.nih.gov/pubmed/16410348 ; Zunzunegui, M. *et al.*, "Social networks, social integration, and social engagement determine cognitive decline in community-dwelling Spanish older adults", *J. Gerontol. B. Psychol. Sci. Soc. Sci.*, vol. 58, 2003, p. 93-100, www.ncbi.

nlm.nih.gov/pubmed/12646598.
11. Ertel, K. A. *et al.*, "Effects of social integration on preserving memory function in a nationally representative US elderly population", *Am. J. Public Health*, vol. 98, 2008,p. 1215-1220, www.ncbi.nlm.nih.gov/pubmed/18511736.
12. Cf. "Active social life may delay memory loss among US elderly population", *HSPH News*, 29.5.2008, www.hsph.harvard.edu/news/press-releases/active-social-life-delay-memoryloss-us-elderly.html.
13. Carlson, M. C. *et al.*, "Impact of the Baltimore Experience Corps Trial on cortical and hippocampal volumes", *Alzheimer's Dement*, 2015, www.ncbi.nlm.nih.gov/pubmed/25835516.

●6　十分な睡眠をとる
1. Kang, J. E. *et al.*, "Amyloid-beta dynamics are regulated by orexin and the sleep-wake cycle", vol. 326, *Science*, 2009,p. 1005-1007.
2. Xie, L. *et al.*, "Sleep drives metabolite clearance from the adult brain", *Science*, vol. 342, 2013, p. 373-377.
3. Citation extraite de Bernard, E., "Neu entdecktes Kanalsystem : Gehirn reinigt sich im Schlaf", *Spektrum der Wissenschaft*, 2013, www.spektrum.de/news/gehirn-reinigtsich-im-schlaf/1210651.
4. Ooms, S. *et al.*, "Effect of 1 night of total sleep deprivation on cerebrospinal fluid ß-amyloid 42 in healthy middleaged men : a randomized clinical trial", *JAMA Neurol.*, vol. 71, 2014, p. 971-977.
5. Meerlo, P. *et al.*, "New neurons in the adult brain : the role of sleep and consequences of sleep loss", *Sleep Med. Rev.*, vol. 13, 2009, p. 187-194.
6. Joo, E. Y. *et al.*, "Hippocampal substructural vulnerability to sleep disturbance and cognitive impairment in patients with chronic primary insomnia : magnetic resonance imaging morphometry", *Sleep*, vol. 37, 2014, p. 1189-1198.
7. Yaffe, K. *et al.*, "Sleep-disordered breathing, hypoxia, and risk of mild cognitive impairment and dementia in older women", *JAMA*, vol. 306, 2011, p. 613-619 ; Lim, A. S. *et al.*, "Sleep fragmentation and the risk of incident Alzheimer's disease and cognitive decline in older persons", *Sleep*, vol. 36, 2013, p. 1027-1032.
8. Marquié, J.-C. *et al.*, "Chronic effects of shift work on cognition : findings from the VISAT longitudinal study", *Occup. Environ. Med.*, vol. 72, 2015, p. 258-264 ; www.ncbi.nlm.nih.gov/pubmed/25367246.
9. Musiek, E. S. *et al.*, "Sleep, circadian rhythms, and the pathogenesis of Alzheimer's Disease", *Exp. Mol. Med.*, 2015, www.ncbi.nlm.nih.gov/pubmed/25766617.
10. Ju, Y. E. *et al.*, "Sleep and Alzheimer's disease pathology – a bidirectional relationship", *Nat. Rev. Neurol.*, vol. 10, 2014, p. 115-119.
11. Hardeland, R. *et al.*, "Melatonin and brain inflammaging", *Prog. Neurobiol.*, 2015, www.ncbi.nlm.nih.gov/pubmed/25697044.
12. Tranah, G. J. *et al.*, "Circadian activity rhythms and risk of incident dementia and mild cognitive impairment in older women", *Ann. Neurol.*, vol. 70, 2011, p. 722-732.
13. Billioti de Gage, S. *et al.*, "Benzodiazepine use and risk of Alzheimer's disease : case-control study", *BMJ*, 2014, www.ncbi.nlm.nih.gov/pubmed/25208536.
14. Zhong, G. *et al.*, "Association between benzodiazepine use and dementia : a meta-analysis", *PLoS One*, 2015, www.ncbi.nlm.nih.gov/pubmed/26016483.
15. Weber, M., *L'Éthique protestante et l'esprit du capitalism* (traduction de Chavy, J.),

Plon, Paris, 1964, p. 205-236.
16. Naska, A. *et al.*, "Siesta in healthy adults and coronary mortality in the general population", *Arch. Intern. Med.*, vol. 167, 2007, p. 296-301.
17. BBC Medicine, "Lack of sleep may speed ageing process", 1999, news.bbc.co.uk/2/hi/health/481340.stm.
18. Gangwisch, J. E. *et al.*, "Inadequate sleep as a risk factor for obesity : analyses of the NHANES I", *Sleep*, vol. 28, 2005, p. 1289-1296.
19. Baron, K. G. *et al.*, "Exercise to improve sleep in insomnia : exploration of the bidirectional effects", *J. Clin. Sleep Med.*, vol. 9, 2013, p. 819-824 ; Reid, K. J. *et al.*, "Aerobic exercise improves self-reported sleep and quality of life in older adults with insomnia", *Sleep Med.*, vol. 11, 2010, p. 934-940.
20. Petronis, L., "Sex – das alteste Schlafmittel der Welt", 2015, cf. de.lifestyle.yahoo.com/blogs/fit-gesund/sex-%E2%80%93-das-%C3%A4lteste-schlafmittel-der-welt-151122184.html.
21. Chang, A.-M. *et al.*, "Evening use of light-emitting eReaders negatively affects sleep, circadian timing, and nextmorning alertness", *Proc. Natl. Acad. Sci. USA*, vol. 112, 2014, p. 1232-1237.

●7　脳に栄養を与える——脳を構成する要素
1. Muskiet, F. A. *et al.*, "Is docosahexaenoic acid (DHA) essential ? Lessons from DHA status regulation, our ancient diet, epidemiology and randomized controlled trials", *J. Nutr.*, vol. 134, 2004, p. 183-186, www.ncbi.nlm.nih.gov/pubmed/14704315.
2. Villeda, S. A. *et al.*, "The ageing systemic milieu negatively regulates neurogenesis and cognitive function", *Nature*, vol. 477, 2011, p. 90-94, www.ncbi.nlm.nih.gov/pubmed/21886162.
3. Crawford, M. A. et Broadhurst, C. L ., "The role of docosahexaenoic and the marine food web as determinants of evolution and hominid brain development : the challenge for human sustainability", *Nutr. Health*, vol. 21, 2012, p. 17-39, www.ncbi.nlm.nih.gov/pubmed/22544773 ; Marean, C. W. *et al.*, "Early human use of marine resources and pigment in South Africa during the Middle Pleistocene", *Nature*, vol. 449, 2007, p. 905-908, www.ncbi.nlm.nih.gov/pubmed/17943129.
4. Brenna, J. T. *et al.*, "Docosahexaenoic and arachidonic acid concentrations in human breast milk worldwide", *Am.J. Clin. Nutr.*, vol. 85, 2007, p. 1457-1464, www.ncbi.nlm.nih.gov/pubmed/17556680.
5. Lassek, W. D. et Gaulin, S. J., "Linoleic and docosahexaenoic acids in human milk have opposite relationships with cognitive test performance in a sample of 28 countries", *Prostaglandins Leukot. Essent. Fatty Acids*, vol. 91, 2014, p. 195-201, www.ncbi.nlm.nih.gov/pubmed/25172360.
6. Morris, M. C. *et al.*, "Fish consumption and cognitive decline with age in a large community study", *Archives of Neurology*, vol. 62, 2005, p. 1849-1853, www.ncbi.nlm.nih.gov/pubmed/16216930 ; Kalmijn, S. *et al.*, "Dietary intake of fatty acids and fish in relation to cognitive performance at middle age", *Neurology*, vol. 62, 2004, p. 275-280, www.ncbi.nlm.nih.gov/pubmed/14745067.
7. Garcia, P. T. *et al.*, "Beef lipids in relation to animal breed and nutrition in Argentina", *Meat Science*, vol. 79, 2008, p. 500-508, www.ncbi.nlm.nih.gov/pubmed/22062910 ; Daley, C. A. *et al.*, "A review of fatty acid profiles and antioxidant content in grass-fed and grain-fed beef", *Nutr. J.*, 2010, www.ncbi.nlm.nih.gov/pubmed/20219103.

8. Schneider, C. *et al.*, "Autoxidative transformation of chiral omega6 hydroxy linoleic and arachidonic acids to chiral 4-hydroxy-2E-nonenal", *Chem. Res. Toxicol.*, vol. 17, 2004, p. 937-941, www.ncbi.nlm.nih.gov/pubmed/15257619 ; Zárate, J. *et al.*, "A study of the toxic effect of oxidized sunflower oil containing 4-hydroperoxy-2-nonenal and 4-hydroxy-2-nonenal on cortical TrkA receptor expression in rats", *Nutr. Neurosci.*, vol. 12, 2009, p. 249-259, www.ncbi.nlm.nih.gov/pubmed/19925718 ; Gwon, A. R. *et al.*, "Oxidative lipid modification of nicastrin enhances amyloidogenic γ-secretase activity in Alzheimer's disease", *Aging Cell*, vol. 11, 2012, p. 559-568, www.ncbi.nlm.nih.gov/pubmed/22404891.
9. Akhtar, S., Ismail, T. et Riaz, M., "Flaxseed – a miraculous defense against some critical maladies", *Pak. J. Pharm. Sci.*, vol. 26, 2013, p. 199-208, www.ncbi.nlm.nih.gov/pubmed/23261749.
10. Lin, L. *et al.*, "Evidence of health benefits of canola oil", *Nutr. Rev.*, vol. 71, 2013, p. 370-385, www.ncbi.nlm.nih.gov/pubmed/23731447.
11. Nehls, M. *et al.*, "Unified theory of Alzheimer's disease (UTAD)...", art. cité.
12. Sommerfeld, M., "Trans unsaturated fatty acids in natural products and processed foods", *Prog. Lipid. Res.*, vol. 22, 1983, p. 221-233, www.ncbi.nlm.nih.gov/pubmed/6356151 ; Pfalzgraf, A. *et al.*, "Gehalte von trans-Fettsäuren in Lebensmitteln", *Z. Ernährungswiss.*, vol. 33, 1993, p. 24-43.
13. Laake, I. *et al.*, "A prospective study of intake of transfatty acids from ruminant fat, partially hydrogenated vegetable oils, and marine oils and mortality from CVD", *Br. J. Nutr.*, vol. 108, 2012, p. 743-754, www.ncbi.nlm.nih.gov/pubmed/22059639.
14. Gu, Y. *et al.*, "Food combination and Alzheimer's disease risk : a protective diet", *Arch. Neurol.*, vol. 67, 2010, p. 699-706, www.ncbi.nlm.nih.gov/pubmed/20385883.
15. Morris, M. C. *et al.*, "Dietary fats and the risk of incident Alzheimer's disease", *Arch. Neurol.*, vol. 60, 2003, p. 194-200, www.ncbi.nlm.nih.gov/pubmed/12580703.
16. Grimm, M. O. *et al.*, "Trans-fatty acids enhance amyloidogenic processing of the Alzheimer amyloid precursor protein (APP)", *J. Nutr. Biochem.*, vol. 23, 2012, p. 1214-1223, www.ncbi.nlm.nih.gov/pubmed/22209004.

●8　脳に栄養を与える——エネルギーをたっぷり

1. Grillo, C. A. *et al.*, "Insulin-stimulated translocation of GLU T4 to the plasma membrane in rat hippocampus is PI3-kinase dependent", *Brain Res.*, vol. 1296, 2009, p. 35-45, www.ncbi.nlm.nih.gov/pubmed/19679110.
2. Hölscher, C., "Diabetes as a risk factor for Alzheimer's disease : insulin signaling impairment in the brain as an alternative model of Alzheimer's disease", *Biochem. Soc. Trans.*, vol. 39, 2011, p. 891-897, www.ncbi.nlm.nih.gov/pubmed/21787319.
3. Rose, A. J. et Richter E. A., "Skeletal muscle glucose uptake during exercise : how is it regulated ?", *Physiology*, vol. 20, 2005, p. 260-270, www.ncbi.nlm.nih.gov/pubmed/16024514.
4. Piroli, G. G. *et al.*, "Corticosterone impairs insulin-stimulated translocation of GLU T4 in the rat hippocampus", *Neuroendocrinology*, vol. 85, 2007, p. 71-80, www.ncbi.nlm.nih.gov/pubmed/17426391.
5. Lukic, I. K. *et al.*, "The RAGE pathway : activation and perpetuation in the pathogenesis of diabetic neuropathy", *Ann. NY Acad. Sci.*, vol. 1126, 2008, p. 76-80, www.ncbi.nlm.nih.gov/pubmed/18448798.
6. Agrawal, R. et Gomez-Pinilla, F., "≪ Metabolic syndrome ≫ in the brain : deficiency in omega-3 fatty acid exacerbates dysfunctions in insulin receptor signalling and cogni-

tion", *J. Physiol.*, vol. 590, 2012, p. 2485-2499, www.ncbi.nlm.nih.gov/pubmed/22473784.
7. Debette, S. *et al.*, "Visceral fat is associated with lower brain volume in healthy middle-aged adults", *An. Neurol.*, vol. 68, 2010, p. 136-144, www.ncbi.nlm.nih.gov/pubmed/20695006.
8. Beydoun, M. A. *et al.*, "Obesity and central obesity as risk factors for incident dementia and its subtypes : a systematic review and meta-analysis", *Obes. Rev.*, vol. 9, 2008, p. 204-218, www.ncbi.nlm.nih.gov/pubmed/18331422 ; Kivipelto, M. *et al.*, "Risk score for the prediction of dementia risk in 20 years among middle-aged people : a longitudinal, populationbased study", *Lancet Neurol.*, vol. 5, 2006, p. 735-741, www.ncbi.nlm.nih.gov/pubmed/16914401.
9. Wallace, S. K. et Mozaffarian, D., "Trans-fatty acids and nonlipid risk factors", *Curr. Atheroscler. Rep.*, vol. 11, 2009, p. 423-433, www.ncbi.nlm.nih.gov/pubmed/19852883 ; Mozaffarian, D. *et al.*, "Health effects of trans-fatty acids : experimental and observational evidence", *Eur. J. Clin. Nutr.*, vol. 63, suppl. 2, 2009, p. 5-21, www.ncbi.nlm.nih.gov/pubmed/19424218 ; Morris, M. C ., "The role of nutrition in Alzheimer's disease : epidemiological evidence", *Eur. J. Neurol.*, vol. 16, 2009, p. 1-7, www.ncbi.nlm.nih.gov/pubmed/19703213.
10. De Felice, F. G., "Alzheimer's disease and insulin resistance : translating basic science into clinical applications", *J. Clin. Invest.*, vol. 132, 2013, p. 531-539, www.ncbi.nlm.nih.gov/pubmed/23485579 ; Zhao, W. Q. *et al.*, "Amyloid beta oligomers induce impairment of neuronal insulin receptors", *FASEB J.*, vol. 22, 2008, p. 246-260, www.ncbi.nlm.nih.gov/pubmed/17720802 ; Pearson-Leary, J. et McNay, E. C .,"Intrahippocampal administration of amyloid-··(1-42) oligomers acutely impairs spatial working memory, insulin signaling, and hippocampal metabolism", *J. Alzheimer's Dis.*, vol. 30, 2012, p. 413-422, www.ncbi.nlm.nih.gov/pubmed/22430529.
11. Kang, E. B. et Cho, J. Y., "Effects of treadmill exercise on brain insulin signaling and ß-amyloid in intracerebroventricular streptozotocin induced-memory impairment in rats", *J. Exerc. Nutrition Biochem.*, vol. 18, 2014, p. 89-96, www.ncbi.nlm.nih.gov/pubmed/25566443.
12. Freund Levi, Y. *et al.*, "Transfer of omega-3 fatty acids across the blood-brain barrier after dietary supplementation with a docosahexaenoic acid-rich omega-3 fatty acid preparation in patients with Alzheimer's disease : the OmegAD study", *J. Intern. Med.*, vol. 275, 2014, p. 428-436, www.ncbi.nlm.nih.gov/pubmed/24410954.
13. Nehls, M., "Unified theory of Alzheimer's disease (UTAD)...", art. cité ; Newman, J. C. et Verdin, E., "Ketone bodies as signaling metabolites", *Trends Endocrinol. Metab.*, vol. 25, 2014, p. 42-52, www.ncbi.nlm.nih.gov/pubmed/24140022.
14. Berryman, C. E. *et al.*, "Effects of daily almond consumption on cardiometabolic risk and abdominal adiposity in healthy adults with elevated LDL-cholesterol : a randomized controlled trial", *J. Am. Heart Assoc.*, 2015, www.ncbi.nlm.nih.gov/pubmed/25559009.
15. Schuiling, M. et Harries, H. C ., "The coconut palm in East Africa", *Principes*, vol. 38, 1994, p. 4-11.
16. McNamara, D. J., "Palm oil and health : a case of manipulated perception and misuse of science", *J. Am. Coll. Nutr.*, vol. 29, suppl. 3, 2010, p. 240-244, www.ncbi.nlm.nih.gov/pubmed/20823485.
17. Siri-Tarino, P. W. *et al.*, "Meta-analysis of prospective cohort studies evaluating the association of saturated fat with cardiovascular disease", *Am. J. Clin. Nutr.*, vol. 91,

2010, p. 534-546, www.ncbi.nlm.nih.gov/pubmed/20071648 ; Baum, S. J. *et al.*, "Fatty acids in cardiovascular health and disease : a comprehensive update", *J. Clin.Lipidol.*, vol. 6, 2012, p. 216-234, www.ncbi.nlm.nih.gov/pubmed/22658146.
18. Newport, M., *Maladie d'Alzheimer – et s'il existait un traitement ?*, trad. Laurence Le Charpentier, éd. Josette Lyon, Paris, 2014.
19. *Ibid.*, p. 15.

●9　脳に栄養を与える――保護成分となるもの

1. Kruman, I. I. *et al.*, "Folate deficiency inhibits proliferation of adult hippocampal progenitors", *Neuroreport*, vol. 16,2005, p. 1055-1059 ; Zhao, N. *et al.*, "Impaired hippocampal neurogenesis is involved in cognitive dysfunction induced by thiamine deficiency at early pre-pathological lesion stage", *Neurobiol. Dis.*, vol. 29, 2008, p. 176-185.
2. Orlich, M. J. *et al.*, "Vegetarian dietary patterns and mortality in Adventist Health Study 2", *JAMA Intern. Med.*, vol. 173, 2013, p. 1230-1238, www.ncbi.nlm.nih.gov/pubmed/23836264.
3. Zylberstein, D. E. *et al.*, "Midlife homocysteine and late-life dementia in women. A prospective population study", *Neurobiol. Aging*, vol. 32, 2011, p. 380-386, www.ncbi.nlm.nih.gov/pubmed/19342123.
4. Hooshmand, B. *et al.*, "Plasma homocysteine, Alzheimer and cerebrovascular pathology : a population-based autopsy study", *Brain*, vol. 136, 2013, p. 2707-2716 www.ncbi.nlm.nih.gov/pubmed/23983028.
5. Shin, J. Y. *et al.*, "Elevated homocysteine by levodopa is detrimental to neurogenesis in parkinsonian model", *PLoS One*, 2012, www.ncbi.nlm.nih.gov/pubmed/23209759.
6. Smith, A. D. *et al.*, "Homocysteine-lowering by B vitamins slows the rate of accelerated brain atrophy in mild cognitive impairment : a randomized controlled trial", *PLoS One*, 2010, www.ncbi.nlm.nih.gov/pubmed/20838622.
7. Cardoso, B. R. *et al.*, "Importance and management of micronutrient deficiencies in patients with Alzheimer's disease", *Clin. Interv. Aging*, 2013, www.ncbi.nlm.nih.gov/pubmed/23696698.
8. Conner, T. S. *et al.*, "Optimal serum selenium concentrations are associated with lower depressive symptoms and negative mood among young adults", *J. Nutr.*, vol. 145, 2015, p. 59-65, www.ncbi.nlm.nih.gov/pubmed/25378685.
9. Santos, J. R. *et al.*, "Nutritional status, oxidative stress and dementia : the role of selenium in Alzheimer's disease", *Front. Aging Neurosci.*, 2014, www.ncbi.nlm.nih.gov/pubmed/25221506.
10. Rayman, M. P., "The importance of selenium to human health", *The Lancet*, vol. 356, 2000, p. 233-241, www.ncbi.nlm.nih.gov/pubmed/10963212.
11. Szewczyk, B. *et al.*, "The role of zinc in neurodegenerative inflammatory pathways in depression", *Prog. Neuropsychopharmacol. Biol. Psychiatry*, vol. 35, 2011, p. 693-701, www.ncbi.nlm.nih.gov/pubmed/20156515.
12. Brewer, G. J., "Alzheimer's disease causation by copper toxicity and treatment with zinc", *Front. Aging Neurosci.*, 2014, www.ncbi.nlm.nih.gov/pubmed/24860501.
13. Ishii, N. *et al.*, "Low risk of male suicide and lithium in drinking water", *J. Clin. Psychiatry*, vol. 76, 2015, p. 319-326, www.ncbi.nlm.nih.gov/pubmed/25700119 ; Zarse, K. *et al.*, "Low-dose lithium uptake promotes longevity in humans and metazoans", *Eur. J. Nutr.*, vol. 50, 2011, p. 387-389, www.ncbi.nlm.nih.gov/pubmed/21301855 ; Terao, T., "Is lithium potentially a trace element ?", *World J. Psychiatry*, vol. 5, 2015, p. 1-3, www.ncbi.nlm.

nih.gov/pubmed/25815250.
14. Fiorentini, A. *et al.*, "Lithium improves hippocampal neurogenesis, neuropathology and cognitive functions in APP mutant mice", *PLoS One*, 2010, www.ncbi.nlm.nih.gov/pubmed/21187954.
15. Nunes, M. A. *et al.*, "Microdose lithium treatment stabilized cognitive impairment in patients with Alzheimer's disease", *Curr. Alzheimer Res.*, vol. 10, 2013, p. 104-107, www.ncbi.nlm.nih.gov/pubmed/22746245.
16. Giunta, B. *et al.*, "Inflammaging as a prodrome to Alzheimer's disease", *J. Neuroinflammation*, 2008, www.ncbi.nlm.nih.gov/pubmed/19014446.
17. Mandel, S. A. *et al.*, "Molecular mechanisms of the neuroprotective/neurorescue action of multi-target green tea polyphenols", *Front. Biosci.*, vol. 4, 2012, p. 581-598.
18. Rezai-Zadeh, K. *et al.*, "Green tea epigallocatechin-3-gallate (EGCG) reduces beta-amyloid mediated cognitive impairment and modulates tau pathology in Alzheimer transgenic mice", *Brain Res.*, vol. 1214, 2008, p. 177-187, www.ncbi.nlm.nih.gov/pubmed/18457818.
19. Hyung, S. J. *et al.*, "Insights into antiamyloidogenic properties of the green tea extract (-)-epigallocatechin-3-gallate toward metal-associated amyloid-ßspecies", *Proc. Natl. Acad. Sci. USA*, vol. 110, 2013, p. 3743-3748, www.ncbi.nlm.nih.gov/pubmed/23426629.
20. Walker, J. M. *et al.*, "Beneficial effects of dietary EGCG and voluntary exercise on behavior in an Alzheimer's disease mouse model", *J. Alzheimer's Dis.*, vol. 44, 2015, p. 561-572, www.ncbi.nlm.nih.gov/pubmed/25318545.
21. Cf. www.test.de/Gruener-Tee-Pestizide-in-japanischem-Tee-1390145-2390145/(29 juin 2006).
22. Hofrichter, J. *et al.*, "Reduced Alzheimer's disease pathology by St. John's Wort treatment is independent of hyperforin and facilitated by ABCC1 and microglia activation in mice", *Curr. Alzheimer Res.*, vol. 10, 2013, p. 1057-1069, www.ncbi.nlm.nih.gov/pubmed/24156265.
23. Grelle, G. *et al*, "Black tea theaflavins inhibit formation of toxic amyloid-β and α -synuclein fibrils", *Biochemistry*, vol. 50, 2011, p. 10624-10636, www.ncbi.nlm.nih.gov/pubmed/22054421.
24. Cf.mlr.baden-wuerttemberg.de/de/unser-service/presse-und-oeffentlichkeitsarbeit/pressemitteilung/pid/biohaelt-was-es-verspricht (24 juin 2013) ; Barański, M. *et al.*, "Higher antioxidant and lower cadmium concentrations and lower incidence of pesticide residues in organically grown crops : a systematic literature review and meta-analyses", *Br. J. Nutr.*, vol. 112, 2014, p. 794-811, www.ncbi.nlm.nih.gov/pubmed/24968103.
25. Ma, Q. L. *et al.*, "Beta-amyloid oligomers induce phosphorylation of tau and inactivation of insulin receptor substrate via c-Jun N-terminal kinase signaling : suppression by omega-3 fatty acids and curcumin", *J. Neurosci.*, vol. 29, 2009, p. 9078-9089 ; Cole, G. M. *et al.*, "Prevention of Alzheimer's disease : omega-3 fatty acid and phenolic anti-oxidant interventions", *Neurobiol. Aging*, vol. 26, suppl. 1, 2005, p. 133-136.
26. Shoba, G. *et al.*, "Influence of piperine on the pharmacokinetics of curcumin in animals and human volunteers", *Planta Med.*, vol. 64, 1998, p. 353-356, www.ncbi.nlm.nih.gov/pubmed/9619120.
27. Jiang, X. *et al.*, "Capsaicin ameliorates stress-induced Alzheimer's disease-like pathological and cognitive impairments in rats", *J. Alzheimer's Dis.*, vol. 35, 2013, p. 91-105, www.ncbi.nlm.nih.gov/pubmed/23340038.

28. Ganguli, M. *et al.*, "Alcohol consumption and cognitive function in late life : a longitudinal community study", *Neurology*, vol. 65, 2005, p. 1210-1217.
29. Stampfer, M. J. *et al.*, "Effects of moderate alcohol consumption on cognitive function in women", *New England Journal of Medicine*, vol. 352, 2005, p. 245-253, www.ncbi.nlm.nih.gov/pubmed/15659724.
30. Van Gelder, B. M. *et al.*, "Coffee consumption is inversely associated with cognitive decline in elderly European men : the FINE study", *European Journal of Clinical Nutrition*, vol. 61, 2007, p. 226-232.
31. Laurent, C. *et al.*, "Beneficial effects of caffeine in a transgenic model of Alzheimer's disease-like tau pathology", *Neurobiology of Aging*, vol. 35, 2014, p. 2079-2090 ; Arendash, G. W. *et al.*, "Caffeine protects Alzheimer's mice againstcognitive impairment and reduces brain beta-amyloid production", *Neuroscience*, vol. 142, 2006, p. 941-952.
32. Mostofsky, E. *et al.*, "Habitual coffee consumption and risk of heart failure : a dose-response meta-analysis", *Circulation : Heart Failure*, vol. 5, 2012, p. 401-405.
33. Palatini, P. *et al.*, "CYP1A2 genotype modifies the association between coffee intake and the risk of hypertension", *J. Hypertens.*, vol. 27, 2009, p. 1594-1601.

●10　脳に栄養を与える——コレステロール神話とさようなら

1. Engelhart, M. J. *et al.*, "Diet and risk of dementia : Does fat matter ? The Rotterdam Study", *Neurology*, vol. 59, 2002, p. 1915-1921 ; Tan, Z. S. *et al.*, "Plasma total cholesterol level as a risk factor for Alzheimer's disease : the Framingham Study", *Arch. Intern. Med.*, vol. 163, 2003, p. 1053-1057.
2. Ostlund, R. E., Jr, *et al.*, "Inhibition of cholesterol absorption by phytosterol-replete wheat germ compared with phytosterol-depleted wheat germ", *Am. J. Clin. Nutr.*, vol. 77, 2003, p. 1385-1389.
3. Reitz, C. *et al.*, "Association of higher levels of high-density lipoprotein cholesterol in elderly individuals and lower risk of late-onset Alzheimer's disease", *Arch. Neurol.*, vol. 67, 2010, p. 1491-1497.
4. Jones, P. J., "Regulation of cholesterol biosynthesis by diet in humans", *Am. J. Clin. Nutr.*, vol. 66, 1997, p. 438-446.
5. Felton, C. V. *et al.*, "Dietary polyunsaturated fatty acids and composition of human aortic plaques", *Lancet*, vol. 344, 1994, p. 1195-1196.
6. Ramsden, C. E. *et al.*, "Re-evaluation of the traditional diet-heart hypothesis : analysis of recovered data from Minnesota Coronary Experiment (1968-1973)", *BMJ*, 2016, www.ncbi.nlm.nih.gov/pubmed/27071971.
7. Hodgson, J. M. *et al.*, "Can linoleic acid contribute to coronary artery disease ?", *Am. J. Clin. Nutr.*, vol. 58, 1993, p. 228-234.
8. Mollace, V. *et al.*, "Hypolipemic and hypoglycaemic activity of bergamot polyphenols : from animal models to human studies", *Fitoterapia*, vol. 82, 2011, p. 303-316, www.ncbi.nlm.nih.gov/pubmed/21056640.
9. Gliozzi, M. *et al.*, "Bergamot polyphenolic fraction enhances rosuvastatin-induced effect on LDL-cholesterol, LOX-1 expression and protein kinase B phosphorylation in patients with hyperlipidemia", *Int. J. Cardiol.*, vol. 170, 2013, p. 140-145, www.ncbi.nlm.nih.gov/pubmed/24239156.
10. "Gesundheitsvertragliche Zusatzstoffe", www.umweltjournal.de/KAT-nachrichten/kat32gesundheit3.php, 6.11.2011.
11. Ma, Y. *et al.*, "Association between carbohydrate intake and serum lipids", *J. Am. Coll.*

Nutr., vol. 25, 2006, p. 155-163.
12. Weingärtner, O., "Margarine : Cholesterin gesenkt – Infarkt verhindert ?", *Deutsche Herzstiftung*, 2010, www. herzstiftung.de/pdf/zeitschriften/HH3_10_Margarine.pdf.

●11 小休止——副作用を楽しむ

1. Debette, S. *et al.*, "Visceral fat is associated with lower brain volume in healthy middle-aged adults", *Ann. Neurol.*, vol. 68, 2010, p. 136-144.
2. Vanhanen, M. *et al.*, "Association of metabolic syndrome with Alzheimer's disease : a population-based study", *Neurology*, vol. 67, 2006, p. 843-847.
3. Hassing, L. B. *et al.*, "Overweight in midlife and risk of dementia : a 40-year follow-up study", *Int. J. Obes.*, vol. 33, 2009, p. 893-898 ; Xu, W. L. *et al.*, "Midlife overweight and obesity increase late-life dementia risk: a population-based twin study", *Neurology*, vol. 76, 2011, p. 1568-1574.
4. Fawver, J. N. *et al.*, "Amyloid-ß metabolite sensing : biochemical linking of glycation modification and misfolding", *J. Alzheimer's Dis.*, vol. 30, 2012, p. 63-73.
5. Cao, D. *et al.*, "Intake of sucrose-sweetened water induces insulin resistance and exacerbates memory deficits and amyloidosis in a transgenic mouse model of Alzheimer's disease", *J. Biol. Chem.*, vol. 282, 2007, p. 36275-36282.
6. Kivipelto, M. *et al.*, "Risk score for the prediction of dementia risk in 20 years among middle aged people : a longitudinal, population-based study", art. cité.
7. Hughes, T. M. *et al.*, "Review of ≪ the potential role of arterial stiffness in the pathogenesis of Alzheimer's disease ≫", *Neurodegener. Dis. Manag.*, vol. 5, 2015, p. 121-135, www.ncbi.nlm.nih.gov/pubmed/25894876.
8. Liu, H. *et al.*, "Optimal blood pressure for cognitive function : findings from an elderly African-American cohort study", *J. Am. Geriatr. Soc.*, vol. 61, 2013, p. 875-881, www.ncbi.nlm.nih.gov/pubmed/23647314.
9. Szewieczek, J. *et al.*, "Mildly elevated blood pressure is a marker for better health status in Polish centenarians", *Age*, 2015, www.ncbi.nlm.nih.gov/pubmed/25637333.
10. Skoog, I. *et al.*, "15-year longitudinal study of blood pressure and dementia", *Lancet*, vol. 347, 1996, p. 1141-1145.

●12 愛撫のための時間をつくる

1. Nagasawa, M. *et al.*, "Social evolution. Oxytocin-gaze positive loop and the coevolution of human-dog bonds", *Science*, vol. 348, 2015, p. 333-336, www.ncbi.nlm.nih.gov/pubmed/25883356.
2. Nagasawa, M. *et al.*, "Dog's gaze at its owner increases owner's urinary oxytocin during social interaction", *Horm. Behav.*, vol. 55, 2009, p. 434-441, www.ncbi.nlm.nih.gov/pubmed/19124024.
3. Torner, L. *et al.*, "Prolactin prevents chronic stressinduced decrease of adult hippocampal neurogenesis and promotes neuronal fate", *J. Neurosci.*, vol. 29, 2009, p. 1823-1833.
4. "Senioren ist Kuscheln wichtiger als Sex", communique de presse de l'université de Rostock, 6.1.2015, www.uni-rostock.de/detailseite/news-artikel/senioren-ist-kuscheln-wichtiger-als-sex.
5. Müller, B. *et al.*, "Sexuality and affection among elderly German men and women in long-term relationships : results of a prospective population-based study", *PLoS One*, 2014, www.ncbi.nlm.nih.gov/pubmed/25369193.
6. Pike, C. J. *et al.*, "Protective actions of sex steroid hormones in Alzheimer's disease",

Front. Neuroendocrinol., vol. 30, 2009, p. 239-258, www.ncbi.nlm.nih.gov/pubmed/19427328.
7. Chan, M. *et al.*, "Effects of chronic oestradiol, progesterone and medroxyprogesterone acetate on hippocampal neurogenesis and adrenal mass in adult female rats", *J. Neuroendocrinol.*, vol. 26, 2014, p. 386-399, www.ncbi.nlm.nih.gov/pubmed/24750490 ; Spritzer, M. D. *et al.*, "Testosterone and social isolation influence adult neurogenesis in the dentate gyrus of male rats", *Neuroscience*, vol. 195, 2011, p. 180-190, www.ncbi.nlm.nih.gov/pubmed/21875652.
8. Saaltink, D. J. et Vreugdenhil, E., "Stress, glucocorticoid receptors, and adult neurogenesis : a balance between excitation and inhibition ?", *Cell. Mol. Life Sci.*, vol. 71, 2014, p. 2499-2515, www.ncbi.nlm.nih.gov/pubmed/24522255.
9. Letenneur, L. *et al.*, "Are sex and educational level independent predictors of dementia and Alzheimer's disease ? Incidence data from the PAQUID project", *J. Neurol. Neurosurg. Psychiatry*, vol. 66, 1999, p. 177-183, www.ncbi.nlm.nih.gov/pubmed/10071096.
10. Norton, M. C. *et al.*, "Greater risk of dementia when spouse has dementia ? The Cache County study", art. cité.
11. Soni, M. *et al.*, "Phytoestrogens and cognitive function : a review", *Maturitas*, vol. 77, 2014, p. 209-220, www.ncbi.nlm.nih.gov/pubmed/24486046.
12. Shumaker, S. A. *et al.*, "Estrogen plus progestin and the incidence of dementia and mild cognitive impairment in postmenopausal women : the Women's Health Initiative Memory Study : a randomized controlled trial", *JAMA*, vol. 289, 2003, p. 2651-2662, www.ncbi.nlm.nih.gov/pubmed/12771112.
13. Whitmer, R. A. *et al.*, "Timing of hormone therapy and dementia : the critical window theory revisited", *Ann. Neurol.*, vol. 69, 2011, p. 163-169, www.ncbi.nlm.nih.gov/pubmed/21280086.
14. Vest, R. S. et Pike C. J., "Gender, sex steroid hormones, and Alzheimer's disease", *Horm. Behav.*, vol. 63, 2013, p. 301-307, www.ncbi.nlm.nih.gov/pubmed/22554955.
15. Carroll, J. C. *et al.*, "Continuous and cyclic progesterone differentially interact with estradiol in the regulation of Alzheimer-like pathology in female 3xTransgenic-Alzheimer's disease mice", *Endocrinology*, vol. 151, 2010, p. 2713-2722, www.ncbi.nlm.nih.gov/pubmed/20410196.
16. Davey, D. A., "Update : estrogen and estrogen plus progestin therapy in the care of women at and after the menopause", *Women's Health*, vol. 8, 2012, p. 169-189, www.ncbi.nlm.nih.gov/pubmed/22375720.
17. Crimmins, E. M. et Beltrán-Sánchez, H., "Mortality and morbidity trends : is there compression of morbidity ?", art. cité.
18. Nehls, M., *Die Alzheimer-Lüge : Die Wahrheit uber eine vermeidbare Krankheit*, Heyne, 2014, p. 366-371.
19. Pike, C. J. *et al.*, "Protective actions of sex steroid hormones in Alzheimer's disease", art. cité.
20. Moffat, S. D . *et al.*, "Free testosterone and risk for Alzheimer's disease in older men", *Neurology*, vol. 62, 2004, p. 188-193, www.ncbi.nlm.nih.gov/pubmed/14745052.
21. Okamoto, M. *et al.*, "Mild exercise increases dihydrotestosterone in hippocampus providing evidence for androgenic mediation of neurogenesis", *Proc. Natl. Acad. Sci. USA*, vol. 109, 2012, p. 13100-13105, www.ncbi.nlm.nih.gov/pubmed/22807478.

●13　感染症とさようなら

1. Cunningham, C. et Hennessy, E., "Co-morbidity and systemic inflammation as drivers of cognitive decline : new experimental models adopting a broader paradigm in dementia research", *Alzheimer's Res. Ther.*, 2015, www.ncbi.nlm.nih.gov/pubmed/25802557.
2. Kapila, A. K. *et al.*, "The impact of surgery and anesthesia on post-operative cognitive decline and Alzheimer's disease development : biomarkers and preventive strategies", *J. Alzheimer's Dis.*, vol. 41, 2014, p. 1-13, www.ncbi.nlm.nih.gov/pubmed/24577482.
3. Wu, Z. et Nakanishi, H., "Connection between periodontitis and Alzheimer's disease : possible roles of microglia and leptomeningeal cells", *J. Pharmacol. Sci.*, vol. 126, 2014, p. 8-13, www.ncbi.nlm.nih.gov/pubmed/25168594.
4. Montagne, A. *et al.*, "Blood-brain barrier breakdown in the aging human hippocampus", *Neuron.*, vol. 85, 2015, p. 296-302, www.ncbi.nlm.nih.gov/pubmed/25611508.
5. Qosa, H. *et al.*, "Mixed oligomers and monomeric amyloid-ß disrupts endothelial cells integrity and reduces monomeric amyloid-ß transport across hCMEC/D3 cell line as an in vitro blood-brain barrier model", *Biochim. Biophys. Acta*, vol. 1842, 2014, p. 1806-1815, www.ncbi.nlm.nih.gov/pubmed/24997450.
6. Kamer, A. R. *et al.*, "Periodontal disease associates with higher brain amyloid load in normal elderly", *Neurobiol. Aging*, vol. 36, 2015, p. 627-633, www.ncbi.nlm.nih.gov/pubmed/25491073.
7. Miklossy, J., "Alzheimer's disease – a neurospirochetosis. Analysis of the evidence following Koch's and Hill's criteria", *J. Neuroinflammation*, 2011, www.ncbi.nlm.nih.gov/pubmed/21816039.
8. Miklossy, J., "Emerging roles of pathogens in Alzheimer disease", *Expert. Rev. Mol. Med.*, 2011, www.ncbi.nlm.nih.gov/pubmed/21933454.
9. Roubaud-Baudron, C. *et al.*, "Impact of chronic *Helicobacter pylori* infection on Alzheimer's disease : preliminary results", *Neurobiol. Aging*, 2012, www.ncbi.nlm.nih.gov/pubmed/22133280.
10. Chang, Y. P. *et al.*, "Eradication of *Helicobacter pylori* is associated with the progression of dementia : a populationbased study", *Gastroenterol. Res. Pract.*, 2013, www.ncbi.nlm.nih.gov/pubmed/24371435.
11. Lurie, Y. *et al.*, "Celiac disease diagnosed in the elderly", *J. Clin. Gastroenterol.*, vol. 42, 2008, p. 59-61, www.ncbi.nlm.nih.gov/pubmed/18097291.
12. Erny, D. *et al.*, "Host microbiota constantly control maturation and function of microglia in the CNS", *Nat. Neurosci.*, vol. 18, 2015, p. 965-977, www.ncbi.nlm.nih.gov/pubmed/26030851.
13. Hill, J. M. et Lukiw, W. J., "Microbial-generated amyloids and Alzheimer's disease (AD)", *Front. Aging Neurosci.*, 2015, www.ncbi.nlm.nih.gov/pubmed/25713531.
14. Zhao, Y., Dua, P. et Lukiw, W. J., "Microbial sources of amyloid and relevance to amyloidogenesis and Alzheimer's disease (AD)", *J. Alzheimer's Dis. Parkinsonism.*, vol. 5, 2015, p. 177, www.ncbi.nlm.nih.gov/pubmed/25977840.
15. Hill, J. M. *et al.*, "The gastrointestinal tract microbiome and potential link to Alzheimer's disease", *Front. Neurol.*, 2014, www.ncbi.nlm.nih.gov/pubmed/24772103.
16. Pal, S. et Radavelli-Bagatini, S., "Effects of psyllium on metabolic syndrome risk factors", *Obes. Rev.*, vol. 13, 2012, p. 1034-1047, www.ncbi.nlm.nih.gov/pubmed/22863407.

●14　解毒する（デトックス）

1. Cf. www.senat.fr/rap/l00-261/l00-261_mono.html#toc454.
2. Whittington, R. A. *et al.*, "Anesthesia and tau pathology", *Prog. Neuropsychopharmacol. Biol. Psychiatry*, vol. 47, 2013, p. 147-155, www.ncbi.nlm.nih.gov/pubmed/23535147 ; Chen, P. L. *et al.*, "Risk of dementia after anaesthesia and surgery", *Br. J. Psychiatry*, vol. 204, 2014, p. 188-193, www.ncbi.nlm.nih.gov/pubmed/23887997.
3. Pereira Dias, G. *et al.*, "Consequences of cancer treatments on adult hippocampal neurogenesis : implications for cognitive function and depressive symptoms", *Neuro. Oncol.*, vol. 16, 2014, p. 476-492, www.ncbi.nlm.nih.gov/pubmed/24470543.
4. Harley, K. G. *et al.*, "Prenatal and early childhood bisphenol A concentrations and behavior in school-aged children", *Environ. Res.*, vol. 126, 2013, p. 43-50, www.ncbi.nlm.nih.gov/pubmed/23870093.
5. Kim, M. E. *et al.*, "Exposure to bisphenol A appears to impair hippocampal neurogenesis and spatial learning and memory", *Food Chem. Toxicol.*, vol. 49, 2011, p. 3383-3389, www.ncbi.nlm.nih.gov/pubmed/21959526.
6. Eladak, S. *et al.*, "A new chapter in the bisphenol A story : bisphenol S and bisphenol F are not safe alternatives to this compound", *Fertil. Steril.*, vol. 103, 2015, p. 11-21, www.ncbi.nlm.nih.gov/pubmed/25475787.
7. Kinch, C. D. *et al.*, "Low-dose exposure to bisphenol A and replacement bisphenol S induces precocious hypothalamic neurogenesis in embryonic zebrafish", *Proc. Natl. Acad. Sci. USA*, vol. 112, 2015, p. 1475-1480, www.ncbi.nlm.nih.gov/pubmed/25583509.
8. Zhong, G. *et al.*, "Smoking is associated with an increased risk of dementia : a meta-analysis of prospective cohort studies with investigation of potential effect modifiers", *PLoS One*, 2015, www.ncbi.nlm.nih.gov/pubmed/25763939.
9. Reitz, C. *et al.*, "Relation between smoking and risk of dementia and Alzheimer's disease : the Rotterdam Study", *Neurology*, vol. 69, 2007, p. 998-1005, www.ncbi.nlm.nih.gov/pubmed/17785668.
10. Bruijnzeel, A. W. *et al.*, "Tobacco smoke diminishes neurogenesis and promotes gliogenesis in the dentate gyrus of adolescent rats", *Brain Res.*, vol. 1413, 2011, p. 32-42, www.ncbi.nlm.nih.gov/pubmed/21840504.
11. Singh, B. *et al.*, "A prospective study of chronic obstructive pulmonary disease and the risk for mild cognitive impairment", *JAMA Neurol.*, vol. 71, 2014, p. 581-588, www.ncbi.nlm.nih.gov/pubmed/24637951.
12. "Rauchen erhöht das Risiko für Demenz und Alzheimer", *Lungenärzte im Netz*, 11.9.2007, www.lungenaerzte-im-netz.de/news-archiv/meldung/article/rauchenerhoeht-das-risiko-fuer-demenz-und-alzheimer/.
13. Zhang, L. *et al.*, "Cigarette smoking and nocturnal sleep architecture", *Am. J. Epidemiol.*, vol. 164, 2006, p. 529-537, www.ncbi.nlm.nih.gov/pubmed/16829553.
14. De la Monte, S. M. et Tong, M., "Mechanisms of nitrosamine-mediated neurodegeneration : potential relevance to sporadic Alzheimer's disease", *J. Alzheimer's Dis.*, vol. 17, 2009, p. 817-825, www.ncbi.nlm.nih.gov/pubmed/19542621.
15. De la Monte, S. M. *et al.*, "Epidemiological trends strongly suggest exposures as etiologic agents in the pathogenesis of sporadic Alzheimer's disease, diabetes mellitus, and non-alcoholic steatohepatitis", *J. Alzheimer's Dis.*, vol. 17, 2009, p. 519-529, www.ncbi.nlm.nih.gov/pubmed/19363256.
16. Mutter, J. *et al.*, "Does inorganic mercury play a role in Alzheimer's disease ? A systematic review and an integrated molecular mechanism", *J. Alzheimer's Dis.*, vol. 22,

2010, p. 357-374, www.ncbi.nlm.nih.gov/pubmed/20847438.
17. Falluel-Morel, A. *et al.*, “Developmental mercury exposure elicits acute hippocampal cell death, reductions in neurogenesis, and severe learning deficits during puberty”, *J. Neurochem.*, vol. 103, 2007, p. 1968-1981, www.ncbi.nlm.nih.gov/pubmed/17760861.
18. De Sole, P. *et al.*, “Possible relationship between Al/ferritin complex and Alzheimer's disease”, *Clin. Biochem.*, vol. 46, 2013, p. 89-93, www.ncbi.nlm.nih.gov/pubmed/23103708.
19. Walton, J. R., “Chronic aluminum intake causes Alzheimer's disease : applying Sir Austin Bradford Hill's causality criteria”, *J. Alzheimer's Dis.*, vol. 40, 2014, p. 765-838, www.ncbi.nlm.nih.gov/pubmed/24577474.
20. Kawahara, M. et Kato-Negishi, M., “Link between aluminum and the pathogenesis of Alzheimer's Disease : the integration of the aluminum and amyloid cascade hypotheses”, *Int. J. Alzheimer's Dis.*, 2011, www.ncbi.nlm.nih.gov/pubmed/21423554.
21. Cf. www.verbraucherzentrale-bayern.de/aluminium-inlaugengebaeck---keine-besserung-in-sicht-, 5.12.2014.
22. Hossain, M. M. *et al.*, “Hippocampal ER stress and learning deficits following repeated pyrethroid exposure”, *Toxicol. Sci.*, vol. 143, 2015, p. 220-228, www.ncbi.nlm.nih.gov/pubmed/25359175.
23. Mishra, D. *et al.*, “Prenatal carbofuran exposure inhibits hippocampal neurogenesis and causes learning and memory deficits in offspring”, *Toxicol. Sci.*, vol. 127, 2012, p. 84-100, www.ncbi.nlm.nih.gov/pubmed/22240977.
24. Tanimura, A. *et al.*, “Prenatal phencyclidine exposure alters hippocampal cell proliferation in offspring rats”, *Synapse*, vol. 63, 2009, p. 729-736, www.ncbi.nlm.nih.gov/pubmed/19425051.
25. Morris, S. A. *et al.*, “Alcohol inhibition of neurogenesis : a mechanism of hippocampal neurodegeneration in an adolescent alcohol abuse model”, *Hippocampus*, vol. 20, 2010, p. 596-607, www.ncbi.nlm.nih.gov/pubmed/19554644.
26. Taffe, M. A. *et al.*, “Long-lasting reduction in hippocampal neurogenesis by alcohol consumption in adolescent nonhuman primates”, *Proc. Natl. Acad. Sci. USA*, vol. 107, 2010, p. 11104-11109 ; McClain, J. A. *et al.*, “Adolescent binge alcohol exposure alters hippocampal progenitor cell proliferation in rats : effects on cell cycle kinetics”, *J. Comp. Neurol.*, vol. 519, 2011, p. 2697-2710.
27. Rusanen, M. *et al.*, “Heavy smoking in midlife and longterm risk of Alzheimer's disease and vascular dementia”, *Arch. Intern. Med.*, vol. 171, 2011, p. 333-339 ; Harwood, D. G. *et al.*, “The effect of alcohol and tobacco consumption, and apolipoprotein E genotype, on the age of onset in Alzheimer's disease”, *Int. J. Geriatr. Psychiatry*, vol. 25, 2010, p. 511-518.
28. Sears, M. E., “Chelation : harnessing and enhancing heavy metal detoxification – a review”, *Scientific World Journal*, 2013, www.ncbi.nlm.nih.gov/pubmed/23690738.
29. Zhai, Q. *et al.*, “Dietary strategies for the treatment of cadmium and lead toxicity”, *Nutrients*, vol. 7, 2015, p. 552-571, www.ncbi.nlm.nih.gov/pubmed/25594439.
30. Uchikawa, T. *et al.*, “Enhanced elimination of tissue methylmercury in *Parachlorella beijerinckii*-fed mice”, *J. Toxicol. Sci.*, vol. 36, 2011, p. 121-126, www.ncbi.nlm.nih.gov/pubmed/21297350 ; Simsek, N. *et al.*, “Spirulina platensis feeding inhibited the anemia- and leucopenia-induced lead and cadmium in rats”, *J. Hazard. Mater.*, vol. 164, 2008, p. 1304-1309, www.ncbi.nlm.nih.gov/pubmed/18976856.
31. Gorąca, A. *et al.*, “Lipoic acid – biological activity and therapeutic potential”, *Pharma-*

col. Rep., vol. 63, 2011, p. 849-858, www.ncbi.nlm.nih.gov/pubmed/22001972.
32. Rooney, J. P., "The role of thiols, dithiols, nutritional factors and interacting ligands in the toxicology of mercury", *Toxicology*, vol. 234, 2007, p. 145-156, www.ncbi.nlm.nih.gov/pubmed/17408840.
33. Flora, S. J., "Structural, chemical and biological aspects of antioxidants for strategies against metal and metalloid exposure", *Oxid. Med. Cell. Longev.*, vol. 2, 2009, p. 191-206, www.ncbi.nlm.nih.gov/pubmed/20716905.
34. Bush, A. I ., "Metal complexing agents as therapies for Alzheimer's disease", *Neurobiol. Aging*, vol. 23, 2002, p. 1031-1038, www.ncbi.nlm.nih.gov/pubmed/12470799.
35. Zhang, C. *et al.*, "Extremely low-frequency magnetic exposure appears to have no effect on pathogenesis of Alzheimer's disease in aluminum-overloaded rat", *PLoS One*, 2013, www.ncbi.nlm.nih.gov/pubmed/23951088.
36. Jiang, D. P. *et al.*, "Electromagnetic pulse exposure induces overexpression of beta-amyloid protein in rats", *Arch. Med. Res.*, vol. 44, 2013, p. 178-184, www.ncbi.nlm.nih.gov/pubmed/23523687.
37. Arendash, G. W. *et al.*, "Electromagnetic treatment to old Alzheimer's mice reverses ß-amyloid deposition, modifies cerebral blood flow, and provides selected cognitive benefit", *PLoS One*, 2012, www.ncbi.nlm.nih.gov/pubmed/22558216 ; Banaceur, S. *et al.*, "Whole body exposure to 2.4 GHz WIFI signals : effects on cognitive impairment in adult triple transgenic mouse models of Alzheimer's disease (3xTg-AD)", *Behav. Brain Res.*, vol. 240, 2013, p. 197-201, www.ncbi.nlm.nih.gov/pubmed/23195115.
38. Arendash, G. W., "Transcranial electromagnetic treatment against Alzheimer's disease : why it has the potential to trump Alzheimer's disease drug development", *J. Alzheimer's Dis.*, vol. 32, 2012, p. 243-266, www.ncbi.nlm.nih.gov/pubmed/22810103 ; Mortazavi, S. A. *et al.*, "Looking at the other side of the coin : the search for possible biopositive cognitive effects of the exposure to 900 MHz GSM mobile phone radiofrequency radiation", *J. Environ. Health Sci. Eng.*, 2014, www.ncbi.nlm.nih.gov/pubmed/24843789.

第３部　集中治療とその効果

●１　抗アルツハイマーにシステム治療を

1. Nehls, M., "Unified theory of Alzheimer's disease (UTAD)...", art. cité.
2. そうした医師を見つけるのは簡単ではないかもしれない。第４部の「どのようにして専門医を見つけるか」で探しかたを説明する（p290）。
3. Constitution de l'Organisation mondiale de la santé, édition d'octobre 2006, www.who.int/governance/eb/who_constitution_fr.pdf.
4. Bredesen, D. E. *et al.*, "Reversal of cognitive decline in Alzheimer's disease.", art. cité.
5. Young, S. N., "How to increase serotonin in the human brain without drug", *J. Psychiatry Neurosci.*, vol. 32, 2007, p. 394-399 ; Dominick, F. *et al.*, "Evidenz von aktiver Trainingstherapie bei depressiven Störungen", *Physioscience*, vol. 176, 2010, p. 143-152 ; Babyak, M. *et al.*, "Exercise treatment for major depression : maintenance of therapeutic benefit at 10 months", *Psychosom. Med.*, vol. 62, 2000, p. 633-638.
6. Klemow, K. M. *et al.*, "Medical attributes of St. John's Wort *(Hypericum perforatum)*", *in* Benzie, I. F. F. et Wachtel-Galor, S. (sous la direction de), *Herbal Medicine : Biomolecular and Clinical Aspects*, chap. 11, 2ᵉ édition, CRC Press, Boca Raton (Floride), 2011.
7. Abbott, A. C. *et al.*, "Tetrahydrohyperforin increases adult hippocampal neurogenesis

in wild-type and APPswe/PS1ΔE9 mice", *J. Alzheimer's Dis.*, vol. 34, 2013, p. 873-885, www.ncbi.nlm.nih.gov/pubmed/23302657.
8. Dinamarca, M. C. *et al.*, "Hyperforin prevents beta-amyloid neurotoxicity and spatial memory impairments by disaggregation of Alzheimer's amyloid-beta-deposits", *Mol. Psychiatry*, vol. 11, 2006, p. 1032-1048 ; Griffith, T. N. *et al.*, "Neurobiological effects of hyperforin and its potential in Alzheimer's disease therapy", *Curr. Med. Chem.*, vol. 17, 2010, p. 391-406 ; Carvajal, F. J. et Inestrosa, N. C ., "Interactions of AChE with Aßaggregates in alzheimer's brain : therapeutic relevance of IDN 5706", *Front. Mol. Neurosci.*, 2011.
9. Hofrichter, J. *et al.*, "Reduced Alzheimer's disease pathology by St. John's Wort treatment is independent of hyperforin and facilitated by ABCC1 and microglia activation in mice", *Curr. Alzheimer Res.*, vol. 10, 2013, p. 1057-1069, www.ncbi.nlm.nih.gov/pubmed/24156265 ; Brenn, A. *et al.*, "St. John's Wort reduces beta-amyloid accumulation in a double transgenic Alzheimer's disease mouse model-role of P-glycoprotein", *Brain Pathol.*, vol. 24, 2014, p. 18-24, www.ncbi.nlm.nih.gov/pubmed/23701205.
10. Alenina, N. et Klempin, F., "The role of serotonin in adult hippocampal neurogenesis", *Behav. Brain Res.*, vol. 277, 2015, p. 49-57, www.ncbi.nlm.nih.gov/pubmed/25125239.
11. Cirrito, J. R. *et al.*, "Serotonin signaling is associated with lower amyloid-ß levels and plaques in transgenic mice and humans", *Proc. Natl. Acad. Sci. USA*, vol. 108, 2011, p. 14968-14973, www.ncbi.nlm.nih.gov/pubmed/21873225.
12. Eisch, A. J. et Petrik, D., "Depression and hippocampal neurogenesis : a road to remission ?", *Science*, vol. 338, 2012, p. 72-75, www.ncbi.nlm.nih.gov/pubmed/23042885.
13. Sheline, Y. I. *et al.*, "An antidepressant decreases CSF A··production in healthy individuals and in transgenic AD mice", *Sci. Transl. Med.*, 2014, www.ncbi.nlm.nih.gov/pubmed/24828079.
14. Rahimi, R. *et al.*, "Efficacy and tolerability of *Hypericum perforatum* in major depressive disorder in comparison with selective serotonin reuptake inhibitors : a meta-analysis", *Prog. Neuropsychopharmacol. Biol. Psychiatry*, vol. 33, 2009, p. 118-127, www.ncbi.nlm.nih.gov/pubmed/19028540.
15. Holmquist, L. *et al.*, "Lipoic acid as a novel treatment for Alzheimer's disease and related dementias", *Pharmacol. Ther.*, vol. 113, 2007, p. 154-164 ; Maczurek, A. *et al.*, "Lipoic acid as an anti-inflammatory and neuroprotective treatment for Alzheimer's disease", *Adv. Drug Deliv. Rev.*, vol. 60, 2008, p. 1463-1470.
16. Shay, K. P. *et al.*, "Alpha-lipoic acid as a dietary supplement : molecular mechanisms and therapeutic potential", *Biochim. Biophys. Acta*, vol. 1790, 2009, p. 1149-1160, www.ncbi.nlm.nih.gov/pubmed/19664690 ; Böhm, U., *Alpha-Liponsäure*, SUM-Verlag, 2014.
17. Gorąca, A. *et al.*, "Lipoic acid – biological activity and therapeutic potential", art. cité.
18. Tricco, A. C. *et al.*, "Efficacy and safety of cognitive enhancers for patients with mild cognitive impairment : a systematic review and meta-analysis", *CMAJ*, vol. 185, 2013, p. 1393-1401.
19. Zhao, R. R. *et al.*, "Effects of alpha-lipoic acid on spatial learning and memory, oxidative stress, and central cholinergic system in a rat model of vascular dementia", *Neurosci. Lett.*, vol. 587, 2015, p. 113-119, www.ncbi.nlm.nih.gov/pubmed/25534501.
20. Ziegler, D. *et al.*, "Treatment of symptomatic diabetic polyneuropathy with the antioxidant alpha-lipoic acid : a 7-month multicenter randomized controlled trial (ALADIN III Study). ALADIN III Study Group. Alpha-Lipoic Acid in Diabetic Neuropathy", *Diabetes Care*, vol. 22, 1999, p. 1296-1301.

21. Hager, K. *et al.*, "Alpha-lipoic acid as a new treatment option for Alzheimer's disease – a 48 months follow-up analysis", *J. Neural. Transm.*, vol. 72, 2007, p. 189-193, www.ncbi.nlm.nih.gov/pubmed/17982894.
22. Shinto, L. *et al.*, "A randomized placebo-controlled pilot trial of omega-3 fatty acids and alpha lipoic acid in Alzheimer's disease", *J. Alzheimer's Dis.*, vol. 38, 2014, p. 111-120.
23. Fava, A. *et al.*, "The effect of lipoic acid therapy on cognitive functioning in patients with Alzheimer's disease", *J. Neurodegen. Dis.*, 2013, dx.doi.org/10.1155/2013/454253.
24. Shi, C. *et al.*, "*Ginkgo biloba* extract in Alzheimer's disease : from action mechanisms to medical practice", *Int. J. Mol. Sci.*, vol. 11, 2010, p. 107-123, www.ncbi.nlm.nih.gov/pubmed/20162004.
25. Hashiguchi, M. *et al.*, "Meta-analysis of the efficacy and safety of *Ginkgo biloba* extract for the treatment of dementia", *J. Pharm. Health Care Sci.*, 2015, www.ncbi.nlm.nih.gov/pubmed/26819725.
26. Forlenza, O. V. *et al.*, "Disease-modifying properties of long-term lithium treatment for amnestic mild cognitive impairment : randomised controlled trial", *Br. J. Psychiatry*, vol. 198, 2011, p. 351-356, www.ncbi.nlm.nih.gov/pubmed/21525519.
27. Nunes, P. V. *et al.*, "Lithium and risk for Alzheimer's disease in elderly patients with bipolar disorder", *Br. J. Psychiatry*, vol. 190, 2007, p. 359-360, www.ncbi.nlm.nih.gov/pubmed/17401045.
28. Llorens-Martín M. *et al.*, "GSK-3ß, a pivotal kinase in Alzheimer's disease", *Front. Mol. Neurosci.*, 2014, www.ncbi.nlm.nih.gov/pubmed/24904272 ; Phiel, C. J. *et al.*, "GSK-3alpha regulates production of Alzheimer's disease amyloid-beta peptides", *Nature*, vol. 423, 2003, p. 435-439, www.ncbi.nlm.nih.gov/pubmed/12761548 ; Noble, W. *et al.*, "Inhibition of glycogen synthase kinase-3 by lithium correlates with reduced tauopathy and degeneration in vivo", *Proc. Natl. Acad. Sci. USA*, vol. 102, 2005, p. 6990-6995, www.ncbi.nlm.nih.gov/pubmed/15867159 ; Brown, K. M. et Tracy, D. K., "Lithium : the pharmacodynamic actions of the amazing ion", *Ther. Adv. Psychopharmacol.*, vol. 3, 2013, p. 163-176, www.ncbi.nlm.nih.gov/pubmed/24167688.
29. Nunes, M. A. *et al.*, "Microdose lithium treatment stabilized cognitive impairment in patients with Alzheimer's disease", art. cité.
30. Zhao, L. *et al.*, "Beneficial synergistic effects of microdose lithium with pyrroloquinoline quinone in an Alzheimer's disease mouse model", *Neurobiol. Aging*, vol. 35, 2014, p. 2736-2745, www.ncbi.nlm.nih.gov/pubmed/25018109.

●2　全体的な治療効果

1. Wang, Z., "Gut flora metabolism of phosphatidylcholine promotes cardiovascular disease", *Nature*, vol. 472, 2011, p. 57-63, www.ncbi.nlm.nih.gov/pubmed/21475195 ; Koeth, R. A. *et al.*, "Intestinal microbiota metabolism of L-carnitine, a nutrient in red meat, promotes atherosclerosis", *Nat. Med.*, vol. 19, 2013, p. 576-585, www.ncbi.nlm.nih.gov/pubmed/23563705.
2. Scherl, H., "Ein lehrreiches Buch, das viel menschliches Leid ersparen könnte", 22.1.2015, www.amazon.de/gp/aw/cr/rRII79K74LAQ02.

第4部 「私はアルツハイマーだった」と言える日

●1 科学的な根拠

1. Opendak, M. *et al.*, “Lasting adaptations in social behavior produced by social disruption and inhibition of adult neurogenesis”, *J. Neurosci.*, vol. 36, 2016, p. 7027-7038, www.ncbi.nlm.nih.gov/pubmed/27358459.
2. Ramón y Cajal, S., *Degeneration and Regeneration of the Nervous System*, Hafner Publishing Co. New York, New York, États-Unis, vol. 2, 1928, p. 750.
3. Kaplan, M. S., “Environment complexity stimulates visual cortex neurogenesis : death of a dogma and a research career”, *Trends Neurosci.*, vol. 24, 2001, p. 617-620, www.ncbi.nlm.nih.gov/pubmed/11576677.

●2 システム治療の七つの根拠

1. Nehls, M., “Unified theory of Alzheimer's disease (UTAD)...”, art. cité.
2. “Bewegung und Omega-3-Fette helfen Hirn kaum”, *Ärzte Zeitung*, 31.8.2015, www.aerztezeitung.de/medizin/krankheiten/demenz/article/892873/demenz-bewegung-omega-3-fettehelfen-hirn-kaum.html.
3. “Schützt Fischöl doch vor Demenz ?”, *Ärzte Zeitung*,15.8.2016, www.aerztezeitung.de/medizin/krankheiten/demenz/article/917075/praevention-schuetzt-fischoel-demenz.html.
4. Bredesen, D. E ., “Reversal of cognitive decline : a novel therapeutic program”, art. cité.

●3 パラダイムの変化をどう起こしていくか

1. Lüthi, T., art. cité
2. Bredesen, D. E. *et al.*, “Reversal of cognitive decline in Alzheimer's disease”, art. cité.
3. Braszus, M., “Therapien gegen das große Vergessen : Was hilft bei Alzheimer ?”, SWR2-Wissen, 21.9.2016,www.swr.de/swr2/programm/sendungen/wissen/alzheimerstand/-/id＝660374/did＝17944114/nid＝660374/4hadoa/index.html.
4. Nehls, M., “Ist Alzheimer eine vermeidbare Krankheit, Herr Nehls ?” SWR2-Wissen, 3.9.2016, www.michael-nehls.de/index_htm_files/Mannheimer%20Morgen%203.%20Sept.%202016%20-%20Gastbeitrag.pdf.
5. Planck, M., *Autobiographie scientifique*, Flammarion, 1991, traduit de l'allemand par André George.
6. Kirsch-Mayer, W., “Behandlung schon ≪ vor dem Vergessen ≫”, *Mannheimer Morgen*, 22.9.2016.
7. Nehls, M., “Aufklärung ist entscheidend”, *Pforzheimer Zeitung*, 31.10.2015, p. 70.

●4 どのようにして専門医を見つけるか

1. PDF は以下のアドレスから無料で入手できる。jmolecularpsychiatry.biomedcentral.com/articles/10.1186/s40303-016-0018-8.

ミヒャエル・ネールス博士
Dr. Michael Nehls

1962年ドイツ生まれ。分子遺伝学の論文で医学博士号を取得後、製薬会社で糖尿病や循環器系疾患などいわゆる「文明病」の治療薬開発にたずさわる。その間、医学書を共著で出版し、ドイツやアメリカの大学で研究指導もおこなう。2007年、薬に頼らず自らの健康を取り戻したのを機に退職、独自に研究を続ける。アルツハイマー病に関する2冊を含む4冊の著書がある。

鳥取絹子
Kinuko Tottori

翻訳家。既刊訳書に『ビッグデータという独裁者』(筑摩書房)ほか多数。近刊訳書に『帝国の最期の日々』上・下(原書房)、『呪われた土地の物語　かつて何かが起きた、そしてこれから起こるかもしれない40の場所』(河出書房新社)がある。

アルツハイマー病《びょう》は治《なお》る
早期《そうき》から始《はじ》める認知症《にんちしょう》治療《ちりょう》

2018年 8 月30日　　初版第1刷発行

著　者　ミヒャエル・ネールス博士《はかせ》
訳　者　鳥取絹子
発行者　喜入冬子
発行所　株式会社 筑摩書房
東京都台東区蔵前2-5-3　〒111-8755
電話番号　03-5687-2601（代表）

装　幀　井上則人（井上則人デザイン事務所）
印刷·製本　三松堂印刷株式会社

ISBN 978-4-480-86084-2 C0047